Thomas Bergner

Mentale Gesundheit für Ärzte und Psychotherapeuten

Thomas Bergner

Mentale Gesundheit für Ärzte und Psychotherapeuten

Ein Praxisbuch zur Verbesserung der Lebensqualität

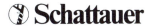 Schattauer

Dr. med. Thomas Bergner
Zeller Straße 56
82067 Zell
www.bergner.cc
info@bergner.cc

Bibliografische Information der Deutschen Nationalbibliothek
Die Deutsche Nationalbibliothek verzeichnet diese Publikation in der Deutschen Nationalbibliografie; detaillierte bibliografische Daten sind im Internet über http://dnb.d-nb.de abrufbar.

Besonderer Hinweis
Die Medizin unterliegt einem fortwährenden Entwicklungsprozess, sodass alle Angaben, insbesondere zu diagnostischen und therapeutischen Verfahren, immer nur dem Wissensstand zum Zeitpunkt der Drucklegung des Buches entsprechen können. Hinsichtlich der angegebenen Empfehlungen zur Therapie und der Auswahl sowie Dosierung von Medikamenten wurde die größtmögliche Sorgfalt beachtet. Gleichwohl werden die Benutzer aufgefordert, die Beipackzettel und Fachinformationen der Hersteller zur Kontrolle heranzuziehen und im Zweifelsfall einen Spezialisten zu konsultieren. Fragliche Unstimmigkeiten sollten bitte im allgemeinen Interesse dem Verlag mitgeteilt werden. Der Benutzer selbst bleibt verantwortlich für jede diagnostische oder therapeutische Applikation, Medikation und Dosierung.
In diesem Buch sind eingetragene Warenzeichen (geschützte Warennamen) nicht besonders kenntlich gemacht. Es kann also aus dem Fehlen eines entsprechenden Hinweises nicht geschlossen werden, dass es sich um einen freien Warennamen handelt.

Schattauer
www.schattauer.de
© 2021 by J. G. Cotta'sche Buchhandlung
Nachfolger GmbH, gegr. 1659, Stuttgart
Alle Rechte vorbehalten
Printed in Germany
Cover: Jutta Herden, Stuttgart
unter Verwendung einer Abbildung von © iStock/Cecilie_Arcurs
Gesetzt von Eberl & Kœsel Studio GmbH, Krugzell
Gedruckt und gebunden von Friedrich Pustet GmbH & Co. KG, Regensburg
Lektorat: Maren Klingelhöfer
ISBN 978-3-608-40059-5
E-Book: ISBN 978-3-608-11652-6
PDF-E-Book: ISBN 978-3-608-20514-5

Vorwort

Der Wert der Arbeit am Menschen, gleich in welcher Position und in welchem Bereich, muss neu bewertet werden, und zwar markant höher als bisher. Diese Bewertung sollte sich auch materiell auswirken, aber das ist nicht das vorrangige Ziel. Primär geht es um eine menschlichere Welt und nicht um eine materiellere.

Mit diesen Worten endete im Jahr 2006 die erste Auflage meines Buchs *Burnout bei Ärzten* – und in heutigen Zeiten von offenkundigen Fehlentwicklungen im Gesundheitswesen sind sie aktueller denn je, wie das folgende Zitat belegt:

Um [...] zukünftigen Herausforderungen begegnen zu können, muss das bestehende Gesundheitssystem weiterentwickelt werden: Benötigt wird ein patientenorientiertes, qualitätsgesichertes und nicht primär gewinnorientiertes System, das alle Mitarbeitenden wertschätzt [...] und [...] über eine hohe Resilienz verfügt (Leopoldina 2020).

In dem vorliegenden Buch soll es deshalb um die mentale Gesundheit derjenigen gehen, welche die zentrale Rolle im Gesundheitswesen ausfüllen.

Das Gesundheitswesen wird von Menschen mit vielen unterschiedlichen Berufen erst möglich gemacht. Doch genauso wie eine komplexe Sinfonie nur um wenige Themen kreist, sind Ärzte und Therapeuten die Conditio sine qua non des Gesundheitswesens. Ohne sie kann auf Dauer keine Behandlung durchgeführt werden. Auch wenn die Pflege eines Kranken wichtig ist, auch wenn die betriebswirtschaftlichen Aspekte einfließen, auch wenn es ohne Verwaltung nicht geht: Ärzte und Therapeuten haben die zentrale Stellung im gesamten System. Sie bilden quasi den Kern.

In den USA wurde vor einiger Zeit das »Triple Aim« definiert, das dreifache Ziel des Gesundheitswesens. Es besteht darin, die Erfahrungen der Patienten zu verbessern, die Gesundheit der Bevölkerung zu stärken und die Kosten zu vermindern (Yates 2019). Die Belange der im Gesundheitswesen Tätigen wurden dabei nicht berücksichtigt.

In diesem Buch geht es um deren Wohlbefinden. Was kann die Einzelne oder der Einzelne für sich tun? Was für das Gesundheitssystem im Ganzen oder Organisationen wie Krankenhausträger ansteht, wird nur nachrangig besprochen. Manchmal gilt: Wer auf andere wartet, wartet vergebens. Bei sich selbst kann man unmittelbar beginnen. Es ist die einzige Form von Selbstmedikation, die auch nach reiflicher Überlegung sinnvoll erscheint.

Was zum Wohlbefinden eines akademischen Helfers gehört, ist in keiner Weise festgeschrieben. Jede Publikation, jede Studie kocht da ihr eigenes Süppchen. Davon ist auch dieses Buch nicht frei, im Gegenteil, gerade Teil III basiert auf meinen konkreten Erfahrungen mit meinen eigenen Klienten in mehr als einem Vierteljahrhundert.

Seit einiger Zeit findet sich in nahezu jeder Publikation zwischen dem Block »Diskussion« und »Schlussfolgerung« ein Block »Limitierungen«, worin ausgedrückt wird, was an der vorgestellten Studie oder Publikation zu kritisieren wäre. Das ist so eine Mischung zwischen Reflexion und Selbstbezichtigung und dient zugleich dazu, Kritik von vornherein zu unterbinden. Für diese recht junge Rubrik gibt es gewiss gute Argumente. Ich finde sie dennoch fragwürdig. Wer eine solche für dieses Buch verlangt, hier sei sie: Dieses Buch und seine Inhalte sind höchst subjektiv, in der Auswahl der Themen, der genutzten Quellen und der Schlussfolgerungen. Niemand muss damit einverstanden sein, alle anderen haben das Recht, alles anders zu sehen.

Wer sich dennoch dafür interessiert, sei herzlich eingeladen, das Buch mit Offenheit und zugleich mit der für jede Meinungsäußerung notwendigen Distanz zu lesen.

Noch einige Bemerkungen eher formaler Art:
- In den USA wird aufgrund des Ausbildungsaufbaus zwischen Medizinstudierenden, angehenden Ärzten, komplett ausgebildeten Ärzten und solchen mit langer Berufserfahrung unterschieden. Entsprechend sind manche der wissenschaftlichen Studien aufgebaut. Da dies hier die Lesbarkeit stören kann, schreibe ich für all diese Gruppen »Ärzte« oder »Therapeuten«. Nur wenn signifikante Unterschiede zwischen den Helfern mit unterschiedlichem Ausbildungsstand bestehen, wird dies konkret benannt.
- Das Wort Ärztegesundheit leitet sich aus dem in den USA gebräuchlichen Begriff *Physician Health* ab. Einige der darin subsummierten Inhalte werden in diesem Buch nicht oder nur kurz besprochen, konkret: sexuelle Übergriffe von Ärzten und deren Behandlung, Gesundheitsschädigung durch die medizinische Ausbildung, Aufbau von und Kontakt mit Selbsthilfegruppen für Ärzte, Adipositas bei Ärzten, psychiatrische Erkrankungen und somatische Erkrankungen. Alle Inhalte, die mit hinreichender Wahrscheinlichkeit für *Mental Health* wichtig sind, haben jedoch ihren Platz im Buch erhalten.
- In Auflistungen wie Tabellen sind die Inhalte alphabetisch geordnet, um eine möglichst neutrale Reihenfolge zu erreichen. Die Reihenfolge stellt also keine Gewichtung dar.
- Die Übungen sind Anregungen, die Sie zumindest lesen sollten. Effektiver ist es wahrscheinlich, sie durchzuführen.

Was erwartet Sie?

Teil I des Buches beschreibt die Ursachen für Defizite der mentalen Gesundheit akademisch ausgebildeter Helfer. Wie Sie rasch feststellen werden, kommen darin die »üblichen Verdächtigen« durchaus vor, aber auch die weniger bekannten, meistens invasiver wirkenden tatsächlichen Ursachen.

Teil II schildert mit den »Bad Five« die fünf häufigsten seelischen Erkrankungen oder mentalen Probleme bei Ärzten und Therapeuten.

Teil III befasst sich damit, was der Einzelne zu seiner Heilung beitragen kann. Ab und zu werden Sie auch von der Möglichkeit lesen, sich einem professionellen Helfer anzuvertrauen. Doch der angestrebte Grundsatz lautet: Die Meister für Krankheiten anderer sollten auch Meister für ihre eigene Gesundheit und ihr Wohlbefinden werden. Es geht also hauptsächlich darum, was Sie präventiv tun können und was Sie bis zu einem gewissen Grad eigener Betroffenheit versuchen können.

Last but not least: Nach reiflicher Überlegung nenne ich in diesem Buch fast immer die männliche Form, weil die Ärzte und Therapeuten, gleich welchen Geschlechts, die ich gefragt habe, diese Form als am besten lesbar werten. Es sind damit alle möglichen Geschlechter gemeint ohne Bevorzugung von welchem auch immer.

Thomas Bergner im Januar 2021

Inhalt

TEIL I Ursachen für Defizite der mentalen Gesundheit

Mentale Gesundheit in Helferberufen

Die WHO hat ermittelt, dass in den USA 12,3 % und in Europa 10,9 % aller krankheitsbedingten beruflichen Fehlzeiten durch seelische Erkrankungen hervorgerufen werden. In Deutschland sind sie der zweithäufigste Grund für Krankschreibungen, ebenso für Frühberentungen. 42 % aller vorzeitigen Ruhestände sind auf seelische Erkrankungen zurückzuführen.

> **Definition**
> Die WHO definiert *mentale Gesundheit* als einen Zustand des Wohlbefindens, in dem der Einzelne seine Fähigkeiten erkennt, mit den normalen Belastungen des Lebens fertig wird, produktiv und fruchtbar arbeiten und einen Beitrag zu seiner Gemeinschaft leisten kann (in Mihailescu & Neiterman 2019).

Weiterhin gibt sie an, dass ein Viertel aller Menschen in einer Weise erkrankt sind, dass sie diese Aufgaben nicht mehr erfüllen können.

Was bedeutet mentale Gesundheit genau betrachtet? Das Adjektiv »mental« hat seinen Ursprung im Lateinischen *mens*, also Geist. Mentale Gesundheit meint damit geistige Gesundheit. Diese beinhaltet kognitive Leistungen, die sich jedoch mehr auf unsere Auffassungsgabe beziehen, darauf, wie wir wahrnehmen und erkennen. Kognition hat eher mit Logik zu tun, mentale Inhalte stehen mehr mit dem Überbau und der Integration von weitergehenden Ebenen in Zusammenhang. Der Begriff *Mental Health,* also »mentale Gesundheit«, hat zuerst im englischen Sprachraum und inzwischen dank sprachlicher Ungenauigkeit oder der Neigung, vieles kritiklos zu übernehmen, auch im Deutschen eine Bedeutungserweiterung oder -änderung hinter sich und schließt neben dem Geisteszustand auch die seelische Gesundheit ein. In diesem Sinn, nämlich in aller Regel bezogen auf seelische Inhalte, verwende ich den Ausdruck – im Wissen, sprachlich damit nicht ganz genau zu agieren. Denn zwischen Geist und Seele bestehen fundamentale Unterschiede. Wir sind zu geistigen Leistungen fähig und erkennen somit Zusammenhänge wie: Die Erde ist rund, oder ein Apfel fällt immer nach unten. Hier soll es jedoch nicht um die Anwendung des Potenzials gehen, das sich in unserem Intelligenzquotienten widerspiegelt, sondern darum, was *in uns vorgeht*, wie wir uns *fühlen*, welche *Persönlichkeit* uns auszeichnet, wie wir mit anderen Menschen *in Kontakt treten*. Das alles sind seelische Inhalte, die zwar in Wechselwirkung mit geistigen treten können, grundsätzlich jedoch vom Geistesraum getrennt sind.

Im Folgenden geht es um Ihr seelisches Wohlbefinden, was ich der gebräuchlicheren Ausdrucksweise wegen also meistens als »mentale Gesundheit« bezeichne.

Das Thema mentale Gesundheit der Ärzte ging maßgeblich von den USA aus. In den frühen 1970er Jahren alarmierten sowohl die hohen Suizidquoten als auch Suchtprobleme die American Medical Association (Carr et al. 2017).

Letztlich war dies die Initialzündung für strukturierte Programme, die heute in den USA in jedem Staat etabliert sind, sogenannte PHPs (Physician Health Programs). Hinter dem Namen verbergen sich – in stufenweiser Verschärfung – Zwangsmaßnahmen, welchen sich Ärzte mit Abhängigkeitserkrankungen oder anderen Gesundheitsproblemen, die die Qualität ihrer Berufsausübung beeinträchtigen können, unterziehen müssen. Die PHPs sind inzwischen hoch effektiv und beinhalten die Möglichkeit, Ärzten ihre Approbation zeitweise oder ganz zu entziehen, um sie zur Behandlung zu »motivieren«. Dabei fungieren die PHPs wie eine Art Supervisor; die tatsächliche Diagnosestellung und Behandlung erfolgen nicht durch sie. Eine echte Freiwilligkeit ist nicht gegeben, aber das Argument, die Patientensicherheit stünde über allem, wird effektiv mit folgendem Argument unterstützt: *saving lives, families, and careers* (in Carr et al. 2017). Ein Netzwerk, das unterschiedliche Ebenen einbezieht (Kollegen in der gleichen Praxisgemeinschaft, Kollegen und andere Mitarbeiter im Krankenhaus, Familienangehörige, staatliche Kontrollstellen), sorgt für wirkungsvolles Eingreifen. Auch Selbstanzeige ist möglich und wird in 26 % der Fälle genutzt. Gemeldet werden am häufigsten Suchtkrankheiten, psychiatrische Erkrankungen, Verhaltensauffälligkeiten, kognitive Störungen und sexuelle Übergriffe.

Mit dem Artikel »The sick physician« gab die American Medical Association im Jahr 1973 (AMA 1973) den entscheidenden Impuls für ein neues Fach – das der Ärztegesundheit. Anlass für den Artikel waren immer häufiger diagnostizierte Abhängigkeitserkrankungen bei den Ärzten, die sich selbst und ihren Patienten dadurch schadeten. Zudem lag die Suizidquote bei Ärzten weit über dem Durchschnitt. Erst im Laufe der Zeit kamen neue Inhalte für das Fach Ärztegesundheit dazu. Seine Inhalte hängen also mit den jeweiligen aktuellen Entwicklungen zusammen. So führten in den letzten zwei Jahrzehnten die Veränderungen der finanziellen und organisatorischen Bedingungen dazu, dass Ärzte vermehrt in eine gesundheitliche oder berufliche Krise kamen, weshalb in den USA seither ein umfangreiches Angebot für betroffene Helfer besteht. Berufs- und Karriereberatung, Coaching, Burnoutberatung, Motivationstraining und präventive Maßnahmen, auch für die seelische Gesundheit, sind dort erheblich verbreiteter als hierzulande. Offenbar wurde dort schon längst verstanden: Seelische Gesundheit muss höchste Priorität im öffentlichen Gesundheitswesen und in öffentlichen Gesundheitsprogrammen erhalten (Whiteford et al. 2013).

Inzwischen hat sich die deutsche Ärzteschaft auch zu der Überzeugung durchgerungen, mehr auf die eigene Gesundheit und die der Kollegen zu achten und gesundheitsfördernde Arbeitsbedingungen in den Krankenhäusern und Arztpraxen zu fordern (Richter-Kuhlmann 2019a).

Damit folgt sie der 2017 überarbeiteten Genfer Deklaration, dem ärztlichen Gelöbnis, in welchem es heißt: »Ich werde auf meine eigene Gesundheit, mein Wohlergehen und meine Fähigkeiten achten, um eine Behandlung auf höchstem Niveau leisten zu können.« In welche Falle die Verfasser dieses Gelöbnisses damit gegangen sind, wird in Teil III des vorliegenden Buches erläutert.

1 Arbeitsbedingungen und -inhalte

Es ist vermutlich sinnvoll, wenn Sie sich gleich jetzt Ihre aktuelle Situation verdeutlichen. Entweder werden Sie dadurch erkennen, mit welchem gebotenen Gleichmut Sie das Buch lesen sollten – oder es wird Ihnen noch deutlicher, warum Sie gerade angefangen haben, es zu lesen.

Übung 1.1: Arbeitsbedingungen und mentale Gesundheit

Bitte zählen Sie nun, wie viele der folgende Fragen Sie mit »ja« beantworten können (nach Milner et al. 2017). Antworten Sie spontan und ehrlich.

Arbeitsanforderungen
1. Es ist schwierig, mir eine Auszeit zu nehmen, wenn ich möchte.
2. Meine Patienten haben unrealistische Erwartungen, wie ich ihnen helfen kann.
3. Die Mehrheit meiner Patienten hat komplexe gesundheitliche und soziale Probleme.
4. Ich habe nicht genug Zeit für ein persönliches Studium, für meine Fortbildung.

Arbeitskontrolle
5. Ich habe zu wenig Freiheit, über meine eigene Arbeitsweise zu entscheiden.
6. Ich habe zu wenig thematische Abwechslung in meiner Arbeit.
7. Der Umfang der mir übertragenen Verantwortung belastet mich.

Soziale Unterstützung bei der Arbeit
8. Ich habe eine schlechte Unterstützung im Sinn eines Netzwerks mit anderen Ärzten.

Belohnungen für die Arbeit
9. Für meine gute Arbeit bekomme ich keine ausreichende immaterielle Anerkennung.
10. Meine Bezahlung stellt mich nicht zufrieden.

Arbeitszeit
11. Ich arbeite in der Regel mehr als 40 Stunden pro Woche.

Unvorhersehbare Arbeitszeit
12. Die Stunden, während denen ich arbeiten muss, sind unvorhersehbar.

Balance
13. Die Balance zwischen meinen persönlichen und beruflichen Verpflichtungen ist unzureichend.

Familie
14. Ich bin in meiner Beschäftigung und/oder in der Zeit und in den Stunden, in denen ich arbeite, aufgrund mangelnder verfügbarer Kinderbetreuung eingeschränkt.

Aggression am Arbeitsplatz
15. Manche Mitarbeiter oder Kollegen am Arbeitsplatz empfinde ich als aggressiv.
16. Manchmal wirken Patienten aggressiv auf mich.
17. Es kommt vor, dass Angehörige oder Betreuer von Patienten mir gegenüber aggressiv auftreten.

Erläuterung: Mit dieser Übung werden schlechte psychosoziale Arbeitsbedingungen abgefragt. Diese haben einen wesentlichen Einfluss auf die mentale Gesundheit und das Wohlbefinden von Ärzten und Therapeuten.
Wie oft haben Sie mit »ja« geantwortet? Wirklich gut sind Ihre Arbeitsbedingungen, wenn Sie keine einzige Frage bejaht haben. Je mehr »ja«, desto schlechter sind Ihre Arbeitsbedingungen.

1.1   Arzt und Therapeut heute

1.1.1   Berufstypische Belastungen

Berufliche Inhalte

Die beruflichen Anforderungen für Ärzte und Therapeuten sind immens, wenngleich es gelingen mag, vieles davon letztlich automatisch zu erledigen. Doch es gibt immer wieder klinische Herausforderungen, Spannungen innerhalb von Teams sowie Fragen der Loyalität dem Arbeitgeber, den Patienten, den Kollegen, den Mitarbeitern, der KV, der eigenen Familie und Freunden gegenüber. Auch Mobbing und Stalking sind Themen, mit denen Ärzte und Therapeuten konfrontiert werden. Berufstypische Inhalte wie Leiden, Krankheit oder Tod sind zusätzlich problematisch. Die Belastungen im Arztberuf werden in Kasten 1.1 beispielhaft zusammengefasst (Gold 2019, Richter-Kuhlmann 2019a).

In fast allen Studien weltweit wird die steigende Arbeitsbelastung der Ärzte bemängelt. Dabei werden die zunehmende Bürokratie, die ausufernden Dokumentationspflichten und die allgemeinen Managementaufgaben beklagt, ebenso die immer schwerer zu erfüllenden Erwartungen von Patienten. Nicht zuletzt hindert das Helfersyndrom viele Ärzte daran, sich auf moderate Arbeitszeiten zu beschränken (Svedahl et al. 2019).

Kasten 1.1: Typische Belastungen im Arztberuf

Strukturelles, Organisatorisches, Materielles
- Arbeitsverdichtung
- Fehlende Unterstützung durch Fakultät oder Arbeitgeber
- Kostendruck
- Lange Arbeitszeiten, Nichteinhaltung von Arbeitszeitregeln
- Mangelhafte Beteiligung von Ärzten an organisatorischen Entscheidungen
- Nachtdienste (und deren Auswirkungen wie Schlafstörungen)
- Nichteinhaltung von Arbeitsschutz
- Organisationschaos
- Personalmangel
- Rotation zwischen verschiedenen Arbeitsstellen
- Zeitdruck
- Zu geringe Fachstandards in der Einrichtung, in der man gerade arbeitet
- Zu hohe Arbeitsbelastung (also Arbeitsmenge je Zeiteinheit)

Inhalte des Berufs
- Ausufernde Dokumentationspflichten, dadurch das Gefühl, stets mit einer statistischen Mitte verglichen zu werden: Verlust der Anerkennung von Individualität
- Beschränkter Einfluss auf den Krankheitsverlauf
- Erleben von Zynismus anderer Ärzte
- Gefühl, als Verwaltungsangestellter tätig zu sein (teils weniger als 20 % der gesamten Arbeitszeit mit Patienten): Zunahme berufsfremder Tätigkeiten
- Notdienste
- Risiko für Kunstfehler
- Typische berufliche Herausforderungen (wie Umgang mit Leid und Tod)
- Verlust von Handlungsautonomie: als hoch empfundener Fremdeinfluss
- Zu hohe zeitliche Belastung durch Verwaltungstätigkeiten

Beziehungsthemen
- Belästigung von Patienten, Angehörigen, Ärzten und anderen (verbal, körperlich, sexuell)
- Fehlende Kooperation zwischen Pflege und Ärzten oder Therapeuten (und Studierenden)
- Probleme sozialer Art auf gleicher Hierarchieebene oder zu höheren Hierarchieebenen

Studienergebnisse

In einer Studie mit hoher Antwortrate (84,6 %) konnten Daten von 3695 Ärzten ausgewertet werden, die vor Jahrzehnten (1974 und 1979) ihre Approbation erhielten (Smith et al. 2017). Die Ärzte sollten die Frage beantworten, ob ihre Arbeit als Arzt irgendwelche Nebenwirkungen auf die eigene Gesundheit und das Wohlbefinden hat oder hatte. 44 % bejahten dies, noch höher war die Quote bei niedergelassenen Allgemeinmedizinern. Als Nebenwirkungen wurden von 45 % Krankheit angegeben und von 75 % wurden eine gestörte Work-Life-Balance, Stress oder Arbeitsbelastung genannt. Gewichts- oder Alkoholprobleme wurden von 9,2 % benannt, die Patienten nervten 9,1 %. Altersbedingte Belastungen wurden mit 2,8 % selten erwähnt.

Das Interessante an der Studie ist ihr gezielt in die Vergangenheit gerichteter Blick. Drei Viertel aller Ärzte meinten, dass ihr Beruf über einen langen Zeitraum zu negativen körperlichen oder seelischen Auswirkungen beigetragen hat.

Die Mehrzahl der Studien zum seelischen Wohlbefinden von Ärzten weist einen zu kurzen Beobachtungs- oder Nachbeobachtungszeit auf. Eine Ausnahme war eine Studie, die über neun Jahre prospektiv die Arbeitsbelastung und deren Effekte von (zu Anfang der Studie) 5000 Ärzten untersucht hat (Aalto et al. 2018). Das eindeutige Ergebnis: Zunehmende Arbeitsbelastung führt zu immer stärker empfundenem Disstress, Schlafproblemen und eingeschränkter Arbeitsfähigkeit. Ein als gut bewertetes Arbeitsklima im Team und funktionierende gegenseitige kollegiale Unterstützung wirkten dem entgegen, dies jedoch nicht bei älteren Ärzten.

Traumata in helfenden Berufen

Auch Ärzte und Therapeuten, die nicht in der Notfallmedizin arbeiten, sind möglichen Traumatisierungen ausgesetzt (Kasten 1.2, nach Morganstein et al. 2017).

Kasten 1.2: Traumata in helfenden Berufen

- Angriff auf den Arzt oder die Einrichtung
- Behandlung schwerkranker Kinder
- Exposition mit chemischen, radiologischen oder infektiösen Agenzien
- Familienmitglieder betroffen (oder in Gefahr)
- Gewalt am Arbeitsplatz
- Komplikationen (auch unerwartete) während einer Behandlung
- Kunstfehler
- Plötzlicher oder unerwarteter Tod von Patienten
- Tod von Kindern
- Unglücke, menschengemacht und in der Natur, mit diesen Folgen:
  - Entscheidung, wer behandelt wird und wer nicht
  - Schwerstverletzte
  - Unzureichende Ressourcen zur Behandlung aller Kranken
  - Viele Patienten auf einmal

Die Verarbeitung von Traumata gleicht grundsätzlich der von Stress anderer Genese. Manche Ärzte reagieren mit gesundheitsschädlichem Verhalten wie Rauchen, Alkoholkonsum, auch mit Überaktivität; Überfürsorge tritt auf. Änderungen des Schlafverhaltens in jeder Weise sind möglich sowie leichte Reizbarkeit, Vermeidungsverhalten, soziale Isolierung oder abnehmendes Gespür für Gefahren. Weiterhin können seelische Erkrankungen entstehen, allen voran Posttraumatische Belastungsstörung (PTBS) (Morganstein et al. 2017), Depression, Angsterkrankungen und persistierende Trauerreaktionen.

Traumata in der Notfallmedizin

Gerade in der Notfallmedizin (Kasten 1.3; nach Howard et al. 2018 und Bergner 2018b) gibt es oftmals Grenzerfahrungen. Am stärksten traumatisiert fühlen sich Ärzte durch Verletzungen, Erkrankungen und den Tod von Kindern. Für Therapeuten und Psychiater gilt dies beim Suizid eines Patienten, wobei innerhalb eines 15-Jahres-Zeitraums etwa die Hälfte aller mit einem solchen Ereignis konfrontiert wird (Ruskin et al. 2004), somit zwei- bis dreimal im Laufe eines Berufslebens.

Die Belastungen wirken auf drei unterschiedlichen Ebenen. Die erste Ebene ist der Krankheitsfall als solcher, sei es, dass der Arzt einen innerlichen Bezug spürt, die Last der Verantwortung wahrnimmt oder an den Tod, eben auch den eigenen, erinnert wird. Dann gibt es die Ebene der seelischen und psychosomatischen Folgen. Hierzu zählt die Posttraumatische Belastungsstörung; auch klagen viele Notfallärzte über Gewichtsprobleme. Die dritte Ebene ist die der Beziehung – die Tätigkeit des Notfallmediziners geht an Freunden und der Familie kaum spurlos vorbei. Immer wieder wird über einen sozialen Rückzug von Notfallärzten berichtet.

Es gibt mehr als genug Belastungen in Helferberufen. Es ist auch deshalb dringend notwendig, die Helfer von allen Tätigkeiten zu entlasten, die kein Medizinstudium erfordern wie die meisten Dokumentationspflichten. Man kann sich auch fragen: Warum finanziert ein Staat zunächst für hohe Kosten ein Studium, um dann von den entsprechend »teuren« Ärzten untergeordnete Tätigkeiten zu verlangen?

Kasten 1.3: Belastende Inhalte in der Notfallmedizin

Opfer aufgrund von …
- Brand
- Gewalttaten
- Suizidversuch

Unfallopfer sind …
- ärztlich oder therapeutisch tätige Kollegen
- dem Arzt persönlich bekannt (Bekannte, Verwandte)
- Kinder oder Jugendliche

Einsätze, die sich auszeichnen durch …
- ernsthafte Bedrohung der Einsatzkräfte
- eigene Verletzungen
- hohe Anforderungen an Konzentrations- und Handlungsfähigkeit
- starke Sinneseindrücke (Schreie, Gerüche, Anblicke)
- tatsächliche oder empfundene Hilflosigkeit des Arztes
- Verletzung oder Tod anderer

Inhalte wie …
- Todesnachricht überbringen müssen
- Triage: entscheiden müssen, wer überlebt

Arbeitszeit

Manche Ärzte neigen dazu, sich ausschließlich als Ärzte wahrzunehmen. Das dürfte bei Therapeuten kaum anders sein und kann kritisch werden, wenn die Praxis- oder Kliniktätigkeit altersbedingt zu Ende geht. Manche fühlen sich dann schuldig, weil sie ihre Patienten nicht mehr selbst betreuen können. Das gehört hinterfragt. So wie es in Top-Führungspositionen innerhalb von Stunden möglich ist, eine andere Person die Rolle übernehmen zu lassen, geht dies sehr wohl auch bei Ärzten; allerdings eingeschränkter bei Therapeuten. Gewiss, die persönliche Bindung und Beziehung ist ein wesentlicher Tragpfeiler einer Behandlung. Aber wer sagt, dass ein Nachfolger eine solche Bindung nicht auch aufbauen kann? Wer einen Übergang seiner Tätigkeit auf einen fachlich und menschlich geeigneten Nachfolger organisiert hat, hat keinen Grund für Schuldgefühle. Das ändert gewiss nichts daran, dass manch einer vielleicht traurig ist, weil er seine Patienten nicht mehr begleiten kann.

Dabei spielen andere Beziehungen des Arztes und Therapeuten eine noch grundlegendere Rolle. Je früher darüber innerliche Klarheit herrscht, umso besser: Eine liebevolle Beziehung (im Sinne der Partnerschaft) ist für die meisten Menschen ein Quell von Freude, Zufriedenheit und Erfüllung, vermutlich mehr als es ein Beruf leisten kann (Vaillant 2012). Für diese Beziehung braucht es eine Ressource, die kein Mensch erschaffen kann. Man kann sie sich nur nehmen: Zeit.

Die emotionale Kraft, die der akademische Helferberuf fordert, konnte früher, als nur der Mann berufstätig war und die Ehefrau ihm zu Hause den Rücken freihielt, zu Hause vermutlich rasch geschöpft werden. Das Rollenmodell ist erfreulicherweise längst überholt, doch daraus mag sich das Problem ergeben haben, dass nun Ärztin und Arzt, Therapeutin und Therapeut im Privatbereich durch die Doppelbelastung weniger oder gar nicht mehr auftanken können.

Man muss zwischen der messbaren, zeitlichen Arbeitsbelastung und dem subjektiv empfundenen Arbeitsdruck unterscheiden (Kleiner & Wallace 2017). Wohl jeder Arzt und jeder Therapeut kennt die manchmal kaum auszuhaltende Diskrepanz zwischen der verfügbaren Zeit für einen Patienten und der eigentlich notwendigen. Dem Subjektiven kommt bei mentalen Erkrankungen eine Schlüsselrolle zu. Das Subjektive dominiert das Objektive. Wie stark man sich vom Zeitmangel unter Druck setzen lässt, wie sehr man versucht, mehr in eine Stunde zu packen, als man bewältigen kann, hat größere Bedeutung als konkrete Wochen- oder Tagesarbeitszeiten. Es gibt auch Hinweise darauf, wie beruflicher Zeitdruck verhindert, dass Ärzte sich in ihrer Freizeit zu Hause erholen können. Und auch schwelende private Konflikte können durch diesen Zeitdruck an die Oberfläche gelangen:

- Bei einer Untersuchung von Psychiatern und Psychotherapeuten, Anästhesisten und Intensivmedizinern sowie Zahnärzten waren in allen drei Gruppen Frauen bis zu doppelt so häufig ledig wie Männer. Sie hatten zudem seltener Kinder. Die männlichen Ärzte oder Therapeuten hingegen arbeiteten pro Woche in allen Fachrichtungen mehr als die weiblichen, die – vielleicht auch als eine Konsequenz daraus – seltener leitende Positionen besetzten. Dagegen waren sie häufiger emotional erschöpft und depressiv (Gießelmann 2019).
- Die Arbeitszeiten für Ärzte sind auch heute noch inakzeptabel hoch. In einer Studie wurden bei Chirurgen im Mittel 84,3 Wochenarbeitsstunden gemessen, im Schnitt bei Internisten und Neurologen 69,2 Stunden. Entsprechend fehlt es an Schlaf: Chirurgen schliefen im Mittel 5,9 Stunden, Internisten und Neurologen 6,9 Stunden pro Tag (Mendelsohn et al. 2019).
- Eine Studie mit niedriger Rücklaufquote von 37 % zeigte: 66 % der antwortenden Internisten waren zufrieden mit ihrer Arbeit und ebenso viele würden denselben Beruf wieder ergreifen – obwohl 71 % mehr als 50 Stunden pro Woche arbeiteten und 21 % mehr als 60 Stunden. Dementsprechend meinten

70 %, sie hätten nicht genug Zeit für ihr Privat- und Familienleben (Cohen Aubart et al. 2020).

- Ärzte möchten anteilig mehr und qualitativ hochwertige Zeit mit ihren Patienten verbringen. Dies ist nur durch eine geringere Taktung (also weniger Patienten pro Zeiteinheit) und eine erheblich geringere Belastung mit nichtärztlichen Tätigkeiten wie Verwaltung möglich (Patel et al. 2018).
- Wenn Ärzte ihren Ruhestand planen, dann auch, weil sie sich bestimmten Anforderungen nicht gewachsen fühlen. In einer Studie mit 3222 Anästhesisten, die älter als 50 Jahre waren, gab die Mehrzahl an, die Rufbereitschaften seien der Hauptgrund für die Planung des eigenen Ruhestandes (Orkin et al. 2012).

1.1.2 Die Berufsentscheidung

Man mag zwei Lager in der Ärzteschaft ausmachen. Die einen, ich nenne sie Traditionalisten, bleiben dem Berufsbild des sich aufopfernden, seine Berufung lebenden Arztes treu. Die anderen, ich nenne sie Deprofessionalisierer, möchten die akademischen Helferberufe zu einem Job machen, der mit anderen Berufen vergleichbar ist. Nur: mit welchen? Ich kenne keinen Beruf, der so zentral für das Wohl des Menschen werden kann und der eine so langjährige Ausbildung und Erfahrung erfordert. Gewiss, es lässt sich trefflich darüber streiten, ob dieser Beruf denn gleich eine Berufung sein muss. Aber mehr als ein Job sind der Arzt- und der Therapeutenberuf allemal. Dies bedeutet allerdings keinesfalls, dass nicht strikt auf Wochenarbeitszeitvorgaben geachtet werden sollte, damit neben dem Beruf ein hoffentlich ebenso erfüllendes Privatleben möglich wird.

Der Begründer der Stressforschung, der Arzt H. Seyle, sagte einmal: »Arbeitsüberlastung und stete Verfügbarkeit werden für jemanden, der den ärztlichen Beruf liebt, tausendfach kompensiert durch die Befriedigung, welche die Erfüllung dieser Aufgaben ihm schenkt« (zit. in Kesebom 2008). Ich hoffe, dass auch Hardcore-Traditionalisten über diese Aussage nur den Kopf schütteln können, impliziert sie doch, dass sich Menschen freiwillig einer Überlastung und ständiger Verfügbarkeit aussetzen, was als Masochismus bewertet werden kann. Es kommt immer auf das richtige Maß an, und hier ist es eindeutig überschritten, hier handelt es sich um selbstmissachtende Grenzverletzungen.

Das alles mag bei der Berufswahl keine bewusste Bedeutung besitzen. Die Antwort auf die Frage, weshalb Sie den Beruf als Arzt oder Therapeut ergriffen haben, mag Ihnen leichtfallen. Ob diese Antwort einer kritischen Analyse standhält, ist zweifelhaft. Einige meiner ärztlichen Klienten hatten letztlich ein zu schlechtes Bild von sich selbst, weil sie dachten, ihre materielle Absicherung, ihr Interesse an den Berufsinhalten oder der gesellschaftliche Status hätten ihre Berufsentscheidung maßgeblich beeinflusst. Dabei ist gerade eine Berufswahl für helfende Berufe meist komplex und kann mit einer prägenden Situation in der Kindheit oder Jugend in Verbindung gebracht werden. Wer verstanden hat, warum er tatsächlich diesen und keinen anderen Beruf gewählt hat, kann einen anderen Zugang zu seinen Gefühlen, die im Kontext mit der Berufsausübung entstehen, finden.

Der Zusammenhang zwischen der Berufswahl Arzt oder Therapeut und der persönlichen oder familiären Vorgeschichte ist oft nicht leicht zu verstehen. Je intensiver sich ein Arzt oder Therapeut mit seiner eigenen Vorgeschichte befasst, umso klarer wird, worum es ihm tatsächlich dabei geht oder ging. In aller Regel erfolgt diese Wahl aufgrund von Erfahrungen als Kleinkind, Kind oder Jugendlicher. Es gibt überaus häufig familiär bedingte frühe Erfahrungen der späteren Ärzte. Nicht wenige haben sich jedoch die Frage, warum sie einen dermaßen fordernden Beruf überhaupt ergriffen haben, noch nie gestellt oder beantwortet. Es geht dabei nicht immer nur darum, helfen zu wollen (vom Grundsatz her sich selbst helfen zu wollen), auch Ängste, Schuldgefühle, Nachgeben aufgrund des Drucks der Eltern und andere Inhalte der eigenen Biografie spielen eine Rolle. Manche mussten früh Erfahrungen eigener Hilflosigkeit durchmachen, der gewählte Beruf stellt dann so etwas wie der Versuch einer späten Heilung dar. Bei solch einer persönlichen Konstellation jedoch vom Schicksal und den Krankheitsverläufen vorgeführt zu bekommen, dass Leid, Schmerz, Tod, das Unaufhaltsame und Unvollkommene einen Gutteil des Lebens ausmachen, stellt die Berufswahl auf eine harte Probe.

Wer sich ohnmächtig fühlt, strebt gerne nach Macht. Auch unter diesem Metaaspekt kann eine Berufswahl verstanden werden. Ohnmacht als Kind und Jugendlicher ist immer wieder ein Anlass für Menschen, machtvolle Berufe anzustreben, zu denen ohne Zweifel der ärztliche und der therapeutische gehören.

Hinter dem Wunsch zu helfen stecken meistens zwar keine materiellen Beweggründe, aber auch keine wirklich hehren, eher eigene Enttäuschungen in der Kindheit. Man will dann quasi anderen das geben, was man früher selbst vermisst hat, und glaubt, nun in der machtvollen Position zu sein. Der Helfer degradiert – unbewusst – den Hilfesuchenden in eine Ohnmachtssituation, die durch die Anstrengungen des Helfers überwunden werden. Die Patienten werden dann unbewusst instrumentalisiert. Letztlich helfen sie dem Helfer, kindliches Leid scheinbar zu lösen. Dies wird in Abschnitt 3.2.1 noch weiter ausgeführt.

1.1.3   Hidden Curriculum: Auswirkungen verborgener Regeln

Historisch gehen viele der ungeschriebenen Regeln der Medizin auf den Stoizismus zurück, haben also ihre Wurzeln vor mehr als 2000 Jahren in Griechenland (Papadimos 2004). In der Medizin gibt es ein zum Teil inhaltlich daran adaptiertes, umfangreiches *Hidden Curriculum* (McFarland et al. 2019), wie es in den USA genannt wird. Gerade weil es nie direkt ausgesprochen wird, frisst es sich durch seinen unterschwelligen Charakter tief ins Unterbewusstsein eines jeden Arztes hinein. Unausgesprochen bleibt mitunter, dass man als Arzt möglichst wenig Rücksicht auf sich selbst nehmen sollte. Wer nun als vermeintliches Gegenbeispiel an einen wohlhabenden Arzt mit seinem Sportwagen denken mag: Das ist oft nichts, was dieser Mensch für sich selbst tut, sondern für die anderen, die ihn in diesem Wagen bewundern sollen. Selbstfürsorge ist vermutlich für die Mehrzahl der akademischen Helfer ein Fremdwort. Zu diesem verborgenen Curriculum zählt auch der Gedanke, übernatürliche Kräfte zu haben. Wie die

Corona-Krise mit den furchtbar vielen toten Ärzten und Pflegekräften zeigt, stimmt dies offenbar nicht wirklich.

Bereits während ihrer universitären Ausbildung lernen die angehenden Ärzte weit mehr als medizinische Fakten. Sie erleben täglich, wie berufstätige Ärzte sich geben, was sie sagen und tun, was sie vermeiden. Ärzte haben fast immer eine Antwort, selbst wenn es eigentlich keine gibt. Sie wissen, Zeit ist Geld, und Geld ist knapp. Sie erleben, wie auch heute noch Patienten Ärzte anhimmeln, die Verantwortung für sich selbst gerne abgeben, einerseits blind vertrauen, andererseits aber Zweit- oder Drittmeinungen einholen; wie sie durch das Internet bereits mit (Pseudo-)Wissen versorgt sind und dennoch den leibhaftigen Arzt aufsuchen müssen. In vielfältiger Weise werden Studierende mit dem *Hidden Curriculum* vertraut gemacht – ein Lehrplan der besonderen Art, der Art, wie man als Arzt oder Ärztin, als Therapeutin oder Therapeut aufzutreten hat. Neben den fachlichen Inhalten werden also Riten und Einstellungen weitergegeben, die längst auf dem Friedhof des Altbackenen bis Überkommenen hätten entsorgt werden müssen. Ob diese Rolle »der Arzt als Halbgott« oder »der Arzt als guter Mensch« oder »Arzt ist, wer dazu berufen ist« lautet, ist letztlich unerheblich. Zudem sind grenzüberschreitende Äußerungen oder Taten, mit welchen die zukünftigen Ärzte bedacht werden, nicht selten.

Es gibt die Fähigkeit, sich an etwas zu gewöhnen, aber für manches gilt eben auch, dass man sich niemals daran gewöhnen sollte.

Wenn wir mit einer negativen Bewertung (»Wie wollen Sie jemals Arzt werden?«, »Wer hat Ihnen denn eingeredet, diesen Beruf zu ergreifen?«, »Manche lernen es nie«) konfrontiert werden, ist die Wahrscheinlichkeit hoch, dass wir widersprechen. Wenn aber das Negative nicht aufhört, beispielsweise weil Ausbilder wieder und wieder an uns herumnörgeln, leisten wir irgendwann keinen Widerstand mehr dagegen. Wir finden uns damit ab, wir ertragen es, wir dulden es. Das mag bei bestimmten Dingen sinnvoll sein, aber im Beruf ist es das nicht. Es ist einfach nicht richtig, wenn man lange genug im Elend versunken ist, diesen Zustand als gegeben anzunehmen. Wer das tut, folgt dem Prinzip der erlernten Hilflosigkeit. Gerade das ist es aber, was im *Hidden Curriculum* als Lerneffekt aufgebaut wird, um eine steile Hierarchie zu akzeptieren (Kasten 1.4).

Oft ist die Kommunikation innerhalb der Ärzteschaft aggressiv, dies aber wenig offensichtlich, eben versteckt. Es sind die kleinen »Randbemerkungen«, die bei häufiger Wiederholung wie der stete Tropfen wirken (Smedley et al. 2003): »Ah, der Herr Kollege hat mal wieder die Laborwerte nicht kontrolliert«, »Die Frau Kollegin hat vermutlich den Brief noch nicht diktiert?«

Arzt zu sein hat noch immer etwas mit dem Mythos zu tun, alles zu wissen, unantastbar zu sein und zugleich attraktiv zu wirken. Es sind also Illusionen, mit denen auch heute die im Heilwesen Tätigen agieren und denen sich ihre Patienten gerne hingeben. Wenn aber Vertrauen auf einer Form von Mythos basiert, ist es dann erwachsen? Es hat ein wenig von einem kleinen Kind, das seine Mutter und seinen Vater als allwissend und allmächtig sieht, vielleicht sehen muss, um sich sicher zu fühlen. Ärzte haben nicht die Aufgabe, mangelnden Selbstwert ihrer

Patienten auszugleichen. Therapeuten können daran arbeiten, aber mit den Themen des Patienten und nicht mit Mythen.

Das auch heute noch zentrale Ausbildungsfach der Vorklinik, also der ersten vier Semester im Medizinstudium, ist der Anatomiekurs. Als ich vor 40 Jahren den Sektionssaal der Universitätsklinik Erlangen erstmals betrat, erwarteten mich dutzende grüngraue, Formaldehyd ausdünstende Leichname – ein ungewohnter Anblick, die Aura des multiplen, konservierten Todes. Spielchen wie sich mit Gedärmen behängen oder Augapfelweitwurf hatten wir uns alle verkniffen; wir waren seriös und mit Achtung vor den Menschen tätig, die sich für unsere Lernaufgaben zu Lebzeiten zur Verfügung gestellt hatten.

Schon bald nach dem Beginn des Medizinstudiums stehen die Anatomiekurse auf dem Lehrplan. Die zukünftigen Ärzte werden so mit lebensbeendenden Erkrankungen und dem Tod konfrontiert, wenngleich durch die Art der Konservierung eine gewisse, quasi chemische Distanz zu diesen Themen erreicht werden mag. Außerdem stellen die bei den Kursen gemachten Erfahrungen auch eine Möglichkeit dar, eigene Schutzmechanismen aufzubauen, um das Erleben von Tod und Leid nur bis zu einer gewissen inneren Grenze zu erlauben. Wer es im Lauf der Zeit nicht schafft, entsprechende Bewältigungsstrategien zu etablieren, wird auf Dauer Probleme mit dem Arztberuf haben. Die Balance zwischen innerer Mauer einerseits und Empathie andererseits zu wahren, kann schwerfallen. Je stärker die Abwehr der negativen Eindrücke, desto geringer die Empathie (McFarland & Roth 2016).

Trotzdem sind diese Kurse ein markanter Bruch im Leben eines Menschen, der Arzt werden will. Denn das Sezieren von Leichen ist – auch wenn es fachgerecht ausgeführt wird – ein absoluter Tabubruch, der aber im Anatomiekurs gesellschaftlich-normativ legitimiert ist. Wesentliches, was die jungen Studierenden bis zu diesem Zeitpunkt zivilisatorisch gelernt hatten, müssen sie auf einmal verdrängen, ihre eigenen Hemmungen und Schüchternheit beherrschen, um dann ins nasskalte Fleisch eines Menschen zu schneiden. Dieser Kurs ist wie eine Blaupause für das zukünftige Leben als Arzt; die Einübung von gezielten Grenzüberschreitungen, wie sie bei jeder Blutabnahme, bei jeder Injektion und Operation notwendig sind. Der Anatomiekurs wirkt wie eine Initiation, in welcher es auch darum geht, sich selbst beherrschen zu lernen und die eigenen Bedürfnisse (wie alles abzubrechen) zu missachten. Beim Anblick der unbeweglichen Leichen sind viele der Studierenden innerlich bewegt. Sie lernen trotz von außen kommenden, belastenden Eindrücken, handlungsfähig zu bleiben – das Ganze in der Aura der Metaebene des Todes, den die Leichen auch repräsentieren. Der Tod ist da und nah, und dennoch arbeite ich weiter – eine der Botschaften dieses Kurses. Eine andere lautet: Etwas, das mir bislang unmöglich erschien, bin ich fähig zu tun; eine erste Andeutung des »erhabenen« Status als Arzt, ein erstes Aufflackern von Omnipotenzgehabe. Es ist aber auch ein erstes Verlangen der direkten Umgebung, nicht mitzuteilen, wie es in uns selbst tatsächlich aussieht. Eine Anleitung für die Unnahbarkeit und das Schauspiel des Arztes – ein Schauspiel, das durchaus auch von der Gesellschaft erwartet, ja abverlangt wird: Ärzte werden nicht krank, sie sind unverwundbar. Dieses Bild wird auch nicht aufgegeben, wenn wie bei der Corona-Pandemie hunderte Ärzte an dem Virus sterben. Implizit wird erwartet, dass ein Arzt allen Krankheiten gegenüber immun ist, zumindest aber sich bis zur Heilung selbst helfen kann. Nichts davon entspricht der Realität eines ebenso verletzlichen Menschen, der man als Arzt oder Therapeut ist.

Eine der sich durch den ärztlichen Beruf hindurchziehende, verborgene Botschaft ist: Bestehende Grenzen, die für andere gelten, sind, wenn man Arzt geworden ist, nicht mehr zu akzeptieren. Ein Arzt hat das Recht, Grenzen zu verletzen – das ist deshalb fatal, weil nicht wenige Ärzte dies auch gegen sich selbst einsetzen, ihre eigenen Leistungsgrenzen missachten oder die Grenzen, wie viel einer Droge ihr Körper zu verarbeiten fähig ist. Überspitzt formuliert: Wer Leichen zerlegen kann, schafft alles andere auch – eine fatale Fehleinschätzung und auch eine unnötige, weil selbstzerstörerisch wirkende Vorstellung. Denn gerade für Ärzte und ebenso für Therapeuten gilt: Ihre Fähigkeit, Grenzen rechtzeitig und korrekt wahrzunehmen und zu achten, ist zentral für den Erfolg ihrer Tätigkeit.

Auch heute gehört zum *Hidden Curriculum* die Botschaft an junge Ärzte, ein kontinuierliches Überforderungsgefühl sei einfach ein Bestandteil des ärztlichen Tuns: »Viele Ärzte arbeiten in einem Zustand, in dem sie eigentliche Patienten sind« (Christoph Freiherr Schoultz von Ascheraden in Richter-Kuhlmann 2019a).

Die Furchtlosigkeit, die für viele ärztliche (invasive) Eingriffe nötig ist, ist erlernt. Sie widerspricht dem Wesen so manches Arztes. Der Grund liegt darin, dass sich gerade besonders sensible Menschen ihrer Zartheit schämen und als Gegenbeweis eine besonders »harte« Haltung nach außen tragen.

Inhalte, bei denen es um die Gefühle und um das Befinden des Arztes geht, kommen im Rahmen des Medizinstudiums und auch in der Facharztausbildung de facto nicht vor. Alles dreht sich um Diagnostik und Therapie, die Lebensqualität des Patienten kommt erst an zweiter Stelle – aber die des Arztes spielt praktisch keine Rolle. Selbstachtung und Beachtung der eigenen inneren Welten sollten jedoch einen wichtigen Stellenwert für den Arzt haben. Das sollte er sich sozusagen wert sein.

Die zentralen Aussagen des *Hidden Curriculum* sind in Kasten 1.4 zusammengefasst.

Kasten 1.4: Die Kernaussagen des Hidden Curriculum

- Alles bleibt bei dir und deiner Berufsgruppe.
- Deine Gefühle spielen keine Rolle.
- Deine obersten Werte haben zu sein: Idealismus, Altruismus, Selbstaufopferung und Selbstlosigkeit.
- Der Zweck der Wissenschaft(-lichkeit) heiligt alle Mittel.
- Du bist immer freundlich und zugleich unantastbar.
- Du darfst Grenzen verletzen.
- Du hast dich strikt an die vorhandenen Hierarchien zu halten.
- Du hast für deine Patienten immer eine Antwort oder Lösung.
- Du nimmst alles ernst – zumindest nach außen.

- Du nimmst keine Rücksicht auf dich: Der Patient kommt immer zuerst.
- Du stehst über vielen Dingen, meistens auch über dem Tod.
- Du wirst den Mund halten, wenn immer möglich.
- Fachliche Geheimnisse wirst du strikt für dich behalten.
- Übermäßige Anforderungen sind dir abzuverlangen.
- Wenn du Angst hast, zeigst du sie nicht.
- Wenn du von einem Hierarchiehöheren angegriffen wirst, musst du es hinnehmen.

Die im *Hidden Curriculum* festgelegten Regeln bilden zusammen mit den individuellen Bedingungen – der Persönlichkeit und der Vorgeschichte – und den äußeren Bedingungen der Organisation das Trio infernale für mentale Krankheiten des Arztes (siehe Teil II des Buches).

Da das verborgene Curriculum sehr drastische Auswirkungen haben kann, ist es sinnvoll, bereits im Medizinstudium wichtige Änderungen zu etablieren, um die mentale Gesundheit von Ärzten langfristig zu verbessern. Diese Änderungen sind in Kasten 1.5 (nach Dyrbye et al. 2005) zusammengefasst.

Kasten 1.5: Sinnvolle Änderungen im Medizinstudium

- Änderung von Bewertungsmaßstäben bei Prüfungen
- Bereitwillige Integration junger Ärzte in universitäre Strukturen
- Offenbaren des *Hidden Curriculum* und Abstimmen seiner Inhalte auf moderne Zeiten, also Aufgabe der meisten seiner Inhalte
- Gesundheitserziehung für den Studierenden selbst
- Wagen von mehr Autonomie
- Einsatz von Mentoren
- Einführen von Programmen zum Stressabbau
- Einführen von Programmen, um Lernen zu lernen
- Einschränken der Konkurrenz untereinander

1.2   Ohnmacht und Macht

1.2.1   Was Macht ausmacht

Money makes the health go around

Es gibt einen schlichten Grundsatz, der lautet: Wer das Geld kontrolliert, kontrolliert das System. Bis in die 1980er Jahre hinein war der Chefarzt einer Klinik zugleich der Oberste der Verwaltung. Er entschied über Einstellungen und Personalfragen, zumindest, was Ärzte anging. Dann wurden Verwaltungsleiter eingestellt, offiziell, damit sich der (Chef-)Arzt ganz auf seine ärztliche Tätigkeit konzentrieren könne. Abgesehen von der Perfidie, später dann überbordende Dokumentationspflichten einzuführen, welche weniger Zeit für die eigentliche ärztliche Tätigkeit ließen, war der Schritt, den Ärzten die Verwaltung und Personalverantwortung zu entziehen, eine Machtbeschneidung. Dieser schleichende und bis heute nicht beendete Machtentzug hat für Ärzte und Therapeuten negative Auswirkungen: Sie fühlen sich zu Recht fremdbestimmt, ein wesentlicher Faktor bei der Entstehung von Burnout, wie in Kapitel 5 erläutert wird.

Die Klaviatur der Macht

Dennoch gibt es im Alltag noch eine ganze Reihe von Machtinsignien, mit denen sich Ärzte für die Patienten schmücken können. Diese sind in Kasten 1.6 dargestellt (Bergner 2010).

Kasten 1.6: Ärzte und ihre Machtinsignien

- Edle Praxisausstattung oder -lage
- Hierarchie (Chef- oder Oberarzt)
- Internetauftritte
- Interviews für Publikumsmedien
- Listenplätze der angeblich besten Ärzte des Landes
- Mitgliedschaft in »teuren« Vereinen
- Prominente als Patienten
- Spezialisierung (»Für Haarspitzenkatarrh gibt's nur einen – Dr. Haarig, zu dem müssen Sie gehen!«)
- Stab von Mitarbeitern
- Status allgemein
- Titel
- Teure Geräte wie Laser
- Zahl der operativen Eingriffe
- Zeitdruck

Die Tätigkeit als Therapeut und als Arzt basiert auf Macht. Wissen und Wissensvorsprung sind Machtvorteile. Ärzte und Therapeuten sind keine Nonnen, Priester oder Pflegekräfte. Die Hilfe und die Entscheidungen, die von ihnen erwartet werden, bedingen eine Machtposition. Gewiss haben sie nichts zu befehlen, sondern sollten verständlich kommunizieren und dem Patienten die Freiheit der Wahl lassen. Dennoch sind die Machtverhältnisse aufgrund des Informations- und Erfahrungsvorsprungs des Arztes oder Therapeuten asymmetrisch. Menschlich auf gleicher Augenhöhe zu sein bedeutet noch lange nicht, dass die Dysbalance in der Dyade Arzt-Patient oder Therapeut-Patient aufgehoben ist. Folgende Machtinstrumente stehen dem Arzt oder Therapeuten zur Verfügung (Bergner 2014), deren Bedeutung auf den ersten Blick verborgen bleiben mag:

Therapieempfehlung

Fast immer führen mehrere Wege nach Rom, auch in der Behandlung von Erkrankungen. Der Patient bekommt vom Arzt oder Therapeuten eine (fachlich fundierte und begründbare) Vorauswahl präsentiert.

Zeit

Auch wenn manche Patienten es verstehen, die ihnen zur Verfügung gestellte Zeit überzustrapazieren, hat grundsätzlich der Arzt oder Therapeut die Macht über die Zeit. Diese wird in den meisten Fällen jedoch nicht derart zur Schau gestellt, wie es von einer früher sehr bekannten Fernsehärztin kolportiert wurde. Sie soll beim Setzen des Patienten auf den ihm zugewiesenen Stuhl eine Stoppuhr gestartet haben mit dem Kommentar, diese Minuten müssten genügen. Auch Patienten mit Termin lange warten zu lassen, kann als Machtdemonstration gewertet werden.

Diagnosevermittlung

Es soll auch heute noch Ärzte geben, welche die Diagnose ganz verschweigen oder deren Bedeutung nicht konkret erläutern. Nur wenn ein Patient vorher erklärt hat, nicht aufgeklärt werden zu wollen, ist dies akzeptabel.

Entscheidung übernehmen

Die Entscheidung über seine Gesundheit und Krankheit hat ein Patient selbst zu treffen, nach vorhergehender, verständlicher Aufklärung durch den Arzt. Zu oft entscheidet letztlich der Arzt, das geschieht auch, wenn er einfach ein Rezept mit dem (fachlich korrekt verordneten) Medikament ausstellt, ohne vorher das Einverständnis des Patienten einzuholen.

Wissensunterschied

Der Arzt oder Therapeut entscheidet immer, was er von seinem Wissen preisgibt und was er für sich behält. Wissen ist Macht, Wissensvorsprung ist Machterhalt. In anderen Berufen ist das ähnlich. Wenn mir der KFZ-Meister sagt, die Lambdasonde an meinem Auto müsse ausgetauscht werden, muss ich ihm vertrauen.

Fachsprache

Es stellt für einen Arzt kein Problem dar, einen Laien mittels Fachsprache zu verwirren oder kleinzureden.

Kommunikationswerkzeuge

Die Möglichkeiten, die sich einem Arzt oder Therapeuten bieten, um zu manipulieren oder Macht auszuleben, sind vielfältig. Einige Beispiele sind loben, ermahnen, auffordern, drohen, flirten, auf andere verweisen, ablenken oder schweigen. Diese Instrumente dienen auch im positiven Sinne dazu, die therapeutischen Ziele zum Wohl des Patienten durchzusetzen. Dennoch sollte dies im Bewusstsein geschehen, damit Macht auszuüben. Grundsätzlich führt kein Patient das Gespräch, sondern der Arzt oder Therapeut. Es zu initiieren, in eine bestimmte Richtung zu lenken, zu unterbrechen oder zu beenden, all das geht fast nie vom Patienten aus.

Doch auch Patienten sind in der Lage, die ihnen zur Verfügung stehende Klaviatur der Macht dem Arzt gegenüber auszuspielen. Das tun sie beispielsweise, indem sie loben, lügen, Inhalte verschweigen, Mitleid einfordern, flirten, ihr langjähriges Vertrauensverhältnis thematisieren, die Möglichkeit des Arztwechsels ansprechen, zweifeln, lächeln oder aggravieren.

Macht ohne Macht

Auch wer einen machtvollen Beruf ausübt wie den des Therapeuten oder Arztes, ist de facto machtlos. Unser aller Ohnmacht beginnt spätestens mit unserer Geburt. Sie ist eine tödliche Diagnose, denn jedes Leben endet irgendwann. Macht wird uns also nur zeitweise gegeben, teilweise müssen wir sie uns erarbeiten – ohne Approbation, welche eine Machtbefugnis darstellt, darf kein Arzt tätig werden –, teilweise kommt sie uns einfach zu: wenn wir ein Kind bekommen beispielsweise. Dann werden wir erziehungsberechtigt, was auch erziehungsermächtigt genannt werden könnte.

Macht stammt vom Lateinischen *magan* ab, was »können« bedeutet. Wer Macht hat, kann etwas bewirken. Macht lässt sich gebrauchen und missbrauchen. Sie selbst stellt an sich kein Problem dar, sondern der Mensch, der nicht korrekt mit ihr umgeht. Man kann zwei Typen von Macht unterscheiden: die äußere, welche durch Insignien und Titel festgeschrieben wird – hierzu gehören auch die Approbation oder ein Doktortitel; und die innere, die auf Standfestigkeit, Begeisterung, Selbstkontrolle, Liebe und Kommunikation, Wissen und Ethik beruht; es handelt sich um die persönliche Autorität (Grieger-Langer 2006 in Bergner 2014). Sie unterscheidet sich in einem wesentlichen Punkt von der äußeren Macht: Sie akzeptiert alle anderen mit deren Macht, während äußere Macht nach Alleinstellung strebt und das Wohl des Gegenübers grundsätzlich missachtet. Diese Macht will nicht wahrhaben, endlich zu sein, weil alles Hab und Gut, jeder Besitz, endlich ist.

Wer sich ohnmächtig fühlt und sein Gegenüber als machtvoll, entwickelt meistens Angst. Die wesentliche Angst ist die vor dem Tod, der ja den Verlust jeglichen Besitzes und aller Macht bedeutet, auch wenn manche mittels ihres Testaments danach streben, selbst nach dem Tod die Macht nicht aus der Hand zu geben.

Es genügt, sich einmal ehrlich zu verdeutlichen, dass wir allem Wesentlichen gegenüber machtlos sind – dem Leben und Tod an sich, gleich wie hoch entwickelt die Medizin ist, der Zeit an sich, also mitunter dem Altern gegenüber, und dem Geist an sich, denn kein Mensch kann beispielsweise physikalische Grundgesetzmäßigkeiten ändern. Wer einmal die Wucht des Geistes ahnt, erkennt, dass er als Mensch zwar für sich selbst von großer Bedeutung sein mag, nicht aber für die Welt. Wahrheit befreit, als Erstes von den eigenen Illusionen, deren wir uns bedienen, um unangenehme Inhalte nicht ertragen zu müssen. Wir täuschen uns eine Macht vor, die wir nicht besitzen. So wissen wir alle von der eigenen Sterblichkeit, nur: Wer verhält sich dementsprechend, gestaltet sein Leben bewusst und gezielt mit Inhalten, die zu ihm passen, die ihn erfüllen und zufriedenstellen, und verzichtet auf alles, das diesen Kriterien nicht genügt?

Macht bedeutet auch, Kontrolle zu erlangen. Ohnmacht ist Kontrollverlust.

Macht kann in zwei Richtungen wirken: Sie kann eine Entwicklung verhindern, die eigentlich ansteht, oder eine Entwicklung initiieren, die andere nicht wollen. Deshalb sind alle Veränderungen auch Machtfragen. Aber bereits uns selbst gegenüber sind wir nur sehr eingeschränkt veränderungsfähig. Unsere Identität ist dadurch gekennzeichnet, dass sie sich nicht ändert – Ohnmacht pur. Wir sind wie wir sind, was nicht bedeutet, unser Verhalten nicht ändern oder unser Wissen und unsere Fähigkeiten nicht ausbauen zu können (Bergner 2014).

Als Arzt oder Therapeut tätig zu sein, ist immer wieder auch die Erinnerung an die Machtlosigkeit des Menschen. Wer sich dieser stellt, sie akzeptiert und daraufhin tut, was in seiner Macht steht, kann sein Wirken in gewisser Weise gelassener sehen. Wie schaffen es Ärzte, die eigene Ohnmacht möglichst nicht wahrzunehmen? Indem sie sich mit dem Über-Ich identifizieren. Das bedeutet, ein Arzt richtet sein Tun strikt an Normen aus. Einige Beispiele:

- Das Studium ist ähnlich wie Schulunterricht.
- Der Chefarzt hat das Sagen.
- Es gibt Goldstandards in der Therapie.
- Man hält sich im Beruf an Leitlinien.

Da diese Normen so gestaltet sind, dass man sie erfüllen kann, fühlt sich der Arzt immer imstande, tatkräftig zu agieren. Die Orientierung an der Erfüllung von Normen lenkt in dieser Weise vom Schicksal des Patienten ab: »Ich habe getan, was nur möglich war, und alles, was ich tat, entsprach den Regeln.« Das weniger Schöne an dieser Konstruktion: Ärzte sind damit eben zugleich auch ein wenig Marionetten ihrer eigenen Normen und des Gesundheitssystems. Insofern können sich deren »Partner« mit hoher Sicherheit darauf verlassen, dass Ärzte keine von der Norm abweichenden Forderungen stellen. Das ist vielleicht der wesentliche Grund, warum Ärzte bislang keine ausreichende Gegenwehr hinsichtlich ihrer eigenen Demontage ergriffen haben. Sie müssten zuvor die lange gewachsene und sie eben auch unterstützende und schützende Normativität ändern.

1.2.2 Der Raum der Angst

Die drei Ebenen

Es gibt zwei gleichwertig wichtige Instrumente, welche ein Arzt oder Therapeut nutzt: sein Fachwissen und seine Persönlichkeit. Beide haben Grenzen, auch Belastungsgrenzen, und beide können in gewisser Weise flexibel verwendet werden.

Die Arbeit als Arzt oder Therapeut findet in einem Raum statt, der gefüllt ist mit Erwartungen und Regelungen. Dieser Raum wird von drei Ebenen gebildet:

Ebene 1 sind die äußeren Faktoren, zu denen der Patient mit seinen Erwartungen und seinen Befürchtungen gehört und dessen soziales Umfeld. Es gibt stetig neue Richtlinien des Gesundheitssystems, auch was die Zulassung oder erweiterte Tätigkeitsbereiche angeht. Die Kosten spielen dabei eine zentrale Rolle.

Direkt vor Ort – auf Ebene 2 – sind die Arbeitsbelastung, das Wechselspiel zwischen Autonomie und Kontrollmechanismen bedeutsam, sowie die Unterstützung – oder auch deren Fehlen – von Kollegen und Mitarbeitern. Ihr Verhalten, eher fair oder misstrauisch, wirkt sich ebenso wie die technische Ausstattung und die Art, wie der Arbeitsplatz ausgestattet ist, auf die Behandlung aus.

Die Ebene 3 ist die des Helfers selbst. Wie fit ist er körperlich, seelisch und mental? Kann er, was er können sollte? Wie stark ist seine Resilienz? Hat er genügend Bewältigungsstrategien parat?

In jeder Ebene sind Entscheidungen vom Helfer gefordert und somit Fehler möglich. Fehler werden minimiert, je reibungsloser gearbeitet werden kann. Dazu gehören feste, vertrauensvolle Bindungen innerhalb des Teams. Das gilt in Kliniken genauso wie in Praxen. Fehler, die nicht geschehen, lösen auch keine Scham oder Schuld aus (Leape et al. 2009). In der Tat werden jedoch angstbasierte Motivationen genutzt, um die Fehlerquote des Arztes so gering wie möglich zu halten. So verständlich das auf den ersten Blick scheinen mag, steigert die Angst nur bis zu einem eher geringen Grad die Gewissenhaftigkeit und führt, wenn sie zu mächtig wird, eher zu Fehlern. Es gibt also eine Grenze zwischen Antrieb und (gewolltem) Effekt und Lähmung und ungewollten Auswirkungen. Wenn mit Mitmenschlichkeit und Empathie gelehrt und geführt wird, hält die Motivationssteigerung länger an und die Effektivität des Tuns nimmt über eine bestimmte Zeit zu. Erst bei zu großer Empathie kann sich der Effekt verkehren.

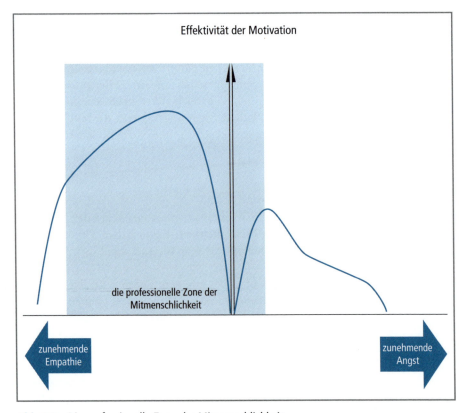

Abb. 1.1   Die professionelle Zone der Mitmenschlichkeit

Dann liegt eine Grenzüberschreitung zum zu Persönlichen vor. Es gibt somit (Menon & Trockel 2019) einen Bereich der professionellen Zone der Mitmenschlichkeit, der ganz ohne oder allenfalls mit wenig Angst auskommt und der Empathie ein weites Wirkungsfeld lässt (Abb. 1.1).

Eine Organisation, die Motivation durch Verständnis fördert, bei der sich die einzelnen Teammitglieder wohlfühlen, wird bestmögliche Ergebnisse erzielen. Zum Verständnis gehören auch die Verletzlichkeit des Arztes oder Therapeuten, seine vielleicht gering ausgeprägte Fähigkeit, sich selbst nahe zu kommen, und dessen unzureichende Selbstfürsorge (Kapitel 12).

Patienten haben oftmals Angst, wenn sie sich in ärztliche Behandlung oder Beratung begeben, weil sie nicht wissen, an was sie leiden, was das bedeutet und was auf sie zukommt. Ärzte und Therapeuten hingegen wissen all das meistens und wollen verständlicherweise Fehler vermeiden. Unter diesem Gesichtspunkt ist die Beziehung zwischen Arzt und Patient oft von Angst unterschiedlicher Genese überschattet, ohne dass dies den Beteiligten bewusst werden muss.

Defensivmedizin

Je stärker ein Arzt belastet ist, sei es durch von außen einwirkende Inhalte wie Partnerschaftsprobleme, sei es durch eigene Erkrankungen wie Depression oder Burnout, umso mehr tendiert er dazu, defensive Medizin zu betreiben. Sie zeichnet sich durch unnötige Tests oder Testwiederholungen, (unnötiges) Einholen von Zweitmeinungen oder Zögern bei therapeutischen Entscheidungen aus. Kurzum: Defensivmedizin in diesem Sinn ist teuer.

Viele Ärzte und Therapeuten haben Strategien entwickelt, damit es möglichst niemals zu Fehlern kommt. Abgesehen davon, dass dies ein kindliches Wunschdenken ist, bedeutet es noch lange nicht, unangreifbar zu sein. Die einzige Anzeige, die ich als Arzt in eigener Praxis bekam, war die einer Patientin, welche eine vorab klar und eindeutig besprochene und dokumentierte privatärztliche Behandlung erhielt, diese dann nicht zahlen wollte und es lieber auf einen Kunstfehlerprozess ankommen ließ, den sie prompt verlor, wodurch sie deutlich höhere Kosten hatte. Dennoch, der Moment der Klagezustellung war überaus belastend.

Wie gehen die meisten zur Fehlervermeidung vor? Sie füllen Formblätter aus, richten sich nach Leitlinien, verweisen an andere – wie Unikliniken –, und dies auch, wenn ihnen bereits klar ist, dass es keine wirklich richtige oder passende Behandlung gibt. Sie holen viele und teilweise vollkommen unnötige Laborwerte ein und so fort. Manche Ärzte verzweifeln daran, noch immer nicht alles zu wissen, und machen eine Fortbildung nach der anderen. In diesem inneren Raum der Angst finden so manche Arzt-Patienten-Kontakte statt. Wenn ein Pilot oder ein Busfahrer einen Fehler macht, kann dies auf einen Schlag zu deutlich mehr Toten führen, als wenn ein Arzt einen Fehler macht. Doch der Pilot oder Busfahrer zählt dann eher zu den Betroffenen. Der wesentliche Unterschied liegt in der Ethik des ausgeübten Berufs. Menschen zu transportieren ist wichtig und hilfreich, aber Menschen durch ihr Leben und ihre Leiden zu begleiten, ist höchste persönliche Verantwortlichkeit, die in aller Regel mit einer Bindung oder Beziehung zwischen Arzt und Patient einhergeht. Diese Bindung fehlt dem Piloten oder Busfahrer. Das bedeutet, die Ebene des Persönlichen ist es, die Fehler für Ärzte so belastend werden lässt.

Mangel an Informationen

Ärzte lernen, aus möglichst wenigen Informationen (wegen der Kosten der Untersuchungen) hinreichend valide Diagnosen zu stellen. Damit befinden sie sich in einer schwierigen Situation. Wenn sie ehrlich sind, wissen sie, dass sie im konkreten Einzelfall nur wenig wissen, und zugleich müssen sie dies ausblenden, um Entscheidungen zu treffen. Meistens sind diese Entscheidungen dann aufgrund ihrer Erfahrungen und ihres Könnens richtig.

1.2.3 (Kunst-)Fehler sind menschlich

Das selbst erschaffene Gefängnis: Fehlerfreiheit

Bitte beantworten Sie ohne großes Überlegen folgende Fragen:
1. Können Menschen Fehler machen?
2. Gibt es Menschen, die niemals Fehler machen?

Wenn Ihre Antworten stehen, beantworten Sie bitte ehrlich noch folgende Frage:
3. Dürfen Sie selbst im Beruf Fehler machen?

Jeder Mensch macht Fehler. Ärzte und Therapeuten sind Menschen, also machen sie Fehler. Es wäre sinnvoll, ein System zu etablieren, das einsetzt, wenn ein Kunstfehler begangen wurde; ein System, das sowohl dazu dient, die Leistung des Helfers zu verbessern als auch ihm die moralische Last zu nehmen (Kessler 2011). Denn Kunstfehler scheinen für Patienten häufiger einschneidende Folgen zu haben, als man meinen würde. Eine Untersuchung aus den USA bezeichnet sie als dritthäufigste Todesursache in Krankenhäusern (Makary & Daniel 2016).

Weniger bedeutsame Fehler macht man vermutlich immer wieder, derart folgenschwere wohl nur selten. Trotzdem ist die Angst vor juristischer Verfolgung allgemein so groß, dass sie in Studien als eine der Hauptursachen für Suizid(-Versuche) von Ärzten benannt wird. Kunstfehler haben weitreichende Auswirkungen auf das emotionale Wohlbefinden des Arztes. Sie können zu Angst, Schuld, Traurigkeit und Scham führen und berufliche sowie private Aktivitäten negativ beeinflussen. Die Bewältigungsversuche sind sehr unterschiedlicher Art wie Gespräche mit Kollegen, künstlerische oder sportliche Aktivität, Arbeitswut, Alkohol- oder anderer Substanzmissbrauch. Als hilfreich werden folgende institutionelle Maßnahmen angesehen: Gespräche mit Mentoren, Änderungen am Arbeitsplatz, Etablierung von Protokollen, Weiterbildungsmaßnahmen und genaue Analyse der Ursachen (Srinivasa et al. 2019).

Grundsätzlich sind angstbasierte Einschätzungen und Reaktionen nach Fehlern also häufig – trotzdem sind sie wenig hilfreich. Wenn das System erbarmungslos Fehler verfolgt (wie dies in den USA der Fall zu sein scheint), dann ist es die Pflicht eines jeden, sich selbst gegenüber mehr Erbarmen zu zeigen, sonst bleibt die Menschlichkeit auf der Strecke.

Ein schwerer Fehler bei der Ausübung des Berufs führt bei manchen Ärzten zu fast unerträglichen Schuldvorwürfen sich selbst gegenüber und zu manchmal realitätsfernen Ängsten davor, dass die Gesellschaft sie dafür bis zum Lebensende ächten wird oder dass damit ein immerwährender, finanzieller Ruin verbunden sei. Diese Ärzte können sich auf Dauer den Fehler selbst nicht verzeihen, was man aber lernen kann (Übung 12.6).

Nach einem Fehler steht gewiss an, sich bei dem betroffenen Patienten zu entschuldigen – dies vergessen die aufgewühlten Ärzte dann jedoch manchmal. Dabei ist es genau das, worauf der Patient berechtigterweise wartet. Unabhängig von juristischen Inhalten und der notwendigen Kontrolle dessen, was man nach einem Fehler tut, gilt für die positive Wirksamkeit einer Entschuldigung (Bergner 2014):

- Man bedauert seinen Fehler wirklich.
- Man fokussiert sich bei seiner Entschuldigung ausschließlich auf dieses Thema.
- Man formuliert konkret, wofür man sich entschuldigt.
- Man ist dabei glaubhaft.
- Man nimmt sich zurück und wirkt weich.
- Man ist sich über seine eigene Meinung zu dem Thema klar.

Gefühle und Reaktionen bei eigenen Fehlern

Der insuffiziente Umgang mit eigenen Fehlern basiert auf einer distanzierten und wenig liebenden Art sich selbst gegenüber. Sie kann in passiver, eher defensiver Ausprägung zu beständigen Schuld- und Schamgefühlen führen. Aktiv hingegen – und mindestens ebenso schädlich – sind Suchtverhalten oder Suizid. Kasten 1.7 listet die Gefühle und passiven Reaktionen, die bei Kunstfehlern auftreten, mit Prozentanteilen auf (Morganstein et al. 2017).

Kasten 1.7: Gefühle und Reaktionen bei Kunstfehlern

%-Anteil
54 Schuld
52 Angst, in Zukunft wieder Fehler zu machen
45 Vertrauensverlust in die eigenen Fähigkeiten als Arzt
43 Scham
38 Angstvolle, zwanghafte Erinnerungen
36 Schlafstörungen

Erheblich sinnvoller wären andere Reaktionen auf eigene Fehler (Kasten 1.8):

> **Kasten 1.8: Was Fehler tatsächlich auslösen sollten**
>
> An erster Stelle: dem Patienten helfen, soweit nur möglich
>
> *Für sich selbst*
> - Demut, Mensch zu sein und Fehler zu machen
> - Ehrlichkeit sich selbst gegenüber, wenn es sich um einen Fehler aufgrund mangelnder Qualifikation handelt
> - Metaposition einnehmen, um durch den Abstand eine neue Bewertung zu ermöglichen (siehe auch Übung 12.6)
> - Selbstmitgefühl, um sich näher zu kommen oder bei sich zu bleiben (statt Abwertung)
> - Vergebung
> - Wachheit, damit sich der Fehler nicht wiederholt

Anklage: Was geschieht tatsächlich?

Dass hinter jeder Entscheidung quasi ein Rechtsanwalt lauern kann, machen sich einige Ärzte aus Eigenschutz zu selten klar, andere gehen mit diesen Gedanken fast täglich zur Arbeit. Wenn es dann zu einem Rechtsverfahren kommt, sind jedoch die meisten innerlich nicht darauf vorbereitet, was zu besonders heftigen körperlichen und mentalen Reaktionen beitragen kann; auch Suizide werden realisiert (Welle 2019).

Wenn es zu rechtlichen Auseinandersetzungen kommt, werden in der Regel vier verschiedene Faktoren geprüft: Hat der Arzt lege artis gehandelt? Das bedeutet: Hat er seine Pflicht erfüllt? Dann folgt die Prüfung des Fehlers an sich – also die Verletzung der ärztlichen Kunst. Als Nächstes muss belegt werden, dass der Fehler kausal für den Schaden war. Es muss also eindeutig feststehen, dass es ohne den Fehler nicht zum Schaden gekommen wäre. Zuletzt muss der Schaden als solcher korrekt bewertet werden. Dazu gehört mittelbar die Berechnung des Schadensersatzes.

1.2.4   Gewalt und Missbrauch

Gewalt am Arbeitsplatz kann viele Gesichter haben: sprachliche Entgleisungen, körperliche Angriffe, Angriffe mit Waffen. Die verbalen Attacken sind im therapeutischen und ärztlichen Umfeld mit Sicherheit am häufigsten, beginnend bei beleidigenden oder herabwürdigenden Äußerungen bis hin zu Drohungen, Hass und höchster Aggression. Viele Ärzte und Therapeuten werden persönliche Erfahrungen damit haben und manchen werden diese gedanklich nicht sofort verfügbar sein. Sie haben sich letztlich an Verdrängung, Vergessen oder Verleugnung gewöhnt.

Gewalt am Arbeitsplatz ist auch in Kliniken ein weit verbreitetes Phänomen. Eine Studie berichtete, dass 48 % der Klinikärzte in ihrer Facharztausbildungszeit Missbrauch erleben, vorrangig Beschämungen oder Demütigungen. Diese gehen meistens innerhalb der Klinik von Vorgesetzten, Gleichrangigen oder dem Pflegepersonal aus (Grover et al. 2020).

In der Regel findet laut Literatur der Missbrauch nicht zwischen den Ebenen statt, also nicht vom Oberarzt zum Studierenden, sondern auf gleicher Ebene. Meine Erfahrung steht im Widerspruch zu dieser Aussage, ich selbst habe Missbrauch vom Chefarzt bis zum Krankenpflegerpraktikanten »herunter« miterlebt.

Es wurde eine Prävalenz von Gewalt am Arbeitsplatz von 69 % ermittelt (Nowrouzi-Kia et al. 2019). In einer anderen Studie wurde die Prävalenz mit 57,2 % innerhalb eines Jahres angegeben (Cheung et al. 2017). Das bedeutet, einmal in zwei Jahren wird jeder Arzt statistisch Opfer von Gewalt. Diese zeigt sich zu 53,4 % als verbale Gewalt (Schreien, Anklagen, Drohen), in 16,1 % als körperliche Gewalt, in 14,2 % als Belästigung oder Schikane, in 4,6 % als sexuelle Belästigung und in 2,6 % als rassistische Belästigung. In bestimmten Bereichen wie der Psychiatrie sind verbale und körperliche Gewalt häufiger. Allgemein geht die Gewalt nicht nur von Patienten, sondern auch von deren Familienangehörigen aus sowie von Kollegen und Vorgesetzten.

Das ist kein neues Phänomen. Als ich während meiner Facharztausbildung Ende der 1980er Jahre in der Münchner Uniklinik tätig war, wurde nach einem Angriff durch einen Patienten in der Notfallambulanz den Ärztinnen, die es wünschten (Gendergerechtigkeit war damals noch kein so großes Thema), Pfefferspray ausgehändigt. Ob dies eine adäquate Reaktion von Seiten der Klinikleitung war, sei dahingestellt. Es waren andere Zeiten.

Statistisch werden Ärzte in Notfallsituationen und Psychiater am häufigsten gewaltsam angegriffen. Auch alle anderen, die in Notfallambulanzen arbeiten, werden Ziel von Gewalt, im Mittel dreimal pro Jahr (Kowalenko et al. 2013). Wer einmal Gewalt erlebt hat, hat ein höheres Risiko für traumatische Stressreaktionen in der Zukunft.

Das Gleiche gilt für Menschen, die Opfer von Missbrauch wurden. Dabei kann der Missbrauch auch ohne jede sichtbare Gewalt stattgefunden haben. 46 % aller Medizinstudierenden und 80,6 % aller bereits länger berufstätigen Ärzte fühlten sich irgendwann in ihrer Laufbahn missbraucht (in Rainey-Clay & Smith-Coggins 2019). So erschreckend die Zahlen sind, Anfang der 1990er Jahre gaben bis zu 80 % aller Medizinstudierenden einen Missbrauch an (Fnais et al. 2014). Sexuelle Belästigungen sind die häufigste Form von Missbrauch von Medizinstudierenden – als hätten sie mit dem Studium, den Prüfungen, den Zweifeln, die wohl die meisten ab und zu entwickeln, und ihren Alltagsthemen wie Beziehungsfragen nicht genug zu tun (Mavis et al. 2014, Matheson et al. 2016).

Missbrauch findet nicht nur verbal, körperlich oder sexuell statt. Missbraucht werden auch Leistungen von Menschen, die im Gesundheitswesen arbeiten oder arbeiten wollen. Warum ein Lehrling für seine Tätigkeit bezahlt wird, ein Medizinstudent zumindest im Praktischen Jahr hingegen nicht, ist nicht nachvollziehbar. Kasten 1.9 gibt einen Überblick über verschiedene Formen des Missbrauchs (nach Rainey-Clay & Smith-Coggins 2019).

Kasten 1.9: Formen des Missbrauchs

- »Initiationsriten« wie am Anatomietisch
- Aufforderung/Zwang zu sexuellen Leistungen
- Bestrafungen irgendwelcher Art
- Bloßstellung vor anderen Studierenden, Pflegekräften oder Kollegen
- Bloßstellung vor Patienten (mit entsprechendem Misstrauen als Antwort)
- Diskriminierung wegen ethnischer Herkunft oder Sexualität
- Gezielt schlechte Benotungen
- Harsche Sprache
- Körperliche Gewalt
- Missachtung der Person oder deren Tätigkeit
- Miterleben von Missbrauch, zumindest gezielt schlechtere Behandlung von Patienten
- Rassistische Kommentare
- Respektloses Verhalten
- Sexuelle Kommentare
- Zwang zu Dienstleistungen, auch persönlichen

Gewalterlebnisse können zu Burnout führen und zu dem Wunsch, die Einrichtung zu verlassen. Zugleich mindern sie die Zufriedenheit mit dem Beruf und mit der erfahrenen sozialen Unterstützung, der grundsätzlich eine Mediatorfunktion zukommt. Die WHO unterteilt Gewalt am Arbeitsplatz in physikalische Gewalt wie Geschlagenwerden, Gestoßenwerden, Angriffe mit Waffen, Biss- und Quetschverletzungen und in seelische Gewalt wie sprachlicher Missbrauch oder Demütigungen. Eine Studie wies bei chinesischen Ärzten innerhalb von einem Jahr eine Prävalenz für Gewalt am Arbeitsplatz von 66,2 % nach. Das bedeutet, jeder Arzt dort wird im Mittel einmal innerhalb von eineinhalb Jahren Opfer von Gewalt (Xiaojian et al. 2019).

Während ich den vorherigen Absatz schrieb, dachte ich zunächst, so etwas habe ich vor über 30 Jahren, als ich an der LMU München tätig war, nicht erlebt. Und in meiner Praxis auch nicht. Bis mir mehr und mehr Situationen, die längst verschüttet waren, wieder in den Sinn kamen. Von dreien werde ich nun berichten, damit verständlich wird, wie oft einem Arzt oder Therapeuten Gewalt begegnet, die vielleicht nicht unmittelbar als solche eingeschätzt wird.

Fallbeispiele
Vorfall 1
Wie jeder Assistenzarzt war ich regelmäßig der diensthabende Arzt, der über Nacht für alle ambulanten Notfallpatienten und die knapp 200 stationären Patienten verantwortlich war. Es war ein herrlich lauer Sommerabend, ich saß in meinem Zimmer und arbeitete an einer Publikation über UV-Schäden an der Haut. Unerwartet klopfte es an die Türe, ich stand auf und öffnete sie. Eine mir bekannte, nichtärztliche Mitarbeiterin der Klinik bat um Einlass. Kaum hereingelassen, fiel sie mir vollkommen überraschend um den Hals, was ich abwehrte. Ich floh geradezu auf meinen Stuhl und fragte sie, was das solle. Sie gestand mir ihre Liebe, die mir bis zu diesem Zeitpunkt vollkommen verborgen geblieben war. Ich sagte, dass

ich glücklich liiert sei, was sie nicht interessierte. Unvermittelt warf sie sich auf die Knie, drückte meine Beine auseinander und wollte an zentrale Stellen meiner Männlichkeit heran. Ich stieß den rollenden Arbeitsstuhl zur Seite, so dass wir eine sichere Entfernung voneinander hatten, und verwies sie des Zimmers, was sie dann weinend befolgte.

Diese Situation war aufwühlend für mich und überaus unangenehm. Es war eine massive Übergriffigkeit dieser Frau gewesen. Wenn Sie nun glauben, was muss das für ein Traummann gewesen sein – nur zu! Wenn dem doch so gewesen wäre … Der Narzisst in mir erzählt Ihnen eine zweite, ebenso wahre Geschichte:

Vorfall 2

Kennen Sie *Wahlverwandtschaften* von Goethe? Mein Kontakt mit diesem Werk kam auf besondere Weise zustande. Immer noch in der Klinik, betreute ich mit Anfang 30 eine ältere Dame über 60, die auffallend oft wegen Banalitäten die stundenlangen Wartezeiten in der Frauenambulanz klaglos auf sich nahm. Irgendwann holte sie das Büchlein von Goethe heraus und überreichte es mir mit Worten, an die ich mich nicht mehr erinnere – danach begann der Horror, den man später erst als Stalking bezeichnete. Die Dame hatte sich unsterblich in mich verliebt, allein das war schon psychisch auffällig. Sie rief mich zu Hause an, zu jeder Nachtzeit, berichtete von ihrer Liebe, kam auch ohne Termin in die Klinik, lauerte mir in einem Fahrstuhl oder am Klinikkiosk auf. Als sie schließlich in meiner Tiefgarage zu Hause auf dem leeren Stellplatz wartete, wendete ich meinen Wagen in der beengten Garage so, als sei ich Michael Schumacher. Mit einer Telefongeheimnummer (damals nur aufgrund eines begründeten Antrags zu bekommen) und ihrem Hausverbot in der Klinik hatte der Spuk ein Ende. Dennoch, als ich meine Praxis nicht so weit von ihrem Wohnort entfernt gründete, instruierte ich meine Angestellten, dieser Frau niemals einen Termin zu geben. Lange Zeit noch vermutete ich die Dame hinter jeder Säule. *Wahlverwandtschaften* habe ich bis heute nicht gelesen.

So befremdlich die Geschichte klingen mag, ich selbst fühlte mich damals nicht nur bedrängt, sondern war auch voller Angst, was der Frau noch einfallen möge. Nun zu fast alltäglicher Gewalt:

Vorfall 3

Ich beriet in meiner Praxis einen Patienten mit Schuppenflechte, der ein von der Krankenkasse nicht erstattungsfähiges, äußerlich anzuwendendes Medikament auf Rezept verlangte. Ich erläuterte ihm in ruhigen Worten, dass ich ihm dies ausschließlich auf Privatrezept verordnen könne. Er redete sich immer mehr in Rage, ich blieb ruhig, schließlich sprang er auf, schob dabei meinen Schreibtisch mit Verve zur Seite und kam mir bedrohlich nahe: »Das wird ein Nachspiel für Sie haben!«, drohte er, drehte sich um und verließ, die Tür hinter sich zuknallend – für immer – die Praxis. Auch das ist Gewalt, verbale Gewalt mit der impliziten Androhung von juristischer Verfolgung.

Die meisten machen sich vielleicht nicht klar, dass sie immer einmal wieder entsprechende Momente erleben, die sie als bedrohlich empfinden. In Verbindung mit einer ebenso immer möglichen, »drohenden« Verschlechterung von Erkrankungen oder dem »drohenden« Tod ist insofern der ärztliche und therapeutische Beruf vom Grundsatz her gefährlich. Er findet in einem Raum der Angst statt – ohne dass dies im Alltag ständig präsent sein muss.

Auch heute noch ist es üblich, den Studenten oder jungen Arzt vor anderen anzuschreien, weil dadurch eine »Einnordung« geschehen soll. Jeder Missbrauch zwingt den Betroffenen zumindest zunächst in eine passive Rolle und kann ihn zu der Vorstellung veranlassen, dieses unprofessionelle Verhalten sei akzeptabel oder gebräuchlich. Wer lange Zeit solchen Umgangsformen an seiner Arbeitsstelle ausgeliefert war, kann schlimmstenfalls die Gefühlskälte und Blindheit für das eigene Tun übernehmen. Wenn die Missbrauch Ausübenden darauf hingewiesen werden, sind sie nicht selten erstaunt darüber, wie sie wirken oder was sie tun (Rainey-Clay & Smith-Coggins 2019). Doch gut ist das Gegenteil von gut gemeint. Wie kann also eine Lösung für eine solche Situation aussehen? Studierende oder junge Ärzte sollten beispielsweise die Möglichkeit bekommen, anonym missbräuchliches Verhalten zu melden. Wenn nötig, müssen – je nach Ausmaß und Inhalt des Missbrauchs – entsprechend inadäquat handelnde Vorgesetzte dann darin geschult werden, angemessen zu kommunizieren, oder gar rechtlich verfolgt werden. Erfahrene Ärzte sind oft eben nicht nur als Ärzte, sondern auch als Ausbilder tätig. Das erfordert der Inhalt der Tätigkeit. Diese Rolle als Lehrender wird einem nicht unbedingt in die Wiege gelegt. Nur: Gelehrt wird diese eben auch nicht. Es ist eine Rolle, die das Potenzial zum Machtmissbrauch hat. Wenn ein Potenzial besteht, wird es eben auch genutzt. Ärzte haben meistens gut gelernt, wie man lernt, aber nicht, wie man lehrt.

1.3   Erwartungen an Helfer

1.3.1   Der »gute Arzt«

Nach wie vor sind Arztserien im Fernsehen sehr beliebt, auch wenn – oder gerade weil – der Arzt darin idealisiert und heroisiert wird. Damit widersprechen diese Darstellungen dem anderen, öffentlichen Klischee von Ärzten als geldgierige IGeL-Eintreiber, die stets Kunstfehler vertuschen wollen und unethisch handeln, weil sie, was nur geht, an Apparate delegieren.

Was bedeutet es, ein guter Arzt zu sein? Sind damit Güte und Mitmenschlichkeit gemeint oder ein gutes Fachwissen, das am Patienten auch umgesetzt wird? Ist ein guter Arzt zugleich auch immer ein guter Mensch – und was ist das überhaupt, ein guter Mensch? Oder wird ein Arzt ausschließlich an statistisch messbaren Krankheitsverläufen gemessen, sozusagen an seinen Heilerfolgen? Oder an den Aussagen seiner Patienten darüber, wie gut sie sich bei ihm aufgehoben fühlen?

Das zentrale Konstrukt des Berufs eines akademischen Helfers beinhaltet Fragen der beruflichen Identität, die sich auch als Begeisterung für die Arbeit zeigen und die eine konsequente Abgrenzung zwischen persönlichem und beruflichem Leben verlangen (Winkel et al. 2018). Ob dies jeder so einhalten kann? Wie viel leichter ist es in den meisten anderen Berufen. Ein guter Taxifahrer bringt den Fahrgast sicher und zügig ans Ziel. Fertig. Wenn ein Arzt oder Therapeut hingegen schnell das Ziel der Genesung erreicht, bedeutet es noch lange nicht, dass sein Patient ihn auch als »gut« bewertet. Vielleicht gefiel dem Patienten das Praxisambiente nicht, oder die harsche Begrüßung an der Rezeption hat ihm die Laune verdorben, oder er mag den Helfer nicht und gönnt ihm quasi keine leichten Erfolge.

Was macht einen guten Arzt und Therapeuten tatsächlich aus? Ein großes Wissensfundament in seinem Bereich, genug Erfahrung, persönliche Eigenschaften wie die Fähigkeit zur Empathie, auch Führungsqualitäten und Geduld. Eine gewisse intellektuelle Grundausstattung schadet nicht. Auch kommunikative Fähigkeiten, Organisationstalent und Problemlösungsfähigkeiten sind von Vorteil (U.S. Bureau of Labor and Statistics 2015). Dabei sind alle Sinne gefragt, visuelle Wachsamkeit, ein Sinn dafür, rasch die wichtigsten Informationen zu erlangen, neue Tatsachen lernen und integrieren zu können. Es gibt eine Vielfalt von einzelnen Fähigkeiten, die zur Professionalität von akademischen Helfern beitragen (nach Saint Martin et al. 2019). Ärzte und Therapeuten müssen sich zu kunstgerechten Leistungen, professionellem Service, Einhaltung ethischer Grundsätze und Sensibilität für die unterschiedlichen Bedürfnisse der verschiedenen Patientengruppen verpflichten. Dazu gehören:

- **Patientenzentrierte Versorgung:** Respekt, Ehrlichkeit und Mitgefühl. Achtung der Privatsphäre des Patienten und Kommunikation, die der Patient verstehen kann.
- **Qualität der Dokumentation**: Vollständige, genaue und zeitnahe Dokumentation.
- **Kollegialität:** Ethisches und professionelles Verhalten. Gewaltfreie Kommunikation mit der Fähigkeit zu konstruktiver Kritik. Respektvolle Zusammenarbeit mit allen Mitarbeitern der Organisation (Klinik, Praxis). Fristgerechte Teilnahme an Besprechungen.
- **Information:** Einhaltung von klaren Richtlinien, wenn Patienten übergeben werden. Offene und ehrliche Kommunikation. Anfragen so zügig wie möglich beantworten. Ziele und Erwartungen miteinander besprechen.
- **Verantwortung:** Mit allen Ressourcen achtsam umgehen.
- **Zeitmanagement:** Bei Arbeitsantritt vorbereitet sein. Pünktlich beginnen und enden. Vollständige Dokumentation rechtzeitig fertigstellen.
- **Bewertung:** Möglichst objektive und zugleich freundliche Bewertung von Mitarbeitern.

Damit nicht genug. Ärzte selbst haben auch eine Reihe von Erwartungen an ihren Beruf (Kasten 1.10; Eckleberry-Hunt et al. 2017):

Kasten 1.10: Erwartungen des Arztes an seinen Beruf

Mitmenschlichkeit und Authentizität
Beachten und Einhalten von ärztlichen Werten (der Gier des Systems trotzen, eigene Überzeugungen nicht aufgeben müssen)

Soziale Verankerung und Gemeinsamkeit, auch Dienst am Allgemeinwesen
Eingebundensein in ein großes Ganzes

Zuverlässigkeit und Vertrauen
Fairness, Respekt, Einhalten von Absprachen

Beachtung einer höheren Ebene
Sinnvolles Tun

Anerkennung des Tuns
Positive Beachtung der ärztlichen Tätigkeit

Wem das noch nicht reicht, hier einige weitere Inspirationen (nach Menon & Trockel 2019):

- Denken Sie über Ihre persönliche Entwicklung nach und beachten Sie dabei
  Ihre besonderen Fähigkeiten.
- Bleiben Sie eindeutig und klar in Ihrer Kommunikation.
- Beachten Sie Ihre Ziele und suchen Sie sich Hilfe dabei, diese zu erreichen.
- Finden Sie Optimierungen für Ihre weiteren Karrierepläne.

Der Beruf als akademischer Helfer bietet also ein großes, weites, kreativ bearbeit-
bares Feld für Verbesserungen. Mit diesem Buch geht es mir jedoch nicht darum,
wie Sie besser *werden*, sondern wie es Ihnen besser *geht*. Das hat auch mit dem
Thema des Idealismus und Altruismus zu tun.

1.3.2   Helfer und Altruismus – das Ideal

Wenn man sich konkret betrachtet, welche Eigenschaften ein Arzt und Therapeut
mitbringen sollte, grenzt die Zusammenstellung der Adjektive bereits an eine
»perfekte« Gestalt (Bergner 2010): annehmend, aufnehmend, aufopfernd, fleißig,
gehorsam, fügsam, sicher, freundlich, herzlich, offen, selbstlos, hilfsbereit, genüg-
sam, gläubig, mitmenschlich, kritiklos, verständnisvoll, pflegend, aufrichtig, gebildet, fachlich voll kompetent, führend. Selbst das sind längst nicht alle Eigenschaften, die vom Arzt erwünscht werden.

Von einer Metaposition aus gesehen geht es letztlich um drei zentrale Fähigkeiten: Empathie, Demut und Wissen. Die Empathie ermöglicht eine Bindungsfähigkeit an den Patienten. Demut bedeutet, die eigenen Bedürfnisse hintanzustellen – der Wunsch nach Idealismus, dem alles gebenden Helfer. Doch
erst durch fundiertes Wissen kann der Helfer dem Patienten fachlichen Rat geben.

Ärzte und Therapeuten sollen sehr mitmenschlich und zugleich fachlich klar
und analytisch sein. Sie sollen empathisch handeln und zugleich eigene Unsicherheit oder Unwissen geschickt überspielen. Das ärztliche oder therapeutische Berufsideal ist eine Gedankenkonstruktion. Alles zu schaffen und zugleich
niemals Schwächen zu zeigen ist völlig unrealistisch, gehört dennoch zum Ideal
dazu. Perfektionismus und Altruismus sind nach diesem Ideal anstrebenswerte
Verhaltensweisen. Doch Untersuchungen zum Perfektionismus bei Medizinstudierenden zeigen (Seeliger & Harendza 2017): Maladaptiver Perfektionismus ist
ein starker Vorbote für Depression und Angst, gleich auf welchem Weg die Zulassung zum Studium erreicht wurde. Adaptiver Perfektionismus ist hingegen umso
stärker ausgeprägt, je besser die Ergebnisse bereits in der Schule waren. Er korre-

liert also mit den Schulnoten. Das Gleiche gilt für Gewissenhaftigkeit (Details in Abschnitt 3.2).

Es ist viel gesünder, berufliche Exzellenz anzustreben, ohne sich in Perfektion zu verausgaben. Dafür muss man sich klar darüber sein, was eine gute Behandlung wirklich ausmacht. Vermutlich nicht das teuerste, neueste Equipment, sondern Mitmenschlichkeit und – soweit systembedingt erreichbar – genug Zeit für das Gegenüber.

Was hat es aber mit dem Altruismus auf sich, der lange Zeit als wesentlich für die Arbeit als Helfer angesehen wurde? Es ist heute zweifelsfrei geklärt, dass altruistisches Handeln in unserem Gehirn Belohnungszentren aktiviert. Wirklich altruistisches Handeln gibt es demnach gar nicht, auf zentralnervöser Ebene ist auch dies egozentriert. Das bedeutet keineswegs, dass man auf altruistisches Handeln verzichten sollte, doch sich selbst deshalb auf einen Sockel zu heben oder von anderen heben zu lassen, sollte man lieber unterlassen.

Ohnehin mag die Regel »der Patient zuerst« im akuten Einzelfall ihre Berechtigung haben, uneingeschränkt gilt sie jedoch keineswegs. Nur wenn ein Arzt auch an sich denkt und sich geistige, seelische und körperliche Erholung schenkt, bleibt er in Kondition, um in seinem Beruf die bestmöglichen Entscheidungen zu treffen und fachgerechte Behandlungen durchzuführen. Somit sollten lange bestehende ethische Maßstäbe angesichts dieser modernen Erkenntnisse durchaus hinterfragt werden. Die Ärzteschaft sollte sich endlich darüber bewusstwerden, welch positiven Auswirkungen es für die Patienten hat, wenn Ärzte auf ihr eigenes Wohlbefinden achten. Gerade der Nutzen für die Patienten ist für viele Ärzte als Motivation wichtig, weil sie sich – leider – nicht ausreichend wertschätzen, um »nur« für sich selbst hin und wieder einmal Pause zu machen.

Zweifelsohne gibt es Momente, in denen auf die Gesundheit des Helfers keine Rücksicht genommen werden kann. Akut kranke Menschen kann man weder auf einen Stapel legen wie unerledigte Post noch in einem Abfallkorb entsorgen. Diese Tatsache hat bei vielen Menschen jedoch zu der Vorstellung beigetragen, dass ein Arzt rund um die Uhr zur Verfügung zu stehen habe: Ein guter Arzt verlässt die Arbeitsstelle nur, wenn alles getan ist – oder tot. Dies ist eine perfide Missachtung des Menschen, der anderen helfen soll, als habe er kein Recht auf Würde und Ruhe.

1.3.3 Eingeschränkte Eigenwahrnehmung im Alter

Gewiss kann das chronologische nicht mit dem kognitiven Alter gleichgesetzt werden, ebenso muss Altern auch nicht zu einer geringeren kognitiven Leistung führen. Vermehrte Wachsamkeit ab etwa Mitte 60 kann dennoch angebracht sein (Moutier et al. 2013). Dies erst recht, da in Deutschland für die ärztliche Berufsausübung keine Altersgrenze nach oben besteht – und meines Erachtens auch nicht eingeführt werden sollte. Warum jedoch Piloten bereits ab 40 zu regelmäßigen ärztlichen Screenings gezwungen werden und Fluglotsen nur bis 55 arbeiten dürfen, Ärzte aber selbst entscheiden können, wann sie sich zur Ruhe setzen wollen, darf hinterfragt werden. Forderungen, zumindest ab 70 oder auch schon ab 65 regelhaft kognitive Untersuchungen zu verlangen, gibt es durchaus (in Persad & Bieliauskas 2017). Untersuchungen haben belegt, dass bei etwa 60 % aller fehlerhaften medizinischen Behandlungen kognitive Defizite des Arztes nachzuweisen sind (Perry & Crean 2005). Dabei kann es sich um Demenz handeln, häufiger sind es spezifische Lernschwierigkeiten, psychiatrische und neurologische Erkrankungen, Aufmerksamkeitsstörungen, Stress, Substanzmissbrauch sowie Schlafstörungen (in Persad & Bieliauskas 2017).

Grundsätzlich ist zunehmendes Alter ein Risikofaktor für kognitive Beeinträchtigungen wie Demenz. Entsprechende Beeinträchtigungen sind im statistischen Rahmen für ältere, noch berufstätige Ärzte somit zu erwarten. Da die Eigenwahrnehmung solcher Beeinträchtigungen in der Regel sehr eingeschränkt ist, sind manche der Meinung, man müsse Ärzte ab einem gewissen Alter regelhaft daraufhin untersuchen. Denn zweifelsohne erfordert der verantwortungsvolle Umgang mit einem kranken Menschen einen möglichst gesunden Arzt (Williams & Flanders 2016). Von rund 5 % im Jahr 2008 verdreifachte sich der Anteil der über 65-jährigen Hausärzte in Deutschland bis zum Jahr 2018. Im selben Zeitraum stieg der Anteil der 60- bis 65-jährigen Ärzte von 16 auf 20 %. Den meisten davon geht es übrigens nicht ums Geld, sondern darum, ihren Selbstwert zu erhalten (77 %), oder um das Gefühl, gebraucht zu werden (62 %) (Urbanek 2019).

Erfahrung ist ein hoher Wert auch für eine gelungene Arzt-Patienten-Beziehung. Dennoch zeigen Studien Probleme für ältere Ärzte. Ihr Fachwissen nimmt ab, weil neue Erkenntnisse nicht ausreichend verankert werden. Sie haben weniger Interesse, neuere Standards einzuhalten. Auch die Behandlungsergebnisse sind schlechter als bei jüngeren Ärzten (Waljee et al. 2006).

1.3.4   Selbstzweifel

Die in diesem ersten Kapitel beschriebene Realität hat wenig mit dem zu tun, was von der Arbeit von Ärzten und Therapeuten nach draußen dringt; mitunter weil es ein Teil des *Hidden Curriculum* ist, so viel wie möglich im inneren Zirkel zu belassen. Auch wenn es wenig öffentlich sein mag: Helfer haben mit den zahlreichen negativ wirkenden Inhalten ihres Berufs zu kämpfen. Deshalb ist eine Reihe von Überzeugungen oder Glaubenssätzen typisch, die Helfer bei sich selbst wahrnehmen – auch wenn sie kaum davon erzählen (nach Raj 2019). Die in Kasten 1.11 aufgelisteten Sätze zeigen in aller Kürze die Not, in der sich Ärzte und Therapeuten befinden können.

Kasten 1.11: Sich selbst degradierende Glaubenssätze

- Ich bin einfach dafür nicht gemacht.
- Ich müsste das alleine schaffen.
- Ich sollte dafür keine Hilfe/Unterstützung brauchen.
- Ich sollte mich durchbeißen können.
- Meine Kollegen sind viel besser/schneller/erfahrener als ich.

- Mit meinen Gefühlen muss etwas nicht stimmen.
- Offenbar bin ich dümmer als die anderen.
- Ohne mich ginge es vermutlich besser.
- Wenn meine Kollegen das schaffen, muss ich es auch können.

Eine versöhnliche Bemerkung zum Schluss: Wenn man einem Patienten nicht helfen kann, bedeutet es meistens, dass die ärztliche Kunst an ihrer Grenze angelangt ist. Es bedeutet nicht, »kein guter Arzt zu sein«.

2 Störfaktoren

2.1 Gier und Kommerzialisierung

Der Sachverständigenrat der Bundesregierung, die sogenannten Fünf Weisen, führte in seinem Jahresgutachten 2018/2019 über unser Gesundheitswesen aus: »Die Vorhaltung überflüssiger Kapazitäten und Effizienzverluste bei der Verwendung der eingesetzten finanziellen Mittel können daher umso weniger toleriert werden.« Mit gleichlautenden Argumenten wurde seit langem gespart, was uns alle sehr teuer zu stehen kommt. Ob die »Weisen« das heute im Schein einer Pandemie noch genauso sähen?

In Wirtschaftsunternehmen geht es immer um Wertschöpfung, um Gewinn, um Weiterentwicklung im Sinne von Wachstum. Wenn das Wohl der Patienten und deren Gesundheit ebenso wie die Weiterentwicklung des Arztes und des gesamten Teams in gleicher Weise beachtet werden, spricht nichts gegen diesen Ansatz im Gesundheitssystem (Trockel et al. 2017). Ohne Zweifel verdienen Inhalte wie die Rolle des Marktes, der Wettbewerb und Preise Beachtung im Gesundheitswesen. Die Frage ist nur, ob sie an erster oder zweiter Stelle stehen. Es ist vollkommen berechtigt, die Kosten des Gesundheitssystems zu überwachen und Grenzen zu setzen. Denn es wäre unsolidarisch, mit dem Geld der Versicherten unbedacht umzugehen (Osterloh 2019).

Genau dies geschieht jedoch immer dann, wenn aus dem Gesundheitssystem Gelder abfließen, gleich ob in klamme kommunale Kassen, die ihre Krankenhäuser zur Stabilisierung ihres Haushalts missbrauchen, oder ob in Gesundheitskonzerne, deren Eigentümer das solidarisch gegebene Geld für ihre eigenen Gewinne abschöpfen. Dies ist ein Unding. Da es sich bei den gesetzlichen Krankenkassen um eine Solidargemeinschaft handelt, hat das Geld komplett im System zu bleiben, und die erwirtschaftete Rendite muss ausschließlich für den Erhalt und Verbesserungen des Systems eingesetzt werden. Eine adäquate Ökonomisierung ist strikt von der längst stattfindenden kapitalistischen Kommerzialisierung zu trennen. Nicht nur im Krankenhauswesen, auch bei ambulanten Praxen sind Private-Equity-Unternehmen, ehedem als Heuschrecken tituliert, durch die Etablierung von medizinischen Versorgungszentren Antreiber für Gier und Gewinnentnahmen. Der Grund ist die für Ärzte abnehmende Attraktivität von Einzelpraxen.

Die Ökonomisierung im Gesundheitswesen hat ausschließlich den Zielen der Medizin zu dienen, eine Kommerzialisierung dient jedoch den rein finanziellen Interessen von wenigen. Denn Gier kennt keine Grenzen, »immer mehr« lautet ihr Credo. Deshalb muss sie von außen in ihre Schranken gewiesen werden. Eine Lösung besteht darin, nur den im System Tätigen, wie Ärzten oder Pflegekräften, durch Anteilsscheine zu ermöglichen, in das Unternehmen zu investieren.

Wirtschaftlicher Druck auf Krankenhäuser – und durchaus auch bei der ambulanten Versorgung – gefährdet die Unabhängigkeit medizinischer Entscheidungen. Die heute herrschenden wirtschaftlichen Bedingungen und das auf optimierte betriebswirtschaftliche Ergebnisse getrimmte Management macht Patienten, Pflegekräfte und Ärzte zu Verlierern. Gewinner sind hingegen all jene, die die finanzielle Kontrolle der Krankenhäuser übernehmen, also angestellte Verwaltungsfachleute und Geldgeber, die Gewinne verlangen, um sie dann zu entnehmen.

Die Kosten des Gesundheitswesens werden von zwei Gruppen getragen, den Steuerzahlern (damit vorrangig von allen Menschen, die berufstätig sind) und den Beitragszahlern. Beide zahlen unmittelbar oder mittelbar zwangsverpflichtet in das System ein. Ihre finanziellen Leistungen gilt es, wertzuschätzen. Was aber, wenn dann Konzerne in dasselbe, solidarisch finanzierte System eingreifen, in das sie für die Abschöpfung möglichst hoher Gewinne streben? Warum wird erlaubt, dass in einem Gesundheitssystem wie unserem, in dem über 80 % aller Einnahmen zugleich Beiträge eines Sozialsystems sind, Gewinne angestrebt werden – oder erreicht werden müssen –, die dann nicht im System verbleiben? Diese Gewinne fließen an irgendwelche Eigentümer, Aktionäre, Fonds oder »Investoren«, die selbst nichts in das System (sondern nur in ihr Investment) eingezahlt haben. Gesundheit ist kein marktverträglicher Inhalt. Ein Gesundheitssystem gerät dann in Schwierigkeiten, wenn es auf Profit ausgerichtet ist und nicht darauf, Behandlung zu gewährleisten (Gerste 2009).

Marcia Angell beschrieb 2004, wie Pharmaunternehmen aus reiner Verkaufsgier neue Krankheiten propagieren. So galten bis Anfang der 1980er Jahre einige Menschen einfach als besonders schüchtern. Dann wurde die Erkrankung der Sozialphobie kreiert, für die ein neues Medikament auf den Markt kam – und dies führte schließlich zu einer Zunahme und in den 1990er Jahren sogar zu einer Explosion der Krankheitszahlen (siehe auch Kapitel 7).

In einer Studie, in der Ärzte und Geschäftsführer von Kliniken befragt wurden (Wehkamp & Naegler 2017), gaben die beiden Gruppen sehr unterschiedliche Einschätzungen über die internen Abläufe und Machtkonstellationen ab. Letztlich bestimmen betriebswirtschaftliche Entscheidungen die Abläufe im Krankenhaus so stark, dass sie zumindest mittelbar das ärztliche Handeln beeinflussen. Dabei werden folgende Hebel eingesetzt: die Einstellung und Entlassung von Mitarbeitern, die Bemessung der Personalstärke, die Schließung oder Öffnung von Abteilungen und Stationen sowie die Material- und Medikamentenbeschaffung und deren (mindere) Qualität sowie eine Unternehmensstrategie, die sich durch Bonuszahlungen und Ressourcenzuteilungen auszeichnet. Dies gilt gleichermaßen für private und kommunale Krankenhausbetreiber, bei Letzteren spielen jedoch auch noch politische Beschlüsse hinein.

Es zeigte sich, wie wenig Ärzte ihre eigenen Entscheidungsspielräume schützen – ganz im Gegensatz zu den Geschäftsführern. Diese nutzen durchaus betriebswirtschaftlich gesteuerte Aufforderungen, um Ärzte unter Druck zu setzen (Kasten 2.1; Wehkamp & Naegler 2017). Vermutlich wissen manche Ärzte nichts von dem Gebot in der ärztlichen Berufsordnung: »Ärztinnen und Ärzte dürfen hinsichtlich ihrer medizinischen Entscheidungen keine Weisungen von Nicht-ärzten entgegennehmen.«

Das alles ist für sich schon bedenklich genug. Der von Ärzten wahrgenommene Zwang, ihre patientenbezogenen Entscheidungen nach Gewinn und Verlust abzuwägen, entmündigt sie in gewisser Weise. Sie fühlen sich fremdbestimmt, was ein Nährboden für Burnout bildet und einen Angriff auf die mentale Gesundheit darstellt. Überspitzt formuliert: Damit andere ihre Gier ausleben und Gewinne kassieren können, werden Ärzte krank.

Kasten 2.1: Was Betriebswirte von Ärzten fordern

- Auslastung gewinnbringender Geräte und Einrichtungen (u. a. Beatmung, Endoskopie, Herzkatheter)
- Belegungsmaximierung, selbst bei höherem Risiko für Patienten
- Bevorzugung von Privatversicherten
- Fallsplitting (Patienten zunächst entlassen, um sie danach wieder aufzunehmen, statt intern zu verlegen)
- Anstreben höherer Fallzahlen
- Abwimmeln nicht lukrativer Patienten
- Weiterbetreiben der Notaufnahme, auch wenn sie bereits überlastet ist
- Behandlung von Patienten, die woanders besser untergebracht wären
- Durchführen unnötiger Behandlungen (euphemistisch: kreative Indikationen)

Sprechende Medizin wird nicht adäquat bezahlt, invasive, apparative Verfahren werden bevorzugt. Die Gewinnorientierung zeigt sich u. a. daran, dass stationäre Patienten vorzeitig entlassen werden müssen, um kurze Liegezeiten zu gewährleisten. Jede Personaluntergrenze wird vom System (der Klinik oder des Gesundheitskonzerns) sogleich als Obergrenze definiert.

Es besteht wohl inzwischen Einmütigkeit über die Unsinnigkeit von Fallpauschalen, die Fehlanreize darstellen. Dies wäre in anderen Bereichen auch der Fall, wenn man dort ein entsprechendes Abrechnungssystem einführen würde. Wie freute sich die Feuerwehr, wenn sie pro Brand bezahlt würde. Sie würde sofort alle Kontrollen und Maßnahmen des Brandschutzes überdenken.

Letztlich müssen viele Ärzte aufgrund der aktuellen gesetzlichen Rahmenbedingungen eine Versorgung leisten, die ihrem persönlichen moralischen Werteempfinden zuwiderläuft. Sie sollten deshalb nicht mehr tatenlos zuschauen, wie ihre Macht in übergriffiger Weise immer weiter beschränkt wird. Es muss dem Arzt wieder möglich sein, vorrangig seine therapeutische Tätigkeit ausüben zu können (Derksen et al. 2013). Wenn er dann noch achtsam und empathisch handelt, wird es ihm selbst und seinen Patienten besser gehen.

2.2   Autonomieverlust

Während der ersten akuten Phase der Corona-Pandemie gelang es den Ländern mit einem guten öffentlichen Gesundheitswesen eindeutig besser, die Situation zu kontrollieren. Vielleicht ist dies ein Anlass zu erkennen, dass Gesundheitssysteme nicht »nur« systemrelevant sind und keine bloße Last für die Finanzen darstellen. Der Lockdown kostete unglaublich viel mehr als ein funktionierendes Gesundheitssystem, das redundant ausgelegt ist und nicht nur nach Wirtschaftskriterien geführt wird, jemals hätte kosten können. Ärzte, Therapeuten, Praxen und Krankenhäuser haben für die Gesundheit zu sorgen und müssen nicht in erster Linie profitabel sein. Mittelbar durch ihre wieder arbeitsfähigen ehemaligen Patienten sind sie es sowieso. Es gibt viele Bereiche des menschlichen Daseins, die sich niemals eins zu eins rechnen wie Kunst, Kultur, Wasser- und Energieversorgung, Bildung und eben Gesundheit.

In welch glücklichen Zeiten konnte ich als niedergelassener Facharzt arbeiten. Nachdem ich in den ersten Monaten meiner Tätigkeit feststellte, wie sehr mich der Computer nervt und vom Patienten entfernt, entschied ich mich, voll auf die handschriftliche Karteikarte zu setzen und nur offizielle Dokumente wie Rezepte oder AU-Bescheinigungen auszudrucken. Die vierteljährliche Abrechnung habe ich auf einer Diskette gespeichert (für die ganz Jungen: Das war so etwas wie ein USB-Stick heute) und persönlich – meine Praxis war nur 25 Fahrminuten von der KV Bayern entfernt – in den Briefkasten geworfen. Irgendwann kamen dann die Umstellungen, der Zwang für Ärzte, online zu gehen, und viele andere Verwaltungsanforderungen mehr. Die Ärzte in den USA beklagen die Benutzerunfreundlichkeit der Systeme zur digitalen Erfassung und meinen, ihnen würde dadurch beträchtliche Mehrarbeit zugemutet. Diese frisst kostbare Zeit, die für Patienten-Arzt-Kontakte verlorengeht. Wenn Ärzte von vornherein in die Entwicklung der digitalen Systeme, die sie selbst nutzen sollen, eingebunden werden, entstehen weniger Probleme. Technologie sollte nur eingesetzt werden, wenn sie Vorteile für die Patientenversorgung bringt und zugleich nicht zur Bürde und Last wird.

Isoliert betrachtet können für all diese Maßnahmen der letzten Jahrzehnte gute Gründe gefunden werden. In der Gesamtschau sägten sie aber mehr und mehr an der Selbstbestimmung der Ärzte und Therapeuten. Für die Helfer ist jedoch das Gefühl der Selbstwirksamkeit wichtig, weil ihm eine fundamentale Bedeutung zur Verhinderung von seelischen Erkrankungen zukommt. Je stärker die Autonomie von Ärzten und Therapeuten beschränkt wird, umso höher wird deren Risiko, mental zu erkranken.

Es wird grundsätzlich viel eher darauf geachtet, ob Maßnahmen statistisch messbare Auswirkungen auf die Lebensdauer oder Lebensqualität der Patienten haben. Wie stark die systemrelevanten Ärzte und Therapeuten unter bestimmten Maßnahmen leiden, wird gerne verschwiegen. Die Einschnitte wurden in mindestens drei Ebenen vollzogen – sie minderten die fachliche, die formale und die persönliche Autonomie der akademischen Helfer. Ohne Zweifel gibt es für alle drei gute und wichtige, in sich stimmige Argumente. Aber sie haben eben auch weniger gute Seiten.

2.2.1   DRG – der fachliche Autonomieverlust

Das Ziel des Systems der DRG (Diagnosis Related Groups) ist die Nachvollzieh-barkeit und Vereinheitlichung der »Fälle«, was nichts anderes bedeutet, als dass das Individuelle durch das konkret statistisch Erfassbare verdrängt wird.

Die Mehrzahl der Ärzte meint, die Einführung des DRG-Systems habe maß-geblich zu den Fehlentwicklungen im Gesundheitswesen beigetragen (Osterloh 2019). Die aufgrund des DRG-Systems zustande gekommenen Verträge mit lei-tenden Ärzten müssen offiziell Zielvereinbarungen ausschließen, die finanzielle Anreize für einzelne Leistungen, Leistungskomplexe oder Leistungsmengen be-inhalten. Dies geschieht aber nicht – und wenn, gibt es derartige Zielvereinba-rungen unausgesprochen dennoch. Die Führungskräfte, insbesondere die Chef-ärzte, sollten hier mehr Mut zeigen. Deren Verträge sind nicht gottgegeben, sondern ihre eigene Verhandlungssache. Es gibt keinen Grund, als hochkompe-tenter Arzt vor verwaltenden Geschäftsführern zu kuschen.

2.2.2   EHR – der formale Autonomieverlust

Ein Beispiel für Verwaltungstätigkeiten ist die in den USA auszufüllende EHR (Electronic Health Record; Sharp & Stevens 2019). Durch die Digitalisierung be-finden sich immer mehr Helfer in einer Situation, für die sie sich nicht ausrei-chend geschult fühlen – und die mit den erlernten Inhalten teilweise nichts mehr zu tun hat. Wohl kaum jemand beginnt ein Medizinstudium aus Interesse an elektronischen Karteikarten.

Es ist durchaus möglich, dass Ärzte sogar mehr als die Hälfte ihrer gesamten Arbeitszeit mit EHR verbringen, bis zu 6 Stunden am Tag (Arndt et al. 2017). Untersuchungen aus den USA zeigen, dass Ärzte bis zu 50 % ihrer Zeit mit sol-chen Dokumentationsaufgaben zu tun haben, während die Arbeit mit Patienten weniger als ein Drittel der gesamten Arbeitszeit ausmacht (Sinsky et al. 2016). Das führt auch zum Gefühl des Autonomieverlusts, der eng mit Unzufriedenheit verbunden ist. Ärzte fühlen sich angemessen gebraucht und somit zufrieden, wenn sie ihre originäre Tätigkeit ausüben können, statt für Dinge Zeit aufzuwen-den, die weniger gut ausgebildete Mitarbeiter ebenso effektiv erledigen können.

Der Sinn ärztlichen Tuns besteht nicht in Verwaltungsarbeit.

2.2.3   PHP – der persönliche Autonomieverlust

Die PHP (Physician Health Programs) wurden nach der Anregung der American Medical Association (AMA) von 1973 erstmals 1982 in New Jersey eingeführt (Chen & Leung 2019), um unter anderem suchtkranke Ärzte zu beaufsichtigen.

Ärzte der PHP sind als neutrale, dritte Partei gedacht. In der Tat sind sie nicht selten die Antreiber, haben also keine neutrale, sondern eine führende oder lenkende Funktion, indem sie über Jahre Kontrolle ausüben. Urin und andere Proben werden ohne Ankündigung von den Ärzten genommen, die sich »im Programm« befinden; eine schwierige Abwägung zwischen den Rechten und

Freiheiten des einen und der Fürsorge für die anderen. Im Durchschnitt werden substanzabhängige Ärzte über einen Zeitraum von 5 Jahren kontrolliert. Da die Ärzte der PHP niemals selbst therapieren, werden auch Gruppen wie die Anonymen Alkoholiker oder Narcotics Anonymous (Betäubungsmittelbenutzer) mit ins Boot geholt. Immerhin, von 647 Ärzten, die in 16 verschiedenen PHP betreut wurden, blieben 81 % innerhalb von 5 Jahren nachweisbar »clean« und 95 % der 515, welche das Monitoring beendeten, erhielten ihre Lizenz (Approbation) zurück (McLellan et al. 2008).

2.2.4   Ein kollektives Desinteresse?

Staatliche Regulierungen und immer neue Verwaltungsanforderungen werden von Ärzten durchgehend wenig positiv bewertet. Diejenigen, welche Burnout haben oder ein Risiko, es zu bekommen, empfinden die Maßnahmen, die für die Patientenversorgung verlangt werden, als deutlich negativer (Voltmer et al. 2015).

Ärzte in Deutschland fordern eine für ihre Belange verbesserte Gesetzeslage und auch Bildungsprogramme, um die Arbeit in einer eigenen Praxis attraktiver zu machen. Dabei sind ihnen Defizite in Bezug auf ihr Wissens, wie eine Praxis aufzubauen, zu managen und das Geschäftliche zu organisieren ist, bewusst. Auch möchten sie Angebote erhalten, um Stress, Überarbeitung und Burnout vorzubeugen. Die Frage ist, wie weit sie in der Realität dann diese Angebote auch nutzen würden. Ein Beispiel aus meiner Vorgeschichte: Vor mehr als einem Jahrzehnt plante ein im Gesundheitsbereich tätiges Unternehmen mit mir, eintägige Kurse zur Burnoutprävention für Ärzte anzubieten, in welchen sie unter sich geblieben wären und für die sie selbst noch nicht einmal etwas hätten bezahlen müssen. 1200 Ärzte wurden vom Außendienst des Unternehmens dazu persönlich eingeladen. Keiner meldete sich an.

Es geht im Leben des Therapeuten und Arztes eben nicht immer nur um den Patienten – sich mit sich selbst zu konfrontieren bleibt eine Herausforderung, der man sich nicht ewig entziehen sollte.

3 Persönlichkeitseigenschaften und ihre Auswirkungen

3.1 Big Five

Es gibt verschiedene, international verwendete Schemata, um Persönlichkeit zu kategorisieren. Am weitesten verbreitet ist das der Big Five, von Costa und McCrae etabliert (Costa & McCrae 1988). Demnach lässt sich die Persönlichkeit eines Menschen anhand der fünf Faktoren Offenheit, Gewissenhaftigkeit, Extraversion, Verträglichkeit und Neurotizismus beschreiben. Diese fünf Haupteigenschaften werden im Modell noch weiter differenziert.

Neurotizismus lässt sich in Ängstlichkeit, Reizbarkeit, Depression, soziale Befangenheit, Impulsivität und Verletzlichkeit unterteilen. Neurotizismus charakterisiert ängstliche, leicht irritierbare und sensitive Menschen, die oft zugleich einen geringen Selbstwert und ein hohes Maß an Selbstkritik aufweisen. Sie schämen sich häufig und fühlen sich tendenziell traurig.

Extraversion ist die Eigenschaft von Menschen, die gerne Gesellschaft haben, sich nach außen richten und eher lautstark daherkommen. Sie sind voller Energie und suchen nach Abwechslung und dem Überraschenden. Wer Kontakt zu anderen sucht, gerne kommuniziert und spontan handelt, ist extravertiert. Meistens haben diese Menschen ein hohes Durchsetzungsvermögen und streben nach Unabhängigkeit. Wer sich eher ins Schneckenhaus zurückzieht, ruhig ist und gern allein ist, ist eher introvertiert.

Offenheit charakterisiert Menschen, die gerne über den eigenen Tellerrand hinausschauen, durchaus auch mittels Tagträumereien. In dieser Gruppe findet man viele Kreative und Künstler. Sie sind eher liberal, gegen Autoritäten gerichtet und legen weniger Wert auf Traditionen. Weniger offene Menschen sind vorsichtig und folgen dem Motto: Schuster bleib bei deinen Leisten.

Verträglichkeit kennzeichnet freundliche, mitfühlende, hilfsbereite und großzügige Menschen. Sie arbeiten gut im Team und sorgen oft für das Wohlbefinden anderer. Die Persönlichkeitseigenschaft »Verträglichkeit« korreliert eng mit Empathie, also der Fähigkeit, die Perspektive von anderen einzunehmen und sich mitfühlend auf sie einzustellen. Das Gegenteil stellen Menschen dar, die kalt und undankbar, misstrauisch und streitsüchtig wirken.

Gewissenhafte Menschen sind ordentlich, strukturiert, zuverlässig, vorausplanend und ehrgeizig. Entsprechend führen sie ihre Arbeiten vollständig durch, lassen nichts liegen und weisen meistens gute Leistungen vor. Diese Menschen durchdenken alles (oft auch zu viel), sie sind harte Arbeiter und beachten moralische Grundsätze genau. Weniger gewissenhafte Menschen vermeiden hingegen Verantwortung, sind nachlässig, vergesslich und sprunghaft.

Es gibt eine fließende Grenze zwischen Gewissenhaftigkeit als positive und

Zwanghaftigkeit als negative Eigenschaft. Beide stehen in enger Beziehung zum Neurotizismus. Häufig zeichnen sich Ärzte durch ein gewisses Maß an Zwanghaftigkeit aus (in Tyssen 2017). Sie fühlen sich rasch schuldig, haben ein sehr hohes Verantwortungsgefühl und quälen sich mit Zweifeln – wohl keine besonders aufbauende Beschreibung. Doch die positive Seite dieses Merkmals, die Gewissenhaftigkeit, ist für therapeutisches oder ärztliches Tun wesentlich. Wenn aber auch noch ein Hang zum Perfektionismus hineinspielt, kann es zu Depressionen oder affektiven Störungen kommen.

Die Arztpersönlichkeit schlechthin gibt es nicht, auch wenn bestimmte Persönlichkeitsmerkmale eher zu Schwierigkeiten im Arztberuf beitragen. Belastbare Studien, welche große Unterschiede zwischen Ärzten und der »Normalbevölkerung« bezüglich bestimmter Eigenschaften nachweisen, existieren nicht. Das gilt in gleicher Weise für Unterschiede zwischen Frauen und Männern (Tyssen 2017). Jedoch gibt es messbare Unterschiede zwischen Chirurgen und nicht chirurgisch tätigen Ärzten: Für Chirurgen wurden höhere Werte von Neurotizismus, Offenheit, Gewissenhaftigkeit und Verträglichkeit nachgewiesen. Weibliche Chirurgen sind zudem offener und extravertierter als ihre männlichen Kollegen (Whitaker 2018). Es gibt also so etwas wie die Persönlichkeit des Chirurgen: Er ist eher selbstverliebt (nicht im Sinne der Selbstfürsorge, die in Kapitel 12 beschrieben wird, sondern im Sinne der Verblendung), kommt gut mit anderen zurecht, ist offen für neue Erfahrungen und dabei gewissenhaft, also diszipliniert. Alles in allem kann man sich bei einem solchen Menschen unters Messer legen … Wären da nicht die Angst, die Verletzlichkeit und die Depression, die Chirurgen tief in sich tragen können.

Ärzte können hervorragende Leistungen bringen, angesehen sein und dennoch starke persönliche Probleme mit sich selbst und anderen haben. Sie können die beiden Ebenen zumindest für eine gewisse Zeit mit Willenseinsatz voneinander trennen.

Keine Persönlichkeitseigenschaft hat nur negative oder nur positive Aspekte. Ein überdurchschnittlich extravertierter Mensch ist vermutlich in einer Trauersituation eher überfordert als ein emotional sensibler, introvertierter. Gewissenhaftigkeit und Perfektionismus machen im Arztberuf nur bei sehr starker Ausprägung Probleme, ansonsten begünstigen sie ein gutes therapeutisches Ergebnis. Verletzlichkeit kann dazu beitragen, dass ein Arzt besonders umsichtig handelt.

Je stärker die Persönlichkeitseigenschaften Extraversion, Offenheit für Erfahrungen und Gewissenhaftigkeit bei Ärzten ausgeprägt sind, desto wohler fühlen sie sich in ihrem Beruf, besonders wenn deren Tätigkeitsbereich am Menschen orientiert ist wie beispielsweise als Allgemeinmediziner, Hausarzt oder Internist. Wer hingegen eher technisch orientiert tätig ist wie Radiologen oder Orthopäden, profitiert von den eigenen Persönlichkeitseigenschaften, wenn er geringere Offenheit und ausreichend Gewissenhaftigkeit aufweist. Ärzte, die hohe Neurotizismus-, niedrige Extraversions- und hohe Gewissenhaftigkeitswerte aufweisen – mit hoher Wahrscheinlichkeit allein aufgrund der Anforderungen der Ausbildung und des Berufs häufig vertreten –, fühlen sich sehr leicht gestresst und haben ein hohes Risiko für Burnout und Depression. Diese Menschen brauchen ihren Beruf oder die Berufsabsicht nicht aufzugeben, aber sie sollten für sich selbst (siehe Teil III) genügend Sicherungsmaßnahmen einhalten.

Der Gegentypus wäre laut, nach außen gerichtet, wenig emotional angreifbar und wenig gewissenhaft, also der typische Hedonist. Kennen Sie viele Ärzte und Therapeuten mit diesem Charakter? Ich auch nicht.

Die meisten wissenschaftlichen Studien zur Persönlichkeit beziehen sich auf die eben beschriebene Einteilung. Eine andere Typisierung (Cloninger 1987) unterscheidet ebenfalls fünf Persönlichkeitsmerkmale, nämlich:

- Schadensvermeidung und fehlende Selbstbestimmung,
- Belohnungsabhängigkeit,
- Vermeidung (neuer) Erfahrungen,
- Kooperationswille und
- Selbsttranszendenz.

Letzteres bedeutet sowohl, immer wieder auf Höheres zu verweisen als auch nach Höherem zu suchen oder danach zu streben: die Suche nach dem Sinn.

Übrigens: Persönlichkeitsstörungen sind behandelbar, Persönlichkeiten nicht. Denn menschliche Persönlichkeitsmerkmale sind nach der Kindheit sehr stabil und ändern sich im Laufe des Lebens nur wenig.

3.2   Hinderliche Eigenschaften für mentale Gesundheit

Es gibt eine Vielzahl von Faktoren, die auf die Befindlichkeit eines Therapeuten oder Arztes einwirken und zugleich ein Risiko für die Entwicklung seelischer Störungen darstellen.

Das Spektrum umfasst Belastungen aus früheren Zeiten wie Kindheitstraumata, mangelnde Ausbildung, fehlendes Fachwissen, zeitliche Überlastung oder die ungenügende Grenzziehung bei Konfrontation mit belastenden Inhalten. Jedoch spielt auch die Persönlichkeit als solche eine Rolle. Es gibt eine Reihe von Persönlichkeitsmerkmalen, welche Therapeuten und Ärzten ihre Berufstätigkeit erschweren.

Wie schon geschrieben, ist die Persönlichkeit als solche nicht änderbar – das, was jeder von seiner Körperlichkeit (außer dem Trainingszustand und dem Körpergewicht) kennt und akzeptiert, gilt ebenso für die seelischen Anteile. Damit sind Interventionen durchaus Grenzen gesetzt. Dennoch gibt es gute Chancen für ein gesundes Seelenleben, wie in Teil III dargestellt wird.

Persönlichkeit ist die Gesamtheit aller seelischen Eigenschaften und des Verhaltensrepertoires. Sie gibt dem Menschen seine unverwechselbare Individualität. Die Diagnose einer Persönlichkeitsstörung hängt immer auch von zeitgeschichtlichen, gesellschaftlichen und kulturellen Normen ab. So erregen stark extravertierte Persönlichkeiten in Schauspielerkreisen vermutlich weniger Anstoß als bei der Polizei. Aufgrund einer sich verändernden Welt ändern sich auch Normen, was bereits wiederholt zur Anpassung der Einteilung von Persönlichkeitsstörungen führte.

Da es nicht die typische Arztpersönlichkeit gibt, kommen alle Persönlichkeitstypen und -störungen bei Ärzten vor. Eine Persönlichkeitsstörung wird dann diagnostiziert, wenn der Betroffene selbst und seine Umwelt unter ihr leiden und durch sie eine psychische Störung verstärkt wird oder bedingt ist.

Persönlichkeitsstörungen werden in drei Gruppen untergliedert, die in Kasten 3.1 dargestellt sind (in Tyssen 2017, nach Widiger 2015).

Kasten 3.1: Persönlichkeitsstörungen nach DSM-5

Cluster A: merkwürdiges oder exzentrisches Auftreten
- Paranoid: misstrauisch, fühlt sich verfolgt
- Schizoid: abweisend, ohne soziale Einbindung
- Schizotyp: exzentrisch, plakativ affektiv

Cluster B: dramatisches, emotionales oder sprunghaftes Verhalten
- Unsozial: ohne Verantwortung für andere, sie missachtend, manipulativ
- Borderline: emotional stark fehlreguliert
- Theatralisch: Aufmerksamkeit heischend
- Narzisstisch: sehr brüchiges Selbstwertgefühl oder demonstrative Grandiosität

Cluster C: ängstliches Verhalten
- Vermeidend: Vermeidung von sozialen Kontakten
- Abhängig: unterwürfig, will umsorgt werden
- Zwanghaft: perfektionistisch, eigensinnig

Was ist noch normal, was nicht? Diese Frage stellt sich im Kontext von Persönlichkeit und Persönlichkeitsstörungen immer wieder. Statt einer Person mit einer narzisstischen Störung kann man vielleicht auch eine ehrgeizige und selbstbewusste Person sehen und statt einer depressiven eine sehr ruhige und antriebsschwache, pessimistische. Was man als ängstlich bezeichnen könnte, kann man auch als vorsichtig bewerten, was der eine als hysterische Person bezeichnet, empfindet der andere als großartigen Selbstdarsteller (nach Fiedler 2000).

3.2.1 Neurotizismus

Neurotizismus hat keinen nachweisbaren Effekt auf das Wohlbefinden (Mullola et al. 2019). Aber gerade diese Persönlichkeitseigenschaft wirkt sich vermutlich am stärksten auf die mentale Gesundheit aus, weshalb sie jetzt ausführlich besprochen wird. Neurotizismus wird im deutschsprachigen Raum heute gerne als emotionale Instabilität bezeichnet. Ich verwende weiterhin den Begriff Neurotizismus, denn in allen anderen Ländern wird er, auch in wissenschaftlichen Publikationen, noch immer genutzt. Nur in Deutschland, Meister des politisch korrekten Euphemismus, spricht man von emotionaler Instabilität. Doch ist dieser Ausdruck wirklich milder?

Neurotizismus beschreibt ängstliche Menschen, die nervös und labil sind (was sie nicht unbedingt nach außen zeigen), die sich oft Sorgen machen und schnell gekränkt sind. Sie bemitleiden sich selbst, neigen zu Depression und Angst. Auf der anderen Seite sind diese Menschen aufgrund ihrer Persönlichkeit empfänglich für emotionale Belastungen anderer und dadurch oft gute Therapeuten. Emotional stabil sind Menschen, die zufrieden, selbstsicher und entspannt durchs Leben gehen. Sie sind stressresistent und ungezwungen.

Menschen mit folgenden Eigenschaften zeigen Zeichen von Neurotizismus:

- *Ängstliche* Menschen neigen zum Grübeln und fühlen sich oft angespannt.
- *Reizbare* Menschen verbittern rasch, können aggressive Inhalte kaum konstruktiv formulieren und sind häufig von anderen und sich selbst enttäuscht.
- *Befangene* Menschen meiden Gesellschaft und meinen zu schnell, kritisiert oder abgewertet zu werden. Wenn sie etwas falsch gemacht haben und die Öffentlichkeit davon erfährt, ist dies für sie kaum auszuhalten.
- *Impulsive* Menschen können Verlockungen wie Süßigkeiten oder Suchtmitteln schwer widerstehen.
- *Verletzliche* Menschen können Stresssituationen nicht mit konstruktiver Tatkraft angehen, weil der Stress sie nahezu kopflos und verzweifelt macht.

Je stärker Neurotizismus bei ihnen ausgeprägt ist, umso eher empfinden die Menschen Disstress und umso schwerer können sie die Perspektive eines anderen einnehmen (Song & Shi 2017). Sie lassen sich leicht erregen und neigen dazu, aus einer Mücke einen Elefanten zu machen, was auf andere abschreckend wirkt. Die Betroffenen können also ihre eigenen emotionalen Reaktionen weniger gut kontrollieren oder regulieren und sind deshalb für andere Menschen schlecht einschätzbar – es sei denn Letztere wissen, dass das Gegenüber aufgrund unbedeutender Kritik sofort tief beleidigt ist oder vor Wut überschäumt. Diese emotionale Instabilität wirkt intrapersonal als Trigger für ungewollte Gefühle wie Angst, Schuld und Traurigkeit. Trotzdem, etwas Gutes hat der Neurotizismus: Diese Menschen können die entsprechenden Gefühle anderer meist gut mitfühlen.

Neurotizismus hat also vorrangig ungewünschte Auswirkungen. Die Unfähigkeit, in der rauen Wirklichkeit zurechtzukommen, korreliert mit Depression und Suizidalität (Jeronimus et al. 2016). Dass auch eine genetische Verbindung zwischen Neurotizismus und seelischen Erkrankungen (Major Depression) nachgewiesen wurde (Lo et al. 2017), ist kein Trost für die Betroffenen, kann jedoch die seelische Erkrankung aus einer Art »Schmuddelecke« befreien. Denn noch immer sehen sich die Betroffenen den Vorurteilen ausgesetzt, seelische Erkrankungen gäbe es nicht, würden auf mangelnden Willen und Faulheit hinweisen oder würden nur von schwachen Menschen entwickelt.

Aus dieser Ecke wurde auch die Diagnose Burnout vor einiger Zeit befreit. In Studien konnte für Burnout eine gewisse Vorhersehbarkeit nachgewiesen werden (Morey et al. 2014). Die für eine Burnoutdiagnose geforderte emotionale Erschöpfung steht in enger Verbindung mit Neurotizismus und mit Introversion. Ganz allgemein lässt sich festhalten: Je stärker der Neurotizismus ausgeprägt ist, umso höhere Stressanfälligkeit besteht. Extraversion bietet hingegen eine Art Schutz. Gewissenhaftigkeit sagt wiederum eine erhöhte Stressneigung voraus (Doherty & Nugent 2011).

Eine große Studie belegte: Je geringer der Neurotizismus, umso höher ist die Zufriedenheit mit der Berufstätigkeit als Arzt (Morey et al. 2014). Tendenziell sind Ärzte generell unzufriedener mit ihrem Beruf als die Allgemeinbevölkerung.

Neurotizismus muss nicht offenkundig sein. Die anderen Persönlichkeitseigenschaften färben ihn quasi. Wer zugleich emotional sensibel, aber extravertiert ist, mag seine Verletzlichkeit offen zu Markte tragen, während der Introvertierte nur scheu erscheinen könnte und seine häufigen Verletztheit nicht äußert.

Übrigens gibt es einen Kontinent, auf dem die Menschen signifikant geringere Werte für Neurotizismus aufweisen. Halten Sie kurz inne und überlegen Sie sich, welcher Erdteil das sein könnte? Nun, es ist Afrika.

Bei uns nimmt Neurotizismus auch ab, aber nur mit dem Alter. Vermutlich ist es nichts anderes als die Lebenserfahrung, die Menschen für die alltäglichen Anforderungen weniger anfällig macht. Auch Extraversion und Offenheit nehmen im Laufe des Lebens ein wenig ab, Gewissenhaftigkeit und Verträglichkeit (auch Empathie) nehmen etwas zu (Tackett et al. 2009). Man kann sagen, dass die Wissenschaft unsere Alltagserfahrung bestätigt: Menschen werden mit zunehmendem Alter gnädiger und achten darauf, was sie tun und sagen, während sie sich nicht mehr über jede Kleinigkeit aufregen und sich etwas zurücknehmen.

Die zwei Seiten des Neurotizismus

Tendenziell ist Neurotizismus bei Medizinstudierenden und jungen Ärzten etwas stärker ausgeprägt als bei den älteren und die Gewissenhaftigkeit etwas geringer (in Tyssen 2017).

Um das Medizinstudium und die folgenden Ausbildungsjahre zu absolvieren, braucht man ein hohes Maß an Disziplin, Einsatz und Motivation. Diese Fähigkeiten sind eng verbunden mit Neurotizismus, Perfektionismus und (zu) ausgeprägter Selbstkritik. Neurotizismus führt zu einem hohem, physiologisch messbaren Stresslevel, schneller Erregbarkeit und einer markanten Häufigkeit von negativen Emotionen. Es ist heute klar, wie eng diese Psychopathologie mit entwicklungsbedingten Wechselwirkungen zwischen genetischer Anlage und Umwelt korreliert (Barlow et al. 2014). Menschen mit dieser Anlage haben ein deutlich erhöhtes Risiko, in Umgebungen, die ein hohes Stresslevel aufweisen und allgemein hohe Anforderungen stellen, an Depression oder Angststörungen zu erkranken (Sen et al. 2010).

Doch Neurotizismus bedeutet auch ein hohes Maß an emotionaler Sensitivität, die sinnvoll eingesetzt, zu einer höheren Bereitschaft führt, sich den Sorgen anderer Menschen anzunehmen. Etwas zugespitzt formuliert ist also die Persönlichkeitseigenschaft, die einen Menschen zu einem guten Arzt oder Therapeuten machen kann, zugleich diejenige, die ihm das Leben als solcher schwermacht und mentale Erkrankungen begünstigt.

3.2.2   Narzissmus und Helfersyndrom

Narzissmus

Bei Narzissmus denken viele vermutlich an Menschen mit lauten, egozentrischen und geltungsbedürftigen Wesenszügen. Einerseits wirken diese Menschen mitreißend auf andere, andererseits werden sie schnell wütend, sind zumindest sehr rasch eingeschnappt. Wenn sie sich verletzt fühlen, können sie austeilen. Am liebsten hören sie sich selbst reden. Sie streben nach Macht und Erfolg und umgeben sich mit Statussymbolen wie protzigen Autos, großen Villen oder wissenschaftlichen Auszeichnungen. Wenn es um ihre Karriere geht, können sie skrupellos ihren Weg verfolgen – die Chefarztposition im Blick.

Solange die narzisstische Neigung Teil einer ausgewogenen Persönlichkeit ist, ist Narzissmus jedoch keineswegs krankhaft. Eine gewisse Selbstbezogenheit ist notwendig, um innere Stabilität zu erhalten. Den eigenen Wert anzuerkennen, ist eine gesunde und zugleich narzisstische Einstellung.

Menschen haben narzisstische Bedürfnisse, die sie befriedigt wissen wollen. Es handelt sich dabei um Erwartungen oder Forderungen an andere, um das Selbstwertgefühl zu erhalten oder zu steigern. Jeder will letztlich geliebt werden, seine Meinung soll Bedeutung haben, sein guter Rat befolgt werden, seine Leistungen sollen anerkannt werden und er will sich, seine Person und Persönlichkeit verstanden wissen.

Das alles könnte man sich selbst geben, dann wäre das Selbstwertschätzung. Im Gegensatz dazu ist Selbstverliebtheit blind für die wahrhaftigen, inneren Anliegen. Die meisten Menschen fordern allerdings Wertschätzung von außen ein – sie möchten von anderen anerkannt sein, sich von ihnen rundum verstanden wissen und von ihnen um ihrer selbst willen geliebt werden. All das sind häufige Inhalte, denen keine krankhafte Note zukommt. Narzisstisch bedeutet insofern nichts anderes als das Selbstwertgefühl betreffend. Wie so oft macht die Dosis das Gift. Je mehr ein Mensch davon abhängig ist, Beachtung, Anerkennung und Wertschätzung von anderen zu bekommen, umso eher tendiert er zu einer narzisstische Persönlichkeit bis hin zu einer narzisstischen Persönlichkeitsstörung – und dies bringt Probleme mit der mentalen Gesundheit mit sich.

Wenn das eigene Selbstwertgefühl gering ausgeprägt ist, versucht der Mensch, es von außen aufbauen zu lassen. Das geht natürlich nicht, denn wie soll etwas, das man selbst im Inneren nicht besitzt, von außen stabil errichtet werden? Es ähnelt einer Sucht: Man braucht es immer öfter und immer stärker. Genügt es einem Arzt zu Beginn seiner narzisstischen Störung noch, wenn ihn ein Patient am Tag lobt, müssen es irgendwann alle Patienten sein und schließlich genügen deren Worte nicht mehr. Wer auf die Anerkennung anderer wartet oder sie benötigt, ist in Wirklichkeit ein Sklave. Er macht sich abhängig von Bewertungen anderer Menschen. Fehlt jedoch die Anerkennung, gleich aus welchem Grund, mindert es das Selbstwertgefühl noch mehr, woraus entweder eine Selbstwertkrise entsteht oder ein noch heftigeres Verlangen wächst, dass die anderen endlich das zu tun haben, was man möchte: Lobpreisungen verteilen.

Nun gibt es zwei Formen, mit dem Thema umzugehen, eine versteckte und eine offensive. Die erste ist nach innen gerichtet und wird nicht plakativ nach außen getragen (auch wenn der Narzisst das, was ihm fehlt, außen sucht). Der Mensch erscheint ruhig, auch gefasst, zweifelt aber immer stärker an sich selbst, und was andere tun, ist irgendwie fast immer falsch. Vieles kränkt, normale Aussagen werden als Angriffe wahrgenommen – eine Form von Leben in Lauerstellung, in der die nächste Kränkung erwartet wird. Diese Narzissten sehen sich als Opfer und glauben den anderen ohnehin nur wenig. Sie haben ein unersättliches Bedürfnis nach Anerkennung in sich, das niemand auf Dauer erfüllen kann. Das zeigen sie nicht, im Gegenteil, sie wirken zurückgezogen und bescheiden. Aber sie wissen um ihre vermeintliche Grandiosität, die von den anderen leider nicht ausreichend wahrgenommen und gewürdigt wird.

Die andere Form ist die nach außen gerichtete. Diese Menschen leben von ihrer Grandiosität und werden manchmal damit sogar erfolgreich. Ihren schwachen oder gar fehlenden Selbstwert nehmen sie nicht mehr wahr, sie gehen letztlich aggressiv mit ihrer »Großartigkeit« um. Als Beispiel kann ein Amerikaner dienen, der mit dem Motto »Make America great« zum Präsidenten wurde. Die Vermutung liegt nahe, dass er eigentlich nur sagen wollte: »I am the greatest«, wie viele seiner Aussagen zu seinen angeblichen Fähigkeiten ebenso wie sein Verhalten nahelegen.

Menschen mit narzisstischer Persönlichkeitsstörung versuchen ihren Selbstwert durch ein Selbstbild von Grandiosität und Überlegenheit sowie mit Verachtung anderen gegenüber aufzubauen, was schwerlich gelingen kann. In ihren Traumwelten haben sie Einfluss, sind berühmt, haben unglaublichen beruflichen Erfolg, ihnen gelingt alles besser als anderen, so glauben sie jedenfalls. Selbstüberschätzung ist damit ein wesentliches Problem. Und wenn sie tatsächlich berühmt werden, zweifeln sie weiter ständig an sich selbst. Jeder Mensch ist einzigartig, aber dass dies für alle anderen auch gilt, wollen sie nicht wahrhaben. Sie selbst haben nur Besseres verdient, und Menschen, die sie in ihrem Umkreis ertragen, haben dies als besondere Ehre zu würdigen.

Das Problem: Wer sich selbst erhöht, hat stets das Risiko des Falls. Narzissten fühlen, dass die Umwelt eine wirklichkeitsnahe Selbsteinschätzung möchte, was sie als bedrohlich empfinden. Sie sind wie ein aufgeblasener Luftballon, der durch das Pieken der Nadel namens Realität sofort wie eine unansehnliche Hülle in sich zusammenfallen würde.

Diese Menschen können faszinierend und manipulativ auf andere wirken. Werden sie nicht mehr ausreichend bewundert, offenbart sich ihre selbstbezogene Rücksichtslosigkeit, beispielsweise durch Verletzung des anderen. Sie gehen über Leichen. Da sie Kritik nicht ertragen (sie erleben sie als existenzielle Bedrohung), können auch therapeutische Bemühungen schwierig sein. So sind es oftmals erst Sekundärfolgen wie Depression oder Alkoholabhängigkeit, die sie professionellen Rat einholen lassen.

Ein narzisstischer Arzt würde beispielsweise sagen: »Meine Patienten erkennen letztlich nicht an, was ich für sie tue. Alles scheint ihnen selbstverständlich – und das bei einer inakzeptablen Bezahlung für meine Leistungen. Immer mehr kommen mit Internetwissen. Bin ich dafür da, deren Halbwissen zu korrigieren?

Warum fragen die nicht gleich mich? Und dann diese Versicherungsanfragen, bin ich deren Bediensteter? Als hätte ich nicht schon genug Ärger mit der KV.«

Allein anhand dieser Aussagen lässt sich nicht diagnostizieren, ob bereits eine Störung vorliegt oder noch nicht. Dafür ist entscheidend, was im Arzt dabei vorgeht. Je nachdem handelt es sich um

• den gesunden Narzissmus,
• die narzisstische Persönlichkeit oder
• die narzisstische Persönlichkeitsstörung.

Die Übergänge sind fließend. Wer sich über eine spontane Anerkennung freut, weil sich ein Patient gut aufgehoben fühlt, diese Anerkennung aber weder erwartet noch braucht oder einfordert, zeigt gesunden Narzissmus. Ein solcher Arzt nimmt, was Gutes kommt, ohne Bedingungen. Ein Arzt mit narzisstischer Persönlichkeit hingegen erwartet die Anerkennung. Wenn sie kommt, tritt eine – meist eher kurzfristige – Befriedigung ein. Bleibt sie aus, ist er enttäuscht vom Patienten und der Welt. Dieser Narzissmus will haben. Eine narzisstische Persönlichkeitsstörung würde sich bemerkbar machen, indem der Arzt von der Anerkennung (seiner Patienten und aller anderen) abhängig ist. Er giert danach und ist verletzt und gekränkt, wenn sie fehlt. Dieser Narzissmus verlangt unbedingt.

Helfersyndrom

Beim Helfersyndrom handelt es sich um eine Form, Narzissmus zu leben. Im Standardwerk zum Helfersyndrom (Schmidbauer 2005) wird von einer starken, sicheren Maske (der Arztkittel ist ein Teil dieser Maske, ebenso das »Setting« eines Therapeuten) gesprochen, hinter der Ärzte und andere Helfer ihre narzisstische Unersättlichkeit und ihren Machthunger verbergen. Sie wollen unter Zuhilfenahme der Patienten ihre eigenen Probleme lösen. Nun, viele andere Berufe ermöglichen es ebenso, eigene Probleme anzugehen – mittels der Kunden, Klienten, Schüler oder Studierenden.

Wer als Erwachsener ein Helfersyndrom zeigt, fühlte sich als Kind von den wesentlichen Bezugspersonen abgelehnt. Der junge Mensch konnte deshalb nicht genug Urvertrauen aufbauen; die wesentliche Basis für Selbstvertrauen wurde demnach nicht geschaffen. Fehlt einem Mensch Selbstvertrauen, »müssen« es andere ihm schenken, indem er den eigenen Beruf rund um Anerkennung ausrichtet – das Lob des Patienten, den hohen gesellschaftlichen Status, die überdurchschnittliche Honorierung. Kritik wirkt kränkend und wird abgewehrt. Es soll nur nichts geschehen, was das Bild nach außen ankratzt.

Wenn Eltern ihr Kind in seiner Entwicklung und Individualität nicht ausreichend und nicht einfühlsam genug spiegelten, dann vermisste es Anerkennung und entschied sich unbewusst, seine Tätigkeiten vorrangig danach auszurichten, Anerkennung zu erhalten. Der nun Erwachsene will also das, was er als Kind nicht bekam, nachholen. Nur kann man das Eis, das vorgestern aus dem Tiefkühlschrank geholt wurde, heute nicht mehr lutschen. Gewiss, die bedrückenden Erfahrungen aus der Kindheit waren schlimm. Aber sie wären heute vorbei. Sie wären keine Wunden, sondern Narben. Das Verhalten des Erwachsenen, weiter von ähnlichen Anerkennungen abhängig zu sein, wie sie ihm als Kind versagt blieben, muss zu ständigen Verletzungen durch andere führen, die ihn berechtigterweise erwachsen und nicht kleinkindlich behandeln.

Jeder helfende Beruf kann entsprechend missbraucht werden, indem der Helfer letztlich nicht wirklich an der Hilfsleistung interessiert ist, sondern daran, vom anderen durch Anerkennung selbst »geholfen« zu bekommen. Der Patient wird dann – und dies geschieht in der Regel nicht bewusst – zum Dankesspender, zum Huldigenden der wunderbaren Taten seines Arztes oder Therapeuten instrumentalisiert. Patienten und deren Lob sowie möglichst auch Besserungen des Krankheitsverlaufs dienen beim Helfersyndrom vorrangig dazu, die schmerzlich vermisste Anerkennung zu erlangen. Damit wird jede Kritik als kränkend empfunden, und sogar ein schlechter Krankheitsverlauf. Ein Narzisst mit Helfersyndrom geht wie selbstverständlich davon aus, dass sich die Natur und das Schicksal nach ihm zu richten haben. Daran erkennt man einen Ursprung des Ausdrucks »Halbgott in Weiß«.

Letztlich sind die entsprechend betroffenen Menschen bedauernswert – sie richten ihr ganzes Tun, ihr ganzes Leben danach aus, für das geliebt zu werden, was sie tun, und nicht dafür, wer und was sie sind. Wird ihnen tatsächlich Liebe geschenkt, nehmen sie diese nicht an, weil sie darin keine Übung haben und ohnehin nicht glauben, es wert zu sein. Es ist wie der berühmte Watzlawick'sche Blumenstrauß (wer ihn nicht kennt, dem sei das Buch *Anleitung zum Unglücklichsein* empfohlen): Erst versuchen Menschen, sich durch Leistung Liebe zu erarbeiten und wenn sie eintritt, wird sie abgelehnt, weil sie ja wegen der Leistung und nicht wegen ihnen selbst kam.

Da die Betroffenen nicht gelernt haben, sich auf Beziehungen einzulassen, versuchen sie, tiefe Bindungen zu vermeiden, sie fühlen sich dadurch bedroht, in ihren Grenzen verletzt.

Liebe gegen Leistung zu erkaufen fängt oft früh an – bei überdurchschnittlich guten Schulnoten. Psychoanalytiker beschreiben dies als Versuch des abgelehnten Kindes, durch eine überstarke Identifizierung mit dem fordernden Über-Ich der Eltern eine Kompensation fehlender Liebe zu erreichen. Es handelt sich um ein angepasstes Kind, das kaum negativ auffällt und zuverlässig gute Leistungen vorweist. So wirkt im Großen und Ganzen das Verhalten der Ärzteschaft Autoritäten gegenüber. Was Hänschen lernt, kann Hans immer noch! Betrachtet man die Abitur-Durchschnittsnote eines Medizin- oder Psychologiestudenten, kann man auf die Idee kommen, durch die Zulassungsvoraussetzungen zum Studium würden von vornherein nur Menschen mit narzisstischer Struktur für Helferberufe ausgewählt.

3.2.3 Perfektionismus

Niemand ist perfekt, auch wenn viele Ärzte und Therapeuten versuchen, es zu sein. Die Pareto-Regel gilt annäherungsweise auch im medizinischen Bereich: Man braucht in etwa 20 % der Gesamtenergie, um 80 % der maximal möglichen Leistung zu erbringen. Die restlichen 20 %, die in Richtung des Perfekten weisen, verbrauchen hingegen 80 % der Gesamtenergie. Wenn man also die 80 % des Maximalergebnisses erreicht hat, kippt das Verhältnis von Aufwand zu Ertrag von rationellen 1 : 4 auf mühsame 4 : 1, was einer Vervielfachung der notwendigen Energie je Ergebniseinheit entspricht. Weit vor der angestrebten Perfektion wird es also richtig mühsam, und in aller Regel lohnt es sich nicht, sich in die Zone der Anstrengung (Abb. 3.1) zu begeben (Bergner 2018a). In diese zu kommen, ist viermal wahrscheinlicher als in der angenehmen und sinnvollen Zone. Woher kommt die Neigung zu Perfektionismus – abgesehen davon, seinen Patienten berechtigt die bestmögliche Behandlung zukommen lassen zu wollen?

Perfektionisten wollen nach außen unangreifbar sein, weil sie so tolle Ergebnisse liefern oder sich bis zur Erschöpfung engagiert haben. Sie können erreichbare nur schwer von unerreichbaren Zielen unterscheiden. Meistens können sie etwas nicht (!) fertigstellen, weil es noch nicht perfekt ist und – wie die Lebenserfahrung zeigt – nichts wirklich perfekt sein kann. Ein Perfektionist kommt quasi nie zu einem Ende – was die tiefere Bedeutung spiegeln mag: Wer nie zu einem Ende kommt, kommt auch dem Tod (als dem eigentlichen Ende) nie nahe. Perfektionismus kann deshalb ein Zeichen für die Angst vor dem Tod sein. Perfektionismus hat viel mit Angst zu tun. Denn das Ziel, etwas perfekt zu schaffen, ist eben unerreichbar und damit wohnt dem Perfektionismus eine Form von Unsicherheit inne.

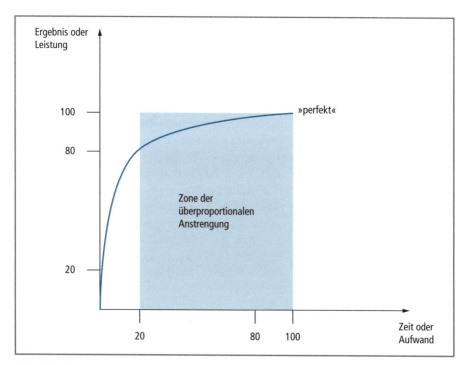

Abb. 3.1 Das Anstrengende der Perfektion

Die Neigung zum Perfektionismus ist für Ärzte, Therapeuten und Coaches fatal, weil in der Natur – und auch in der Natur von Störungen und Krankheiten – so gut wie nie etwas wirklich perfekt verläuft. Wer genug seelische Widerstandskraft hat, wird sich um Perfektion nicht scheren. Doch bei einer eher zaghaften oder vorsichtigen Persönlichkeit kann es auch eine Spirale nach unten auslösen, immer wieder erleben zu müssen, dass sie etwas nicht perfekt geleistet hat.

Manche behaupten voller Stolz, sie seien Perfektionisten. Vielleicht gehören Sie dazu – und wissen es noch nicht einmal. Sie können es hier überprüfen:

Übung 3.1: Perfekt!

Welche der folgenden Aussagen treffen auf Sie zu?
1. Ich vermute, etwas nicht zu schaffen, bevor ich begonnen habe.
2. Ich kann nicht glauben, dass andere mit dem, was ich tue, zufrieden sind.
3. Ich freue mich kaum über meine eigene Leistung.
4. Es kommt durchaus vor, dass ich zögere und etwas gar nicht beginne.
5. Ich spüre stets Druck, den ich mir selbst mache.
6. Ich werde mit vielen Dingen nicht fertig.
7. Ich kann kein Ende finden.
8. Es fällt mir schwer, das richtige Maß zu finden oder einzuhalten: Ich muss immer noch etwas extra tun.

Erläuterung: All das können Hinweise auf Perfektionismus sein – je mehr Aussagen Sie zustimmen, umso wahrscheinlicher neigen Sie dazu.

Man kann zwei Formen des Perfektionismus unterscheiden:

Adaptiver Perfektionismus bedeutet, sich ganz auf eine Aufgabe zu konzentrieren und dabei offen zu bleiben für das Feedback anderer. Diese Form von Perfektionismus setzt Grenzen, sich selbst und den Bemühungen um ein Ziel. Man versteht, dass Detailversessenheit nur in Einzelfällen sinnvoll ist. Damit hängt man die eigene Messlatte hoch, aber nicht zu hoch. Und wenn man sie doch einmal ein Stück zu weit oben angebracht hat, ist man fähig, sie selbst wieder tiefer zu legen.

Maladaptiver Perfektionismus wird von Versagensangst (oder von Todesangst, wie eben beschrieben) initiiert. Hier geht es also nicht darum, etwas zu erreichen, sondern darum, etwas zu vermeiden (wie das eigene Versagen oder den Tod). Dies geht mit extremer Unsicherheit einher. Nur nichts falsch machen! – lautet das Credo. Diese Form von Perfektionismus ist eher häufiger bei Ärzten. Maladaptiver Perfektionismus ist ein markanter Stressfaktor im Beruf und begünstigt die Entstehung von Burnout und anderen seelischen Störungen.

Der Druck sowohl im Studium als auch bei der Übernahme eigener, ärztlicher oder therapeutischer Verantwortung kann immens sein. Wer diesen nicht aushält, kann an einer Form akuter Überlastung, die Praxisschock genannt wird, erkranken. Perfektionismus, der in geringer Dosis noch leistungssteigernd wirkt, kann bei Überdosierung letztlich zu einer Art Lähmung führen, die sich als Überlastung oder Depression zeigt (Enns et al. 2001). Der Perfektionismus im

Sinn von »ein Arzt darf keine Fehler machen« oder sogar »ein guter Arzt macht keine Fehler« ist auch gesellschaftlich verankert. Die Menschen, mit denen man Kontakt hat, seien es Eltern oder Lehrer, können in diesem Sinn verstärkend auf diese Fehlwahrnehmung einwirken.

3.3 Förderliche Eigenschaften für mentale Gesundheit

Die in Abschnitt 3.2 dargelegten Inhalte hatten einen engen Bezug zu mentalen Gesundheitsproblemen. Nun geht es darum, was mentaler Gesundheit zuträglich sein kann.

3.3.1 Empathie

Die Basiskompetenz für den Umgang mit den Gefühlen von Patienten ist, die eigenen Gefühle wahrzunehmen und zu verstehen. Wer seine eigenen Gefühle nicht versteht, kann auch die von anderen kaum nachvollziehen. Das ist ein Problem, wenn nicht das Hauptproblem, bei stark ausgeprägtem Narzissmus. Zugleich ist das Verständnis für sich selbst die Basis, um empathisch verstehen und handeln zu können. Wer sich seiner eigenen Gefühle – gleich welcher Art – wirklich bewusst ist, wird es leichter haben, die Sichtweisen anderer Menschen korrekt wahrzunehmen. Somit wird er selbstverständlicher mit Empathie handeln, was bei den anderen zu mehr Zufriedenheit führen wird. Dasselbe gilt für uns selbst. Wer mit sich selbst fürsorglich umgeht, der bringt menschliche Wärme zu sich selbst und wird in Stresssituationen vermutlich mehr Widerstandsfähigkeit besitzen und sich erfüllt fühlen.

Empathie ist die Fähigkeit, Mitgefühl in einen zeitlich und inhaltlich kongruenten Kontext einzubinden (Bergner 2009). Sie ist die Verarbeitung des eigenen Mitgefühls im komplexen Zusammenhang zwischen sich und dem anderen. Das bedeutet, den inneren Bezugsrahmen des anderen so wahrzunehmen, als sei man die andere Person, ohne jemals die eigene Position aufzugeben. Wer empathisch ist, fühlt sich in den anderen ein und kann das Gefühl des anderen bei sich spüren. Es gibt eine Vielzahl von Inhalten, die zum Teil angeboren, zum Teil erlernt sind und die für empathisches Handeln erfüllt werden müssen, wie Mitgefühl.

Mitgefühl und Empathie

Mitgefühl ist angeboren, schon Säuglinge zeigen es. Wie Mitgefühl funktioniert, lässt sich folgendermaßen verdeutlichen: Sie sitzen vor einem Bildschirm und schauen sich einen spannenden Film an. Die sympathische Hauptfigur tastet sich in der Dunkelheit weiter. Gleich wird ihr etwas geschehen, soviel ist klar. Sie bibbern, die Musik wird immer unheimlicher, da, ein Schatten, aus dem sich eine fahle Hand mit einem blutigen Schlachtermesser herausstreckt. Schock! Ihnen laufen kalte Schauer den Rücken herunter. Das ist Mitgefühl. Mitgefühl ist bei seelisch Gesunden ein automatisch ablaufender Vorgang. Während Sie im Fernsehen den Krimi schauen, trinken Sie vielleicht gleichzeitig ein Glas vom »entspannenden« Wein und knabbern Chips. Diese völlige Dissonanz zwischen dem induzierten Gefühl und dem, was wir tun, zeigt, in welcher Liga Mitgefühl spielt.

Mitgefühl funktioniert realen und erdachten Figuren gegenüber, in der realen und der fiktiven Welt. Eine gefühlsmäßige Verbindung mit einem anderen (oder auch mit einem Inhalt oder mit einer Sache) aufzubauen, ist prinzipiell jedem möglich. Wer schon einmal mit dem Helden eines Romans mitgefiebert hat oder bei einer Musik weinen musste, der fühlte mit. Mitgefühl gehört zum automatisch erlernten Repertoire oder zu den schon bei Geburt vorhandenen Fähigkeiten eines jeden Menschen und ist insofern nahezu beliebig induzierbar. Ohne Mitgefühl gäbe es keine Belletristik, keine Musik, keine Kunst, keine Filme oder Theateraufführungen. Auch Tierheime, die Tafel, pflegerische Grundleistungen und anderes mehr brauchen Mitgefühl. Das bedeutet, so archaisch und relativ schlicht Mitgefühl auch »funktioniert«, kann es doch von wundervoller Wirkung sein und kann kaum hoch genug geachtet werden, obgleich es naiv und reaktiv-passiv ist – und beispielsweise bei Begeisterungsstürmen für propagandistische Reden von Despoten eine unrühmliche Rolle spielt.

Empathie ist von anderem Kaliber: Mit ihr befassen wir uns aktiv und interessiert, wahrhaftig und wertschätzend mit einem anderen Menschen. Mitgefühl ist dabei ein Hilfsmittel zu dem Zweck, dass die Gefühle und die Absichten des anderen im Zentrum stehen und nicht mehr unsere eigenen. Empathie erfordert mitmenschliche Erfahrung. Kindern haben aufgrund fehlender Lebenserfahrung noch keine Empathie. Sie tritt erst ab dem Erwachsenenalter auf. Empathie funktioniert in einer Form von Wechselspiel, bei dem wir möglichst alle Kanäle des anderen wahrnehmen (verbale Sprache, Körpersprache, sein Inneres). Deshalb ist ein wahrhaft empathisches Verhalten nicht per Brief oder E-Mail und nur eingeschränkt telefonisch möglich, sondern nur direkt. Welcher dieser Kommunikationswege spielt jedoch heute, auch in Pandemiezeiten, aber schon längst vorher einsetzend, kaum mehr eine Rolle? Der wichtigste, der persönliche.

Empathie nutzt das Mitgefühl als Anlass oder wichtige Informationsquelle und entwickelt sich aufgrund dessen. Dabei steht nicht das eigene Fühlen im Zentrum, sondern das Bestreben, den anderen zu verstehen. Empathie funktioniert nicht automatisch, sie erfordert aktiven Einsatz im Wissen, immer auch scheitern zu können. Wir selbst müssen diesen Prozess zulassen, um von Empathie ergriffen werden zu können. Da Empathie sich gleichzeitig mit den Gefühlen des Gegenübers einstellt, funktioniert sie nie mit Medien, die zeitversetzt sind, wie E-Mails. Insofern werden wesentliche mitmenschliche Botschaften über solche Medien völlig frei von Empathie vermittelt. Dies wird umso deutlicher, wenn einmal wieder ein Prominenter öffentlichkeitswirksam und zugleich vollkommen empathielos davon berichtet, per Chat oder SMS die jüngste Beziehung beendet zu haben.

Bewertungsfreie Wahrnehmung und Empathie
Das größte Hemmnis für Empathie sind Vorurteile und negative Bewertungen, denn was man ablehnt, kann man kaum verstehen. Umgekehrt gilt nahezu uneingeschränkt: Was wir wirklich verstehen, lehnen wir nicht ab, weil es keine Not-

wendigkeit mehr dafür gibt. Das bedeutet nicht, selbst auf diese Weise leben zu wollen. Halten Sie einen Moment inne und überlegen Sie ehrlich und selbstkritisch, was Sie bei anderen Menschen eher ablehnen. Dass sie unsportlich sind? Zu viel essen? Eine andere Sexualität als Sie selbst bevorzugen? Eine andere Partei wählen als Sie? Einen komplett anderen Musikgeschmack haben? Fleisch essen oder Vegetarier sind? Dass sie makellos aussehen wollen?

Was es auch immer ist, all diese eigenen Bewertungen von Inhalten, die anderen wichtig sind, stören unsere Fähigkeit zur Empathie. Bewertungsverzicht ist dabei ein hohes Ziel, aber Bewertungsminimierung ist möglich. Ärzte und auch Therapeuten sollten sich zumindest bei Routinebegegnungen mit Patienten verdeutlichen, wie wenig sie vom anderen wissen, auch weil der Patient meistens für wesentliche Inhalte seiner eigenen Biografie blind ist. Hier besteht ein Dilemma: Jeder Mensch bewertet ununterbrochen, weil dies zum lebenserhaltenden Grundrepertoire seines Verhaltens gehört. Die Bewertungsinstanzen sind unsere Gefühle, zumindest in Akutsituationen. Die Herausforderung besteht darin, dass für ein empathisches Verständnis wertende und abwertende Beurteilungen obsolet sind, jedoch solche, die für ein tiefes Verständnis des anderen notwendig sind, beibehalten und gepflegt werden müssen. Wir erkennen: Was oft wirkungsvoll und automatisch in uns abläuft, ist bei genauer Betrachtung ein ziemlich komplizierter Vorgang. Da die bewertungsfreie Wahrnehmung auch für Achtsamkeit notwendig ist, lohnt es sich, diese zu üben.

Kognitive und emotionale Empathie

Empathie hat zwei Anteile, einen kognitiven und einen emotionalen, seelischen. Der weiter entwickelte intellektuelle Anteil dient uns dazu, die Emotionen und zugrundeliegenden Gefühle des anderen korrekt einzuordnen und damit umzugehen. Der archaische, seelische Anteil bleibt auf der Gefühlsebene und wird über Spiegelneurone vermittelt. Empathiedefizite sind deshalb auch Defizite von Spiegelungen, wie es neurobiologisch genannt wird. Diese entsprechen letztlich dem, was Psychoanalytiker als Übertragung, Gegenübertragung und Identifizierung bezeichnen und Verhaltenstherapeuten als Resonanz. Mit unseren Spiegelneuronen fühlen wir uns intuitiv und orientierend ein, mit den anderen Mechanismen formen wir unsere Vorstellung davon, was im anderen wirklich vorgeht. Wissenschaftler haben längst herausgefunden, welche Hirnareale bei Empathie aktiv sind. Die Zentren für Empathie sitzen im rechten Temporallappen des Frontalhirns, weit weg vom Mandelkern, der für die Gefühle zuständig ist. Dies spielt hier aber keine weitere Rolle – wichtig ist, es gibt morphologische Korrelate für Empathie; sie ist weit mehr als eine Einbildung.

Bedingungen für Empathie

In Kasten 3.2 (Bergner 2013b) werden einige der Bedingungen, die für Empathie notwendig sind, aufgelistet.

> **Kasten 3.2: Bedingungen für Empathie**
>
> *Gefühlsfähigkeiten*
> - Eigene Gefühle korrekt ausdrücken
> - Eigene Gefühle korrekt wahrnehmen
> - Gefühle des anderen wahrnehmen lernen und ohne Bewertung annehmen
>
> *Verhaltensfähigkeiten*
> - Echte Empathie leben, keine Pseudoempathie (die kaufmännisch geleitet ist)
> - Negatives Feedback annehmen und etwas daraufhin ändern können
> - Rückmeldung von sich aus anbieten
> - Selbstkontrolle über eigene Rückschlüsse ausüben
> - Üben, üben, üben: Je empathischer man sich verhält, umso empathischer wird man
> - Ungewollte und negativ gefühlte Emotionen akzeptieren
>
> *Soziale Fähigkeiten*
> - Aktiv zuhören
> - Aufrichtig sein
> - Bedürfnisse des anderen verstehen und verfolgen
> - Demut und Bereitschaft zur Rücksichtnahme zeigen
> - Den anderen in keine innere Not bringen
> - Ehrlich sein (aber nicht mit dem Hammer)
> - Emotionen in ihrem Kontext verstehen
> - Erwartungen des anderen spüren und klären
> - Fähigkeiten des anderen erkennen und fördern
> - Nachfragen bei Unklarheiten (und diese erst einmal erkennen können)
> - Sorgen des anderen auf- und annehmen
> - Verständnis für den anderen, für seine verbalen und nonverbalen Botschaften, zeigen
> - Den anderen wertschätzen
> - Eigene Bedürfnisse (zeitlich befristet) zurückstellen

Empathie funktioniert, indem wir uns die wahrgenommenen Gefühle und Ansichten des anderen aufgrund des eigenen Vorwissens und anhand äußerer Anhaltspunkte geistig erschließen und diese Erkenntnisse innerlich zur Disposition stellen. Das ermöglicht uns, etwas aus der Sicht des anderen zu betrachten. Diese Perspektivübernahme, die weit über das reine Fühlen hinausgeht, ist der entscheidende Unterschied zwischen Empathie und Mitgefühl. Mit der Übernahme des Weltbildes und der aus seinem Gefühl resultierenden Verhaltenswünsche kommt es zu einer grenzwahrenden Identifikation. Wir bleiben wir und der andere wird vollends verstanden, ohne ihm tatsächlich zu nahe zu kommen. Wir nutzen vorrangig unsere Lebenserfahrung, um daraus die richtigen Schlüsse zu ziehen, was der andere nun braucht oder was ihm hilft. Auch wenn – letztlich markant beginnend mit der Industrialisierung im 19. Jahrhundert – inzwischen selbst soziale Einrichtungen wie das Gesundheitswesen nach ökologischen »Zwängen« ausgerichtet sind, ursprünglich waren es der Glaube und die Empathie, die zu wesentlichen Entwicklungen der Menschheit beigetragen haben wie Krankenhäusern, Medizin und strukturierten Ausbildungen.

Auch Empathie kann gekräftigt werden – nicht nur bei Ärzten oder Medizin-studierenden, sondern auch bei Krankenschwestern und -pflegern (Regehr et al. 2014) –, beispielsweise durch Meditationen. Therapeuten, die Meditationen nach MBSR (Mindfulness Based Stress Reduction) praktizieren, werden von ihren Patienten als fähiger in der Lösung von Problemen und klarer in ihrer Kommunikation beschrieben. Auch die Bindung zwischen Therapeuten und Patient gewinnt an Tiefe (Irving et al. 2009). Die Patienten profitieren durch stärkere Symptomverbesserungen.

Es gibt typische Verhaltensweisen, die auf Empathie hinweisen: Altruismus, Hilfsbereitschaft, Zärtlichkeit und die Fähigkeit zu vergeben. Diese und andere helfen aktiv dabei, interpersonale Konflikte zu entschärfen oder erst gar nicht aufkommen zu lassen. Wer sich entsprechend verhält, signalisiert Entgegenkommen und gibt anderen Menschen zugleich Orientierung. Patienten fühlen sich frustriert, wenn ihr Arzt ihnen gegenüber zu wenig Empathie aufbringt, da sie sich eine einfühlsame Begleitung erhoffen (Derksen et al. 2018).

Empathie und Patientenzufriedenheit

Wem würden Sie einen Fehler eher verzeihen? Einem Menschen, der Sie versteht, oder einem Menschen mit einem Gefühl wie ein Fels: hart und unbeweglich? Die Antwort ist klar. Das alles hat auch Auswirkungen im juristischen Bereich: Patienten, die ihren Arzt als empathisch empfinden, nutzen zu 80 % seltener die Möglichkeit, dessen fachlichen Fehler anzuzeigen (Hannan et al. 2019). Wenn ein Patient beim Arzt Empathie spürt, hat dies folgende, positive Auswirkungen: Er vertraut dem Arzt mehr, wird zufriedener, glaubt eher an eine korrekte Diagnosestellung und auch an den Erfolg der Behandlung, seine Compliance wird besser. Die Werte für Empathie korrelieren also mit denen der Patientenzufriedenheit. In einer Studie (Arigliani et al. 2018) schreiben die Autoren von einer kopernikanischen Wende in der Medizin, weg von einer Arzt-zentrierten hin zu einer Patienten-zentrierten Methode. Zudem steigert dieses Gesamtpaket die Zufriedenheit in Beziehungen und auch allgemein. Empathie ermöglicht uns Erfahrungen von Selbstwirksamkeit und mindert Stressgefühle. Sie ist nicht nur deshalb ein notwendiger Bestandteil helfenden Handelns. Man handelt empathisch, indem man die inneren Bezugsrahmen (im therapeutischen und ärztlichen Kontext) des Patienten mit seinen emotionalen und inhaltlichen Bedeutungen weitgehend so wahrnimmt, als ob man der Patient wäre, ohne jemals diese Als-ob-Position aufzugeben (Schweickhardt & Fritzsche 2007).

Empathie ist eine Kernkompetenz für emotionale Intelligenz. Medizinstudierende im ersten Studienjahr haben die höchsten Messwerte für Empathie (in Bergner 2014), dann sinkt diese kontinuierlich, wobei Ärzte im Vergleich zur Gesamtbevölkerung noch immer deutlich überdurchschnittlich empathisch sind. Die Empathie sinkt also etwa in dem Maß, in dem mehr Verantwortung übernommen werden muss (Newton et al. in Trockel 2019). Die Lage ist etwas anders bei Menschen, die anderen auf seelischer Ebene helfen, bei Psychotherapeuten und Psychiatern. Im Gegensatz zu den somatisch tätigen Kollegen werden sie von Anbeginn ihrer klinischen Ausbildung ermuntert, an ihrer Empathie zu arbeiten, was offenbar gute Wirkung zeigt (Santamaria-Garcia et al. 2017). Denn sie haben eine messbar höhere Empathie und leiden mehr mit anderen (was keine Empathie darstellt: Mitleid ist eine Form von Grenzüberschreitung). Unklar bleibt in entsprechenden Studien, was Henne und was Ei ist. Denn gewiss ist es möglich, vielleicht sogar wahrscheinlich, dass Menschen, die aufgrund ihrer Vorgeschichte ein höheres Einfühlungsvermögen entwickelten (entwickeln mussten), sich dann auch für einen beruflichen Weg entscheiden, bei dem es im Kern um seelische Gesundheit geht. Dann wäre die höhere Empathie keine Folge, sondern Ursache der gewählten Ausbildung.

Intuition
Das Bauchgefühl eines Helfers, die Intuition, ist assoziiert mit der Fürsorglichkeit von Eltern ihren Kindern gegenüber. Bauchgefühl braucht ein Arzt beispielsweise, um in der Menge der üblichen, im weitesten Sinn banal Erkrankten diejenigen rasch zu erkennen, die schwerer erkrankt sind. Ihr Bauchgefühl setzen Allgemeinmediziner mit hoher Empathie viermal öfter ein als ihre Kollegen mit geringer Empathie (Pedersen et al. 2018).

Das Maß an Empathie ist nicht festgeschrieben. Unbewusst nutzt sie der Arzt manchmal mehr, manchmal weniger – und es mag durchaus vorkommen, unsympathischen Patienten weniger empathisch zu begegnen. Ärztinnen schätzen sich übrigens selbst empathischer ein als sich ihre männlichen Kollegen selbst beurteilen.

Nichts, was nicht zwei Seiten hätte. Einerseits hilft Empathie in der eben beschriebenen Weise, andererseits kann sie im ärztlichen und therapeutischen Rahmen auch stören. Das ist beispielsweise dann der Fall, wenn eine klare, ja rigide Grenzziehung notwendig ist wie beim Operieren oder bei übergriffigen Patienten. Es geht also darum, Empathie einzusetzen und auch auf sie zu verzichten. Sie kann damit als ein wahlweise aktivierbares Instrument wertgeschätzt werden. Nun stellt sich die Frage, ob Empathie gezielt eingesetzt werden darf. Ganz sicher, denn auch Freundlichkeit, Mitmenschlichkeit oder Großzügigkeit darf man gezielt und gewollt nutzen. Das alles sind wirkungsvolle menschliche Fähigkeiten. Es gibt eine Ausnahme hiervon, die man kaufmännische Empathie oder Pseudo-Empathie nennt. Wer sie einsetzt, will manipulieren, um wirtschaftlichen Gewinn zu erzielen. Das dürfte bei manchen Ärzten eine Rolle spielen, um die vom Patienten selbst zu zahlende Leistungen anzubieten. Aber dies ist im ärztlichen und therapeutischen Bereich obsolet, menschlich verachtenswert.

Empathietraining
Auch wenn Empathie nicht per Kochanleitung erlernt werden kann: In Übung 3.2 finden sich wesentliche Inhalte zum Trainieren (nach Bergner 2014).

Übung 3.2: Empathie Schritt für Schritt

Innerliche Klärung
Braucht die Situation meine Empathie?
Das ist beispielsweise nicht der Fall, wenn es um die Ausstellung eines Wiederholungsrezepts geht. Geht es um die Mitteilung einer bislang nicht gestellten Diagnose, dann schon.
Kann und will ich (Arzt/Therapeut) mich jetzt in den Patienten einfühlen?
Wer dies bejaht, muss seine Fokussierung von sich auf den anderen lenken.

Änderung der Fokussierung
Im Moment spiele ich keine zentrale Rolle. Jetzt geht es um den Patienten. Deswegen öffne ich jeden Sinneskanal, um zu verstehen, was für ihn wichtig ist und was in ihm vorgeht.

Empathische Vereinigung
Ich erlebe die Gefühle des Patienten mit, indem ich mich frage, was er wahrscheinlich im Moment fühlt, wie stark er dies fühlt und wie er sich damit fühlt.
Dann frage ich mich, welche Gedanken ihm nun vermutlich durch den Kopf gehen.
Ich kehre zu seinen Gefühlen zurück, indem ich sie in mir fühle und darauf achte, wie sich das Gefühl entwickelt. Dabei bin ich weiter ganz beim Patienten.

Verständnis formulieren
Ich sage und zeige dem Patienten, dass ich ihn verstehe und wahrnehme.

Weiterführende Klärung
Ich frage nach, um den Patienten noch besser zu verstehen. Gleich, was er sagt, ich nehme es ohne Wertungen an. Ich frage nach, um sicherzugehen, was der Patient mir wirklich sagen möchte und welche Bedürfnisse er nun hat. Ich will sichergehen, ihn ganz verstanden zu haben.

Zukunftsorientierung
Ich und der Patient sind nun einander sehr nahe. Nun bitte ich ihn, mir zu sagen, was ich für ihn tun kann – auch wenn ich mir davon innerlich schon selbst ein Bild gemacht habe.

Anhand dieser Zusammenstellung wird klar, wie zentral die Rolle der Gefühle für Empathie ist. Deren Wahrnehmung zu trainieren und deren Differenzierung zu erreichen, ist die wichtigste Lernaufgabe.

3.3.2   Emotionale Intelligenz

Empathie in Verbindung mit hohen sozialen Kompetenzen sowie die Fähigkeiten zur Kooperation und zum Aufbau tragfähiger Beziehungen bilden wesentliche Anteile von emotionaler Intelligenz. Dennoch, die Assoziation zwischen Empathie und emotionaler Intelligenz ist alles andere als gesichert – es ist also unklar, ob Empathie sich entsprechend der Ausprägung der emotionalen Intelligenz zeigt (Abe et al. 2018). Bis Anfang der 1990er Jahre wurden sieben Intelligenzformen beim Menschen gefunden; beispielsweise die logisch-mathematische und die visuell-räumliche. Dann kamen die Autoren Mayer und Salovey auf die Idee, die intrapersonelle und die interpersonelle Intelligenz und nachrangig die verbale Intelligenz zu einer neuen Intelligenzform zusammenzufassen, die sie als emotionale Intelligenz bezeichneten. Weltweit wurde das Konzept durch die Bücher von Goleman bekannt gemacht (in Bergner 2010).

Der Hype um diese Intelligenzform ist wieder abgeflaut. Dennoch hier einige Erläuterungen, weil das Konzept strategisch so aufgebaut wurde, dass die Idee, dabei könne es sich um Gefühlsduselei handeln, niemals aufkam. Es ist ebenso von therapeutischem »Psychokram« befreit wie Achtsamkeitsmeditation von Religiosität (Abschnitt 10.5).

Emotionale Intelligenz setzt sich per definitionem aus folgenden Inhalten zusammen:

1. Emotionen korrekt wahrnehmen, bei sich und anderen, sie korrekt gewichten und authentisch ausdrücken,
2. Emotionen verstehen und analysieren (Wissen um Emotionen haben),
3. der Situation angemessene Gefühle entwickeln oder zulassen,
4. Emotionen so regulieren, dass sie bei uns selbst und bei anderen das innere und äußere Wachstum fördern.

Der letzte Punkt war es, auf den viele Unternehmensberater reagierten, weil die emotionale Intelligenz ganz deutliche wirtschaftliche Auswirkungen haben sollte.

Wenn wir die Fähigkeiten betrachten, die sich konkret aus den vier Bereichen ergeben, dann sind es:

1. die Fähigkeit, Emotionen mimisch, körpersprachlich sowie in anderen Kontexten wie Kunst korrekt zu identifizieren,
2. die Fähigkeit, einzelne oder eine Mehrzahl von Emotionen definieren zu können und zu wissen, was sie aussagen,
3. die Fähigkeit, Gefühle und Emotionen zur Entscheidungsfindung einzusetzen,
4. die Fähigkeit, sich Gefühlen zu öffnen, sie zu ändern und zu formen, um die eigene Entwicklung und die von anderen zu fördern.

Emotionale Intelligenz zeigt sich im ärztlichen und therapeutischen Rahmen, indem genaue Daten ermittelt werden, indem die eigenen Gefühle in das Denken einfließen und indem Situationen und Aussagen in Bezug auf deren emotionale Inhalte betrachtet werden, um damit das tatsächlich zugrundeliegende Thema zu verstehen und zur Problemlösung zu gelangen.

Ärzte, die jünger als 29 Jahre sind, haben übrigens die geringsten Werte für emotionale Intelligenz, sie steigen mit zunehmender Berufserfahrung (Coskun et al. 2018). Auch mit Trainingsprogrammen von recht kurzer Dauer wie vier Stunden kann eine Sensibilisierung für die Sinnhaftigkeit emotionaler Intelligenz erreicht werden (Shahid et al. 2018). Dennoch handelt es sich letztlich um eine wissenschaftlich nicht bestätigte Hypothese, dass Ärzte mit höherer emotionaler Intelligenz eher immun gegenüber der Entwicklung von Burnout sind.

Emotionale Intelligenz wurde als Metafähigkeit bezeichnet, welche uns hilft, fremde und eigene Gefühle zu sortieren, ihre Aussagen zu verstehen, ihre Wirkkräfte zu nutzen und irritierende Impulse abzuwehren. Wenn wir Empathie mit emotionaler Intelligenz vergleichen, finden wir keine essenziellen Unterschiede. Man mag auf die Idee kommen, dass das Konzept nur alter Wein in neuen Schläuchen ist, nur dass dieser Wein genau analysiert wurde. Das Ergebnis waren 19 einzelne Kompetenzen in zwei Gruppen, zum einen die persönlichen Kompetenzen, die sich in den Fähigkeiten ausdrücken, sich selbst zu erkennen und zu führen, zum anderen die sozialen Kompetenzen, die sich in den Fähigkeiten zeigen, Beziehungen gut zu führen und sich einzulassen. Zur ersten Gruppe zählen die Selbstwahrnehmung im Sinn der Selbsterkenntnis und das Selbstmanagement, zur zweiten das soziale Bewusstsein und das Beziehungsmanagement.

Wer über eine funktionierende Selbstwahrnehmung verfügt, sollte bereits bei ersten Zeichen von Burnout oder anderen mentalen Störungen wachsam werden. Wer sein Selbstmanagement perfektioniert hat, wird fast nie Zeitdruck spüren, und so fort. Wenn ein Arzt alle Kompetenzen von emotionaler Intelligenz besäße, würde er niemals in ein Burnout geraten. Insofern kann man Burnout auch als emotionale Inkompetenz bewerten (Kapitel 5).

Zur emotionalen Intelligenz gehört nicht, dass Ärzte oder Therapeuten emotional agieren. Denn Patienten mögen emotionale Äußerungen von Ärzten oftmals nicht. Ärzte sollen deren Meinung nach fachlich versiert sein, sich voll und ganz für sie einsetzen und interessieren, Empathie zeigen und zugleich eine neutrale, verlässliche Instanz darstellen. Mehr nicht …

Emotionen werden dabei tendenziell weniger gern gesehen, auch wenn manche Patienten sich in die Rolle des Kindes begeben und den Arzt »machen lassen«. Eine bestimmte Gruppe von Patienten steht Äußerungen des Arztes über mögliche, seelische Kontexte offen gegenüber, aber nicht wenige sagen wörtlich, man solle sie mit dem »Psychokram« in Ruhe lassen. Früher, als Hautarzt, hörte ich fast täglich: »Ich will nur eine Creme und mehr nicht.«

Das ist zu respektieren. Ein grundsätzlich ähnliches Verhalten kennen auch Therapeuten von ihren Patienten: immer dann, wenn diese um den heißen Brei herumreden, sich nicht einlassen oder nicht selbst Verantwortung übernehmen wollen, sondern anderen alle Schuld in die Schuhe schieben. Auf der Metaebene ist die Bemerkung, an Burnout sei die Arbeitsumgebung schuld, in dieselbe Schublade zu packen (siehe Kapitel 5).

4 Gefühle

Wir alle kennen Situationen, in denen mehrere Gefühle in uns herrschen, auch können positive und negative Gefühle im raschen Wechsel vorkommen. Sie sind demnach voneinander unabhängig – selbst auf der ergreifendsten Trauerfeier wird durchaus gelacht. Seelisch stabile Menschen können das, sie vermengen ihre Gefühle nicht, sondern stellen sie nebeneinander. Sie machen unbewusst nicht die Gleichung auf: Drei negative Gefühle plus ein positives – macht minus zwei, also fühle ich mich weiter schlecht. Sondern sie handeln so, dass sie die negativen Gefühle wahrnehmen, den eigenständigen Charakter des zugleich vorhandenen positiven jedoch würdigen. Es ist wie ein simultanes Erleben beider Seiten. Positive Gefühle reduzieren auf diese Weise nicht nur die negativen, sondern wirken eigenständig und ermöglichen seelische Erholung sowie einen rascheren Rückgang körperlicher Stressreaktionen. Wer fähig ist, in belastungsreichen Zeiten auch positive Gefühle zu entwickeln und wahrzunehmen, weist ein höheres Maß an Resilienz auf.

4.1 Verdrängung und Verleugnung

Wer etwas verleugnet, weiß von dessen Inhalt und behauptet, dieser sei nicht wahr oder würde von anderen falsch interpretiert. Wer etwas verdrängt, weiß vom Inhalt des Verdrängten nichts und kann auch nicht durch Interventionen anderer wieder an diese Inhalte herangeführt werden. Beide psychologischen Techniken werden gerne von Ärzten und von Therapeuten genutzt, wenn sie selbst an seelischen Erkrankungen leiden.

Manche glauben, es sei schädlich, Gefühle zu unterdrücken. Alles solle an die Oberfläche, alles solle bewusst sein. Das ist stimmt so nicht. Wer beispielsweise beim Operieren seinem Ekel, seiner Angst oder seinen Befürchtungen zu viel Beachtung schenkt, kann nicht mehr souverän operieren. Ganz allgemein ist die Verdrängung von Gefühlen oftmals sinnvoll und wird auch häufig gesellschaftlich erwartet. Nur die unangenehmen Gefühle abzublocken schafft kein Mensch. Wer alles Negative verdrängt, wird auf Dauer auch das Positive nicht mehr wahrnehmen können. Doch wer sich selbst nicht mehr wahrnimmt, kann zum Beispiel Burnout entwickeln. Gefühle haben also wichtige Hinweisfunktionen, sie zu unterdrücken ist nur sinnvoll, wenn dies dem Moment geschuldet ist und dem Ergebnis dient.

Es ist sinnvoll zu lernen, auch das Negative auszuhalten. Ansonsten werden Stressauslöser, ungelöste Probleme oder Konflikte übersehen und die Notwendigkeit für Änderungen nicht mehr wahrgenommen. Unsere Gefühle sind die Zentrale für unsere mentale Gesundheit (Abb. 4.1).

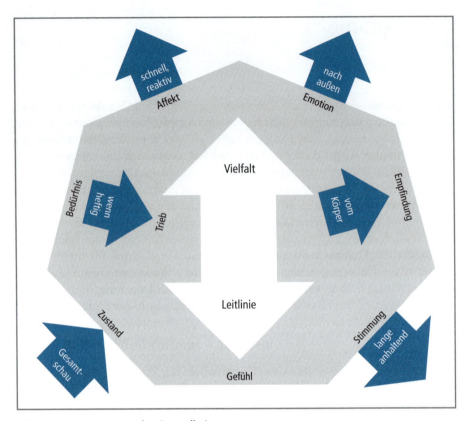

Abb. 4.1   Der Kern mentaler Gesundheit

4.2   Gefühle und verwandte Phänomene

Bevor wir uns der menschlichen Gefühlswelt zuwenden, einige Erläuterungen, was Gefühle sind und welche Phänomene eng mit ihnen verwoben sind (nach Bergner 2013b):

Bedürfnisse haben einen motivationalen Anteil. Mit einem Bedürfnis streben wir nach etwas wie Ruhe, Abwechslung oder Angenommensein. Bedürfnisse wollen befriedigt werden.

Affekte sind rasch auftauchende, dominierende Gefühle mit einer direkten Ursache-Wirkungs-Komponente, die meist eindeutig nach »gewollt« und »nicht gewollt« unterschieden werden können. Ein Affekt ist eine reaktive Antwort auf eine Sollwertabweichung und somit eine Abwehr von etwas, das uns heftig tangiert. Panik ist ein Affekt, sexuelle Handlungen können Affektanteile besitzen.

Stimmungen sind gewissermaßen das Gegenteil von Affekten, lange bestehende Gefühle, die nicht an äußeren Situationen festgemacht werden können und von akuten Gefühlen weitgehend unabhängig auftreten. Stimmungen färben unser Leben, wir sind eher depressiv oder eher fröhlich.

Triebe sind heftige Bedürfnisse mit deutlicher Abstraktion. Den sexuellen Trieb kennt jeder, manche werden jedoch auch zum wilden Wesen, wenn sie Hunger verspüren.

Ein *Zustand* ist die bewertende Gesamtschau unseres Befindens. Beispiele sind Unaufmerksamkeit oder Wachheit.

Ein *Gefühl* ist – wie das Wort schon sagt – etwas, das man fühlt, was andere, wenn sie Mitgefühl oder Empathie aufbringen, ebenso fühlen können, was aber prinzipiell in einem bleibt. Ein Gefühl führt in seiner Folge zu einer Körperreaktion, die nicht unbedingt wahrnehmbar sein muss.

Empfindungen sind wahrgenommene Körperreaktionen. Übelkeit ist eine Empfindung, Muskelverspannung auch, Schmerzen sind Empfindungen – ohne ein diagnostizierbares körperliches Korrelat jedoch Gefühle.

Empfindungen führen zu Gefühlen und diese zu Emotionen. In diesem Kontext hat sich in den letzten Jahrzehnten eine sprachliche Ungenauigkeit breitgemacht. Sie besteht darin, Gefühle und Emotionen gleichzusetzen und beides als »Emotionen« zu bezeichnen. Oftmals hört man heute Sätze wie »Da wird er ganz emotional« – eine sprachliche Unkorrektheit, die viel Spielraum lässt, welche Emotion und welches Gefühl vorherrschen.

Emotionen stammen sprachlich vom Lateinischen *emovere*, was »herausbewegen« bedeutet. Eine Emotion ist dementsprechend der *Ausdruck* eines Gefühls, somit als verbale Sprache (auch Schreien ist eine Emotion) oder Körpersprache wahrnehmbar, im Konkreten dann auch als Mikroexpressionen, also als minimale (meist mimische) Veränderungen. Wer weint, zeigt beispielsweise eine Emotion. Das zugrundliegende Gefühl ist damit noch nicht klar. Man kann aus Wut weinen, aus Trauer, Verzweiflung, Hass, Hoffnungslosigkeit, Rührung, Liebe, Angst und anderen Gefühlen. Emotionen sind vorrangig der körperliche Ausdruck des innerlichen seelischen Fühlens und des körperlichen Empfindens. Eine Emotion ist ein gezeigter Zustand, zielt also nach außen, während Gefühle nach innen weisen (Bergner 2013b). In diesem Buch geht es nicht um Emotionen, sondern um Wohl*gefühl*, darum, wie Ärzte und Therapeuten sich besser und gut fühlen können, und das, ohne ihren Beruf aufgeben zu müssen. Gefühle sind sehr exakt, umschreiben also sehr genau, worum es geht, während Emotionen ziemlich unspezifisch sind. Aus ihnen können wir unter Beachtung des Kontextes Vermutungen anstellen, worum es konkret geht. Auch wenn ein Gefühl wie Traurigkeit immer einen konkreten Anlass hat, kann es durchaus schwerfallen, diesen zu erkennen. Bei einer Emotion ist dies oft gar nicht genau möglich.

Die Wissenschaft hat sogenannte *Grundgefühle* beschrieben (fälschlicherweise auch Grundemotionen genannt), die als grobes Raster unsere seelische Welt abbilden:

- *Angst* und Furcht,
- *Wut* und Zorn,
- *Traurigkeit* (meist »*Trauer*«),
- Scham,
- Schuld,
- *Ekel* und Verachtung,

- Überraschung,
- *Freude* und Glück.

Die kursiv gesetzten Wörter sind Gefühle, die zweifelsfrei auch bei Primaten nachgewiesen sind, sozusagen die Big Five unseres Gefühlsbaukastens. Aus diesen Grundgefühlen heraus haben wir über 400 einzelne Gefühle zur Verfügung, um sehr differenziert auf unser Inneres hören zu können (Bergner 2013b).

Wenn wir die kleine Liste auf uns wirken lassen, fallen zwei Dinge auf: Fast alle werden wir wohl eher als negative oder ungewollte Gefühle bewerten und ein wesentliches fehlt. Denken Sie einmal nach, welches. Die Auflösung erfolgt etwas weiter unten.

4.3   Positiv bewertete Gefühle

Auf die Frage, wie es uns geht, antworten die meisten »gut«. Gut ist kein Gefühl, sondern die Bewertung eines Zustands. Wenn in diesem Buch immer einmal wieder von einem guten oder schlechten beziehungsweise negativen Gefühl berichtet wird, ist das in gleicher Weise als Bewertung aufzufassen, wobei nahezu jedes Gefühl beide Bewertungen zulässt. Eingefleischte SM-Liebhaber werden heißes, flüssiges Wachs auf empfindsamen Stellen als »gut« bewerten, während Blümchensexbevorzugende das kaum nachvollziehen mögen.

Positiv bewertete Gefühle zeigen einen nachweisbaren Zusammenhang mit Erfolg im Beruf, erfüllenden Beziehungen sowie einer besseren seelischen und körperlichen Gesundheit. Sie hängen auch mit hohem Selbstwert, Selbstvertrauen und Selbstwirksamkeit zusammen (Bengel & Lyssenko 2012). Ein Beispiel für körperliche Auswirkungen ist der bewiesene Effekt positiver Emotionen hinsichtlich der individuellen Abwehrkraft gegenüber Viren.

Haben Sie herausgefunden, welches Grundgefühl in der Liste fehlte? Es ist die Liebe. Mit der haben Wissenschaftler so ihre Probleme. Und nicht nur die …

4.4   Angst und Traurigkeit

Gefühle haben entwicklungsgeschichtlich ganz vorrangig den Zweck, das Leben des Organismus zu erhalten. Sie üben eine Warn- und Leitfunktion aus, weshalb ein bestimmtes Gefühl, die Angst, schon bei sehr einfachen Lebewesen nachweisbar ist. Wenn wir die Bad Five, die häufigsten seelischen Erkrankungen des Arztes und Therapeuten, anschauen, sind dies Burnout, Depression, Angst, Sucht und Suizidalität (siehe Teil II). Sofern wir Burnout, das der Depression nahesteht, dort einordnen, gibt es zwei Grundgefühle, die jeweils eng mit den fünf Erkrankungen zusammenhängen: Angst und Traurigkeit. Treten sie im Übermaß oder zur Unzeit auf, bekommen sie einen Stempel namens »Erkrankung«. Die Maximalvarianten der anderen Grundgefühle hingegen werden nicht so eindeutig als eigenständiges Krankheitsbild geführt. Maßlose Wut kann zur Gefahr für sich und andere werden, ein Zuviel an Verachtung und Ekel zu Kälte und Zwängen, ein Zuviel an Glück führt am ehesten zur Langeweile oder Abstumpfung und ungebändigte Scham zu Selbstwertproblemen.

Machen wir uns klar: Drei der fünf häufigsten »mentalen« Erkrankungen haben direkt mit den zwei Grundgefühlen Angst und Traurigkeit zu tun, die zwei anderen Erkrankungen mittelbar. Sucht und Suizidalität haben eine starke Konnexion zu Angst und Depression, bestehen sie doch in der Mehrzahl der Fälle in Koinzidenz.

Angst dient uns dazu, am Leben zu bleiben. Anders herum: Die Angst vor dem Tod ist die zentrale, lebenserhaltende Maßnahme überhaupt. Diese Angst bestimmt zu einem beachtlichen Maß, was wir tun. Man kann sogar schreiben, den ärztlichen Beruf gibt es nur deshalb. Gewiss, in der zivilisierten Wohlstandswelt, die in den letzten Jahrhunderten entstand, spielen auch andere Faktoren wie die Lebensqualität oder das Verlangen nach ewiger Jugend eine Rolle. Aber der Kern des ärztlichen Tuns bezieht immer auch diese Angst mit ein, weshalb der seelische Raum, in welchem Ärzte ihre Kunst ausüben, grundsätzlich auch mit Angst erfüllt ist; zumindest auf der Seite des Patienten (Abschnitt 1.2.2). Wenn nun die Angst überhandnimmt, heißt dies auch, der Mensch hat eine übergroße Angst vor dem Tod. Angsterkrankungen sind nie einfach so da. Fragebögen oder standardmäßig geführte Interviews werden den Ursprung der Angst jedoch nicht erkunden. Nach meiner Erfahrung sind frühkindliche bis kindliche Erfahrungen häufig der Ursprung für Angsterkrankungen im Erwachsenenleben. Der zu frühe mittelbare oder unmittelbare Kontakt mit der eigenen Sterblichkeit oder dem Tod von nahestehenden Bezugspersonen kann zwei sehr verschiedene Konsequenzen nach sich ziehen. Entweder, der Mensch wird als Erwachsener übermutig bis übermütig und fordert in diesem Sinn den Tod immer wieder heraus, um sich letztlich darin bestätigt zu sehen, stärker als er zu sein. Oder der Mensch wird überaus ängstlich und, wenn er Pech hat, entwickelt er eine Angsterkrankung. Sie führt dazu, dass das ehedem Erlebte weiterwirkt und nicht gelöst wird. Wer von sich selbst Panikgefühle kennt, hat sich vermutlich auch als Erwachsener schon hilflos wie ein Kind erlebt und sich zugleich – während der Attacke hilf- und nutzlos – souffliert, dass er doch inzwischen erwachsen sei und es keinen Grund gibt, so zu fühlen. Den gibt es eben schon, nur liegt der weit zurück.

Diese Angst vor dem Verlust des Lebens und somit aller Macht ist die Angst im Haben, denn ihr geht es darum, den *Besitz* des Lebens und der ihn tragenden Instanzen Körper und Seele nicht zu verlieren. Todesangst ist *Vergehensangst*. Es gibt gute Gründe für die Annahme, dass hinter *jeder* Angst eben jene Vergehens-, Todes- oder Existenzangst steckt. Dennoch wirken zwei weitere, sehr grundsätzliche Ängste im Menschen. Einmal die Angst, nicht geliebt zu werden. Diese Angst im Sein ist die vor dem Verlust der Liebe, der Bindung, der sozialen Kontakte. Es ist die *Verlassensangst*. Sie führt uns zum Thema der Depression, indem wir uns der Frage zuwenden, was uns traurig macht.

Traurigkeit entsteht, wenn wir Angst vor dem Alleinsein entwickeln oder uns verlassen fühlen. Traurig sind wir, wenn wir uns nach Bindung sehnen und diese nicht spüren oder wenn wir eine Bindung verloren haben oder sie als gefährdet ansehen. Um uns nicht traurig zu fühlen, werden eine Vielzahl von anderen Gefühlen »aufgefahren«, die uns von dem unerwünschten Gefühl ablenken. Wut gehört dazu. Wer wütend auf den Partner ist, weil dieser ihn verlassen hat oder verlassen will, ist meistens eigentlich sehr traurig. Anlässe für Traurigkeit zu vermeiden hilft uns damit – neben der Liebe –, eine Bindung aufrechtzuerhalten, zumindest jedoch, deren Wert hoch zu schätzen. Wenn uns jemand verlässt und wir sind nicht traurig, war er für uns wahrscheinlich weniger wichtig oder wertvoll, oder wir verdrängen das Gefühl. Traurigkeit kann auch von der Gegenwart oder der vermuteten Zukunft bestimmt werden, also allein schon durch die Vorstellung eines Verlusts induziert werden. Traurigkeit kann sich zudem auf den Verlust von materiellen Dingen beziehen, beispielsweise wenn wir umziehen und damit die Bindung an eine Wohnung aufgeben müssen. Sogar, wenn wir etwas verlieren, wie ein uns wichtiges Dokument oder ein Schmuckstück, werden wir traurig. Verlieren kann man auch Werte, Ziele, den gesellschaftlichen Status, Vorstellungen und anderes mehr: Traurigkeit hat weitere Dimensionen als zwischenmenschliche. Traurigkeit bedeutet: Mir wurde etwas genommen, oder es wird mir so geschehen.

Wer als Erwachsener die Traurigkeitserkrankung entwickelt, also eine Depression, kann deshalb in seiner Vorgeschichte danach suchen, in welcher Weise und wann ihm etwas genommen wurde. Wie bei Angsterkrankungen gilt auch bei Depressionen: Der Blick in die Kindheit, vielleicht auch noch in die Jugendzeit, kann meistens Klarheit schaffen. Dass Angsterkrankungen im Zusammenhang mit depressiver Verstimmung entstehen, ist an einem Beispiel nachvollziehbar: Wenn mir in jungen Jahren eine wesentliche Bezugsperson genommen wird (oder sie sich selbst entzieht, mich beispielsweise als Kind vernachlässigt), macht mich das nicht nur traurig, sondern ich muss zugleich die Angst aushalten, nicht mehr ausreichend versorgt zu werden – in der schlimmsten Konsequenz folgt daraus der Tod.

Es gibt etwas Drittes: die Angst im Tun oder Handeln. Sie hat den auf eine falsche Fährte führenden Namen Kastrationsangst erhalten, ein weniger einseitiger Begriff dafür ist *Versagensangst*. Menschen wollen etwas leisten und etwas erschaffen. Daran erkennen die meisten von uns den Unterschied einer Welt mit oder ohne uns selbst. Nur wenige Menschen entscheiden sich für ein abgeschottetes Leben auf einem Sofa. Im Regelfall bilden wir eine Verbindung zwischen dem, was wir tun, und dem Sinn unseres Lebens. Wer nichts tut, findet das Leben sinnlos. Wer das Falsche tut, auch. Wer hingegen etwas tut, was ihm entspricht, dessen Wirkung positiv bewertet wird, der zweifelt nur ausnahmsweise am Sinn des eigenen Lebens. Deshalb gilt: Wenn wir spüren, unsere Ziele *nicht* zu erreichen (die uns in keiner Weise klar sein müssen und die auch nicht unbedingt mit der Berufsausübung zu tun haben), wird unsere dritte Urangst aktiviert, die Versagensangst.

Im Konkreten bezieht sich das mögliche Versagen auf das Alltägliche, wozu der Beruf gehört, auf der Metaebene bezieht es sich auf den Sinn unseres Lebens. Nehmen wir eine konkrete Situation: Sie betreuen einen Menschen ärztlich oder therapeutisch und engagieren sich mehr als üblich, obwohl Ihnen die mangelhafte Compliance des Patienten bekannt ist. Schließlich entzieht sich der Patient Ihrer Behandlung. Welcher Gedanke kommt dann in Ihnen auf? Vermutlich etwas wie, dass »es keinen Sinn hatte«, was Sie taten.

Versagensängste sind häufig, ebenso Sinn-Zweifel an allem, der Ausbildung, der Berufstätigkeit, die dann nicht selten im Alkohol ertränkt werden (Jackson et al. 2016). Versagensängste können bedeuten, etwas grundsätzlich nicht ausführen zu können, was wir möchten, oder etwas nicht in der Weise ausführen zu können, wie wir möchten, oder nicht zu dem Ergebnis zu kommen, das uns passt. Positiv ausgedrückt haben sie den Nutzen, dass wir unser Bestes geben und einen sinnvollen Beitrag leisten. Wenn wir das Gefühl entwickeln, unser Tun oder sogar unsere Existenz sei ohne Sinn, durchdringt uns eine tiefe Verzweiflung. Dann wächst das Risiko, dem Ganzen ein Ende zu setzen.

Zwei der fünf häufigsten seelischen Erkrankungen von Ärzten und Therapeuten (wie von anderen Menschen auch) haben damit zu tun: die Sucht und der Suizid. Man kann Sucht auch als protrahierten Suizid werten, die beiden sind sich also näher, als es auf den ersten Blick scheinen mag. Substanzmissbrauch kann viele Ziele haben. Meistens geht es darum, ungute Gefühle nicht mehr spüren zu müssen, seltener, gute Gefühle zu gewinnen. Die unerwünschten Gefühle sind meistens Angst oder Traurigkeit und eben die so empfundene Sinnlosigkeit des eigenen Lebens. Sich das Leben schön zu trinken oder trotz all der Angst irgendwie schlafen zu wollen – wer kennt diese Aussagen nicht von Menschen, die Substanzmissbrauch betreiben.

TEIL II Bad Five der mentalen Gesundheitsstörungen

Seelische Erkrankungen bei Ärzten und Therapeuten

Als Therapeut und als Arzt hat man immer wieder eine hohe Last zu tragen – eine vollkommene Abschottung vor Elend, Siechtum und Tod ist einfach nicht möglich. Das ist wohl auch ein Grund, warum diese Berufsgruppe bei eigenen Erkrankungen rasch überfordert ist. Diese bringen sozusagen das Fass des Leidens zum Überlaufen. Die emotionale Belastung und auch die geringere Belastbarkeit hängen offenbar weniger mit vorbestehenden Persönlichkeitsmerkmalen zusammen als mit den Erfahrungen, die im Beruf und auch vorher im Studium gemacht werden (Rotenstein et al. 2016).

Seelische Erkrankungen werden häufig mit Willensschwäche gleichgesetzt. Wer das so glaubt, muss eine eigene psychische Erkrankung als persönliche Niederlage erleben, als Herausforderung, an der man gescheitert ist.

Überblickt man die aktuelle Literatur zur mentalen Gesundheit von Ärzten, befassen sich die mit Abstand meisten Artikel mit Burnout, dann folgen solche über »Well-Being« (Lebensohn et al. 2013, Levy 2018, Wen & Trockel. 2019), Depression, Suizidverhalten und über andere seelische Nöte. Diese Konzentration auf ein Thema hat den Nachteil, dass die anderen, individuell sogar gefährlicheren Erkrankungen aus dem Blickfeld geraten. Es ist offensichtlich: Je stigmatisierter eine Erkrankung ist, umso weniger wird über sie veröffentlicht (Mihailescu & Neiterman 2019). Zu den Prävalenzen verschiedener seelischer Erkrankungen von Ärzten und Therapeuten sind die Studienergebnisse nicht eindeutig, in besonderem Maß gilt dies für Angsterkrankungen, Ess- oder Zwangsstörungen.

Studienergebnisse

Drei Bemerkungen vorab:

1. Die Mehrzahl der veröffentlichten Studien haben ein moderates, einige sogar ein hohes Verzerrungspotenzial (»Bias«). Das liegt neben Fehlern oder Ungenauigkeiten in der statistischen Aufarbeitung auch an der Methode der Selbstbefragung (Dewa et al. 2017).

2. Oftmals ist die Anzahl an Studienteilnehmern erstaunlich klein, um eine Publikation zu rechtfertigen: 22 Teilnehmer ursprünglich und 13 Teilnehmer, die nach drei Monaten übrigblieben – solche Zahlen sind keine Seltenheit (Hamilton-West et al. 2020).
3. In Teil II des Buches werden Sie sich widersprechende Studienergebnisse entdecken, die nicht weiter kommentiert werden, weil ich mich nicht als Supervisor von Publikationen sehe und zudem im Bereich der Medizin und der Psychologie ständig um die Wahrheit gerungen wird.

- In einer Studie mit 606 auswertbaren Onlinebefragungen von Ärzten zeigten 19 % Hinweise auf Depression, 16 % auf Angst und knapp 18 % auf Stress (Lage Pasqualucci 2019).
- Es gibt Hinweise darauf, dass jüngere, männliche Allgemeinmediziner eher emotional erschöpft sind als ihre älteren, weiblichen Kollegen. Coachingmaßnahmen und andere Anstrengungen, das Wohlgefühl zu steigern, werden dementsprechend bei jenen jungen Ärzten größere Erfolge haben (Murray et al. 2017).
- Bei einer Onlinebefragung von 593 Ärzten (63,1 % davon waren männlich und 76,6 % zwischen 41 und 60 Jahre alt) im britischen Gesundheitswesen gaben 38,7 % emotionale Erschöpfung an, 20,7 % Depersonalisation, 43,1 % Zeichen für Angst und 36,1 % für Depression (Khan et al. 2018). Beide letztgenannten Symptome korrelierten negativ mit der Autonomie, die der einzelne Arzt im Beruf verspürte.

Letzteres zeigt: Ärzte wollen die Kontrolle über ihr Tun behalten. Wird sie ihnen genommen, reagieren sie verstimmt und ängstlich. Das hat Auswirkungen auf das große Ganze: Mit dem Autonomieverlust steigt die Absicht der Ärzte, früher aus dem Beruf auszuscheiden. Für systemrelevante Berufe, deren Ausbildung ein enormes gesellschaftliches und privates Investment darstellt, ist das fatal. Mit jedem Arzt und jedem Therapeuten, der seinen Beruf an den Nagel hängt, gehen wertvolle Fähigkeiten, großes Wissen und wichtige Erfahrungen verloren.

- Eine andere Publikation über die seelische Gesundheit von Ärzten berichtet von Prävalenzschätzungen für Burnout bei Ärzten zwischen 4 und 20 %. Klinisch bedeutsame Hinweise für Depression werden auf 6 bis 13 % geschätzt. Die Zahlen für Angsterkrankungen, Suizidalität und Substanzmissbrauch seien markant (Beschoner et al. 2019).
- In eine Metaanalyse wurden 6099 Ärzte einbezogen. Innerhalb des Untersuchungszeitraums von einem Jahr traten diverse mentale Krankheiten in höherer Anzahl als in der Allgemeinbevölkerung auf: Somatisierungen, Zwänge, Hypersensitivität, Depression, Ängste und paranoide Störungen (Dai et al. 2015).
- Bei einer Untersuchung von 678 klinisch tätigen Psychologen gaben zwei Drittel an, selbst von seelischen Problemen betroffen zu sein. Sie beklagten eine stärkere Stigmatisierung in ihrem sozialen Umkreis als in ihrem beruflichen. Aus Furcht vor negativen Folgen für sich selbst und ihre berufliche Laufbahn

sowie aus Scham versuchten sie, ihre Probleme zu verheimlichen, und vermieden professionelle Hilfe (Tay et al. 2018).

In welch merkwürdiger Position befinden sich diese Helfer. Sie arbeiten mit Menschen, deren Probleme sie (hoffentlich) nicht abwerten (eine Stigmatisierung ist immer eine Abwertung) und zugleich befürchten oder bemerken sie, dass ihre eigenen seelischen Probleme abgewertet werden.

Akademische Helfer sind verletzlich. Viele von ihnen haben in ihrer Vorgeschichte Traumata erlebt und verarbeiten müssen. Eine Konsequenz im späteren Leben können Depression und Angsterkrankungen sein, oft eine Kombination von beidem; auch Substanzmissbrauch ist häufig.

Als Ergebnis einer öffentlich geförderten Studie in Großbritannien wurden vier Hauptkategorien definiert, an denen die Überlastung der betroffenen Ärzte offensichtlich wurde (Gerada 2017):

1. Praxiskernschmelze (das meint: unerwünschte Praxisschließung): Davon betroffen sind oftmals ältere Ärzte, die seit langem in einer erfolgreichen Gemeinschaftspraxis arbeiten und das Ausscheiden eines Praxispartners wegen der Überlastung (»The remaining doctor tries his or her best but cannot do the work of seven doctors«) und der plötzlich anderen betriebswirtschaftlichen Kennzahlen nicht verkraften.
2. Zu viel zu rasch: Das betrifft Ärzte, die mehrere Praxisstandorte gleichzeitig bedienen. Damit wechselt ständig das unterstützende Team, was sich negativ auswirkt. Ärzte, die so arbeiten, haben ein höheres Risiko, sich isoliert zu fühlen, und entwickeln Überlastungssymptome wie Angst, Panik und Depression.
3. Das Fass wurde zum Überlaufen gebracht: Eine scheinbare Kleinigkeit wie eine Praxisbegehung durch das Gesundheitsamt, wird nicht mehr verkraftet, da alle Kräfte aufgezehrt sind – auch wenn die Begehung keinerlei Kritik hervorbringt.
4. Von der Traurigkeit zur falschen Handlung: Viele Ärzte neigen zur Selbstmedikation, statt einen anderen Arzt oder Therapeuten zu konsultieren.

Wenn Ärzte ihrer eigenen Einschätzung nach mit dem Stress nicht zurechtkommen oder an einer seelischen Erkrankung leiden, schämen sie sich, sind verlegen und fühlen sich gedemütigt:

• In einer Studie benannten die meisten (ärztlichen) Teilnehmer eigene seelische (und auch körperliche) Beschwerden, die im Zusammenhang mit Angstzuständen auftreten, ohne dass sie sich selbst als seelisch krank oder betroffen bezeichnet hätten. Sie wollten ihre eigenen seelischen Nöte somit nicht wahrhaben. Panikattacken, Hyperventilation, Herzrasen, Schwitzen, Übelkeit – alles wurde anderen Ursachen als seelischen zugeschrieben (Riley et al. 2018).

Ähnliches gilt für Symptome wie sie im Zusammenhang mit Depression auftreten: Verzweiflung bei der Arbeit, schlechte Laune, Hoffnungslosigkeit, Schlafstörungen, geringes Selbstwertgefühl, Schuldgefühle, Unruhe, Müdigkeit und

Selbstmordideen. Ärzte besitzen teilweise erstaunliche Fähigkeiten, von eigenen Beschwerden abzulenken, sie herunterzuspielen oder sie schlicht zu verleugnen. Auch Ärzte sind jedoch nicht unverwundbar:

- Die Wirkungen von persönlichen Interventionen der Ärzte, um ihre eigenen Ängste, Depressionen und Suizidneigungen zu vermindern, blieben laut einer Metaanalyse hinter den Erwartungen zurück (Petrie et al. 2019). Deshalb wurde dringend zu Interventionen auf organisatorischer Ebene geraten, um durch veränderte Arbeitsbedingungen die mentale Gesundheit der Ärzte zu verbessern.

Stigmatisierung

Weil seelische Erkrankungen nach wie vor als Stigma gelten, vermeiden es viele Ärzte, nach professioneller Hilfe für sich selbst zu suchen (Gold et al. 2016). Stigmatisierung wirkt in zweifacher Weise negativ: Der Stigmatisierte leidet sowohl unter seiner Erkrankung als solcher als auch unter dem vermeintlichen Makel, den sie angeblich darstellt. Die Einstellung seelischen Erkrankungen gegenüber ist von der Persönlichkeit unabhängig. Studien zeigen jedoch signifikante Unterschiede bei Probanden zu Beginn und am Ende ihres Medizinstudiums. Während des Medizinstudiums nimmt die Ambivalenz gegenüber den ätiologischen Grundlagen von seelischen Erkrankungen zu. Allgemein zeigt sich eine stärkere Stigmatisierung von psychischen Erkrankungen im Lauf des Studiums (Neumann et al. 2012). Das wird zu einem beständigen Problem, wenn ein Arzt während seines Berufslebens selbst seelisch erkrankt. Wirkliches Verständnis von seinen Kollegen kann er nur schwer verlangen, weil er ja selbst diesen Erkrankungen gegenüber Ressentiments hat. Stigmatisierung stellt einen Prozess dar, der im Helferberuf bestimmten Phasen folgt, wie in Abb. II.1 dargestellt.

Die Stigmatisierung hat oft durchaus bei den Betroffenen selbst ihren Ursprung. Dann setzen diese sich letztlich selbstentwürdigenden Inhalten aus wie:

- »Wie kann ich nur so schwach sein?«
- »Ich muss das doch schaffen.«
- »Ich bin unfähig, dumm.«
- »Wie blöd kann man sein?«
- »Ich muss da jetzt durch.«
- »Früher ging es doch auch.«
- »Das schaffen doch sogar kleine Kinder, ist mir das peinlich.«
- »Für die Banalität kann ich mir doch keine Hilfe holen.«
- »Alle anderen können es doch auch.«
- »Stell dich nicht so an.«

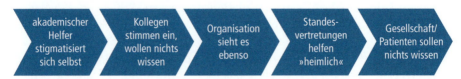

Abb. II.1 Stigmatisierung von akademischen Helfern

Das ist nur eine kleine Auswahl der Selbstvorwürfe, die ich als Berater immer wieder höre.

Die Angst des Arztes, aufgrund seiner seelischen Erkrankung stigmatisiert zu werden, ist fraglos ausgeprägt (Kay et al. 2008). Deshalb versuchen viele, formale oder übliche Wege der Behandlung zu vermeiden. Sie suchen eher ein »kollegiales Gespräch«, unterziehen sich einer Eigenbehandlung oder zahlen ihre Behandlung selbst, obwohl ihre private oder gesetzliche Krankenkasse die Kosten übernehmen würde. Auch alternative Methoden haben einen gewissen Stellenwert. Vom Grundsatz her gilt: Je schwerer die Erkrankung, umso größer ist die Angst, sich zu outen – und umso größer die Scheu, sich zu einer adäquaten Behandlung zu begeben. Wenn die Ärzte dann in Therapie sind, bemühen sie sich nicht selten um »neutrale« Diagnosen wie Stress oder Belastung. Sogar Sexualprobleme werden gegenüber der Diagnose einer seelischen Erkrankung bevorzugt. Für Burnout ergibt sich seit einigen Jahren eine Sondersituation – im Gegensatz zu Depression und Suizidalität wird dieser Begriff als weniger stigmatisierend empfunden (McFarland et al. 2019). Denn es ist ja nicht die Seele, die Probleme macht, sondern die Arbeit ist schuld.

Doch auch an Burnout Erkrankte erkennen häufig nicht, dass sie selbst betroffen sind. Deshalb wurde mein Buch *Burnout bei Ärzten* zu einem gewichtigen Teil nicht von den Betroffenen selbst gekauft, sondern von Familienangehörigen, in der Regel von Ehepartnern.

Über die Hälfte der Ärzte, bei denen eine Depression diagnostiziert wird, hat Probleme damit, sich in Behandlung zu begeben, eben wegen der Stigmatisierung (Guille et al. 2010). Sie haben Angst vor Repressalien, die sogar im Ruhen der Approbation bestehen könnten. Letztlich fehlt den betroffenen Ärzten und der Gesellschaft das richtige Verständnis seelischer Erkrankungen – und das im 21. Jahrhundert!

Meistens arbeiten Ärzte deshalb solange, bis sie nicht mehr können – entweder bis sie zusammenbrechen oder bis sie aufgrund von Verhaltensauffälligkeiten von der Arbeitsstelle »entfernt« werden. Gäbe es keinerlei Stigmatisierung seelischer Erkrankungen, wäre eine adäquate Behandlung leichter und früher möglich und würde weniger Kosten verursachen. Stigmatisierungen und Sanktionierungen können durchaus größere Probleme darstellen als die Erkrankungen selbst. Je mehr es gelingt, der Gesellschaft die genetische Basis seelischer Erkrankungen zu verdeutlichen, umso greifbarer erscheinen sie vielen und umso geringer ist die Angst vor einer seelischen Erkrankung und dem Erkrankten. Auch innerhalb der Ärzteschaft kann das Wissen um neurobiologische Zusammenhänge die nach wie vor erkennbare Stigmatisierung abbauen. »Genetisch« wird dann wie eine Entschuldigung oder Verminderung der Bedeutung interpretiert; ansonsten werden seelische Störungen und Erkrankungen nach wie vor mit »Schwäche«, »Unlust« oder »Willensschwäche« gleichgesetzt (Read et al. 2006). Da »müsse man nur durch« oder »sich einfach ein bisschen mehr am Riemen reißen«, solche Argumente sind gang und gäbe. Kein Mensch würde hingegen einem anderen, der gerade 40 Grad Fieber hat, sagen: »Da musst du jetzt durch. Streng dich einfach mehr an, dann klappt das schon mit dem Marathonlauf.«

Einem betroffenen Arzt helfen?

Eines der Frühzeichen für mentale Erkrankungen ist der soziale Rückzug. Bisherige Kontakte werden aufgegeben, passen auf einmal nicht mehr oder finden zumindest erheblich seltener oder oberflächlicher statt. Es ist alles in allem eine schwierige Situation, wenn man diese Symptome an einem Kollegen bemerkt. Soll man nur den Kopf in den Sand stecken und hoffen, der betroffene Arzt merke es schon selbst und handle dann auch? Viel zu oft wirkt die langjährig vertraute berufliche Umgebung wie ein sicherer Hafen, der nur überaus widerwillig verlassen wird. Aber der eiserne Grundsatz des *primum non nocere* gilt erst einmal für die Patienten, die ansonsten von Fehlbehandlungen betroffen sein könnten.

Es ist eine sehr schwierige Abwägung, in welchem Umfang die Grenzen des Betroffenen gewahrt bleiben müssen. Er muss zu 100 % respektiert werden und darf auf keinen Fall das Gefühl bekommen, die Kontrolle über sich zu verlieren. Oftmals ist es sinnvoll, Nahestehende einzuweihen und sie zu bitten, aktiv zu werden, einfach weil die persönliche Bindung dafür vorteilhaft erscheinen mag. Jedoch birgt dies eine zusätzliche Herausforderung, wenn die Angehörigen die Erkrankung ebenso wenig wahrhaben wollen wie der Betroffene selbst.

Um Ärzte mit Gesundheitsproblemen zu erkennen, braucht es nicht unbedingt öffentliche Einrichtungen und Meldepflichten. Im normalen Umgang sollten befreundete Kollegen und auch Familienangehörige nicht schweigen. Das ist wichtig, weil Ärzte in der Regel ihr eigenes Krankheitsrisiko für seelische Erkrankungen unterschätzen (Hassan et al. 2016) und auch bereits vorhandene Symptome missachten. Da sie dafür ihre Rolle aufgeben müssten, die ihnen Kontrolle verschafft, setzen Ärzte ihre eigene verminderte Leistungsfähigkeit meist nicht in einen Kontext zu bestehenden Beschwerden. Zudem möchten viele ihre Patienten nicht enttäuschen, weil sie meinen, ständig für diese da sein zu müssen, und weil sie ihre Kollegen nicht zusätzlich belasten wollen (Tanksley et al. 2016). Auch entwickeln manche Ärzte Angst davor, dass eine, obgleich vorübergehende Erkrankung in irgendeiner Weise gegen sie verwendet wird.

Auf der anderen Seite können gesunde Ärzte durchaus Schwierigkeiten haben, mit einem Kollegen, den sie bislang immer als fit erlebten, adäquat umzugehen. Vielleicht, weil es sie daran erinnert, selbst nur Mensch zu sein und ebenso erkranken zu können. Oder auch, weil sie dabei mehr Sensitivität für das grundsätzlich Intime, das einer Krankheit eigen ist, spüren können. Einige Handlungsmöglichkeiten sind in Kasten II.1 zusammengefasst (Gunter 2017).

Kasten II.1: Vorgehen bei Verdacht auf Beeinträchtigung ärztlicher Kompetenzen

1. Den Arzt mit Mitgefühl direkt darauf ansprechen (auffallende Änderungen seines Verhaltens oder seiner beruflichen Ergebnisse verbalisieren)
2. Hilfe anbieten oder mitteilen, wer ihm helfen könnte
3. Mit dem Umfeld des Arztes sprechen, um die eigenen Beobachtungen besser einordnen zu können

4. Vermeiden, eine (mögliche) Diagnose zu nennen
5. Bei fehlender Einsicht des (vermutlich) Betroffenen: Einschalten der vorgesetzten
   Stelle (Klinikführung, Ärztekammer)

Wenn in den USA bei Erkrankungen von Ärzten die zuständigen Behörden ein-
schreiten, werden die eingesetzten Methoden von den Ärzten als unmenschlich
und entrechtend empfunden. Von kafkaesken Alpträumen, unfairem und höchst
bürokratischem Vorgehen wird berichtet. Dort existieren Physician Health Programs (PHP), die – auch zwangsweise – die Berufsfähigkeit der Ärzte kontrollieren (siehe Abschnitt 2.2.3). In einem entsprechenden Report wurde einem Drittel
aller bereits in einem solchen Programm (zwangs-)verpflichteten Ärzte Probleme
im Bereich *Mental Health* attestiert, einem Viertel körperliche Einschränkungen.
Ein anderer Bericht nannte für zwei Drittel aller Ärzte in einem solchen Programm Substanzmissbrauch als Diagnose, für 10 % andere Erkrankungen im
Sinne fehlender *Mental Health*, für 4 % körperliche Erkrankungen, für 2 % kognitive Störungen und für 18 % »störendes Verhalten«, also Verhaltensauffälligkeiten (in Gunter 2017). Das in den USA offenbar erheblich stringentere, etablierte
Kontrollsystem trägt dort sein Übriges dazu bei, dass Ärzte bei seelischen Problemen vieles versuchen, bevor sie sich lege artis behandeln lassen.

Wenn man den akademischen Helferberuf nicht mehr ausführen kann

Verdeutlichen wir uns, welche Merkmale eine gelungene, mitmenschliche Begegnung zwischen dem Therapeuten oder Arzt und dem Patienten ausmacht. In der
ersten Phase, dem beginnenden Kontakt, sind Offenheit, Freundlichkeit und Interesse vonnöten. In der zweiten Phase, die entscheidend ist, sollten Empathie
und Mitgefühl sowie Kompetenz des Helfers spürbar werden. Dann, mit der dritten Phase, der Verabschiedung, geht es darum, wieder loszulassen, nachdem Vereinbarungen getroffen wurden. Dieser Ablauf ist immer gleich, ob es sich um eine
Visite im Krankenhaus, einen Hausbesuch oder die Konsultation in einer Praxis
handelt. Mit Vereinbarungen ist gemeint, dass zwischen Helfer und Patient eindeutig geklärt ist, was der Patient ab nun tun sollte – und ebenso der Arzt oder
Therapeut (wie beispielsweise Laboruntersuchungen veranlassen und bewerten).
   Bei den Kompetenzen, über welche der akademische Helfer verfügen sollte,
handelt es sich somit nicht nur um Fachwissen, sondern sie haben zugleich sozialen wie emotionalen Charakter. Die Behandlungssituation findet unzählige Male
statt, ist herausfordernd und kostet Energie (auch wenn dies unbewusst abläuft).
   Studien belegen, dass Ärzte im Laufe ihres Berufslebens zu 15 bis 33 % einmal
definitiv ihren Beruf nicht ausüben können oder sollten (Boisaubin 2009). Jeder
Arzt hat die Pflicht, Patienten nur dann zu behandeln, wenn er dazu fähig ist.
Von Piloten kennt man das – sie müssen sich bei Dienstantritt aktiv »fit for fly«
melden. Wenn sie das nicht sind, dürfen sie nicht fliegen. Eine entsprechende An-
weisung für Ärzte existiert allenfalls implizit. Gewiss bedeutet, an einer Krankheit zu leiden, nicht automatisch, nicht fähig zur Ausübung des helfenden Berufes
zu sein. Die Grenze zu ziehen, mag dem Arzt oder Therapeuten meistens leicht-

fallen. Ob diese Entscheidung dann auch korrekt erfolgt ist, wird in unserem Land kaum kontrolliert.

Wer nach vielen Jahren aus dem ärztlichen Beruf (unfreiwillig) ausscheidet, hat oftmals keine Idee, was er ansonsten noch mit sich und seinem Leben anstellen könnte. Deshalb können Gefühle innerer Leere und Ängste bezüglich der eigenen wirtschaftlichen Situation aufkommen. Die unweigerliche Distanz, die zu ehemaligen Kollegen und dem gesamten Arbeitsfeld entsteht, wirkt ebenso belastend.

Bevor in Teil III Möglichkeiten vorgestellt werden, wie ein Arzt oder Therapeut zu seiner mentalen Gesundheit beitragen kann, befassen sich die folgenden Kapitel mit den Bad Five – den fünf häufigsten mentalen Gesundheitsstörungen akademischer Helfer: Burnout, Depression, Angsterkrankungen, Sucht und Suizidalität.

5 Burnout

5.1 Allgemeines

Die WHO definiert Burnout sehr komprimiert als einen Status von extremer (lebensbedrohlicher) Erschöpfung (Fralick & Flegel 2014). Die Quote von Ärzten, die ihre Kliniktätigkeit aufgeben (gänzlich oder die Einrichtung wechseln) ist doppelt so hoch, wenn sie an Burnout leiden (Trockel 2019). Allein dadurch entstehen dem Gesundheitssystem massive finanzielle Verluste.

Der Begriff des Ausbrennens wurde bereits im Altertum verwendet, die erneute Nutzung 1974 durch den US-amerikanischen Therapeuten Freudenberger stellt die Geburtsstunde des Burnout als seelische Störung dar (Bergner 2010). Einige Zeit nach der Beschreibung durch Freudenberger wurden folgende sechs strukturellen Inhalte benannt, die auf Dauer zu Burnout führen können (Maslach & Leiter 1997):

1. *Kontrollmangel*: Sowohl Erkrankungen als auch Patienten sind nicht unbedingt steuerbar.
2. *Widersprüche*: Beispielsweise die Nichtökonomisierbarkeit von Krankheit einerseits und real existierende betriebswirtschaftliche Zwänge andererseits.
3. *Vertrauensverluste*: Zwischen Ärzten bestehen längst nicht mehr die Verbindungen wie früher, auch wenn sie sich noch heute als »Herr Kollege« und »Frau Kollegin« titulieren. Zudem stellen Patienten, durch das Internet forciert, neue Forderungen, wollen aber zugleich nicht unbedingt Verantwortung übernehmen.
4. *Arbeitsüberlastung*: Es entstehen sowohl zeitliche als auch inhaltliche Grenzerfahrungen.
5. *Belohnungsdefizite*: Die Honorierung wird zu vergleichbaren Berufen und in Bezug auf Verantwortung sowie Schwere und Dauer der Ausbildung als unzureichend empfunden.
6. *Fairnessdefizite*: Ärzte und Therapeuten sehen sich als Befehlsempfänger von Institutionen und deren Betriebswirten und Juristen.

Entsprechend beklagen Ärzte mit Burnout ihre Verwaltungsaufgaben (52 %), eine zu hohe Arbeitszeit (50 %), mangelnde Anerkennung (36 %), die zu starke Gewinnorientierung (32 %) und eine unzureichende Honorierung (26 %) (Richter-Kuhlmann 2019b). Menschen, die sich selbst als ängstlich, wenig organisiert oder hektisch einschätzen, haben eine erhöhte Burnoutanfälligkeit. Gehäuft treten auch Pessimismus, Perfektionismus, fehlende Fähigkeit zur Bewältigung von Stress sowie Einsamkeit auf (Eckleberry-Hunt et al. 2009). Schlafstörungen korrelieren ebenso mit Burnout, meistens in Form von Schlafmangel.

In der Regel wird Burnout aufgrund von drei Hauptsymptomen beschrieben: der abnehmenden Leistungsfähigkeit, der Depersonalisation und der emotionalen Erschöpfung. Bevor wir uns detaillierter den Symptomen dieser vermutlich häufigsten mentalen Störung bei Ärzten und Therapeuten widmen, lenkt Kasten 5.1 den Blick zunächst darauf, welche Folgen Burnout haben kann (nach Lapa et al. 2016 & Raab 2014):

Kasten 5.1: Auswirkungen von Burnout

... beim Arzt
- Abnehmende Empathie
- Abnehmende Leistungsfähigkeit
- Adipositas
- Alkohol- und Substanzmissbrauch
- Beschleunigtes biologisches Altern
- Diabetes mellitus
- Erhöhte Risiken für kardiovaskuläre Erkrankungen
- Erhöhtes Risiko von Kunstfehlern
- Erhöhtes Unfallrisiko, im Beruf und privat
- Fehlentscheidungen, sowohl im Beruf als auch beispielsweise bei Geldanlagen
- Intentionen, die ärztliche Tätigkeit aufzugeben
- Soziale Konflikte, familiär und beruflich
- Suizidabsicht
- Verbesserungswürdige Patientenbehandlung
- Verminderung der geistigen Fähigkeiten

... beim Patienten
- Geringere Zufriedenheit
- Schlechtere Compliance
- Schlechtere Behandlungsergebnisse

Wie Sie sehen, wird Burnout mit sehr vielen negativen Erscheinungen in Verbindung gebracht.

Burnout ist die Konstellation, in der man sich zugleich stark belastet und vorrangig fremdbestimmt fühlt – und insbesondere glaubt, diese Situation nicht verlassen zu können. Burnout wird also als Sackgasse empfunden.

Die Belastung kann sowohl beruflicher wie privater Art sein, die Seele trennt diese Bereiche nicht. Das Gefühl mangelnder Selbstbestimmung wirkt sich sehr negativ aus. Wer meint, dass andere über sein Leben entscheiden oder es maßgeblich beeinflussen, wird kaum davon zu überzeugen sein, dass er wesentliche Erfolge selbst in der Hand hat, und wird sogar tatsächliche eigene Erfolge nicht mehr mit seinem Tun in Zusammenhang bringen. In dieser vertrackten Situation wird ein Mensch weniger Chancen wahrnehmen, da er glaubt, dass alles ohnehin keinen Sinn mehr hat.

5.2 Symptome

5.2.1 Leistungsabnahme

Arbeitsfähigkeit ist die Balance zwischen den Arbeitsanforderungen und den persönlichen Ressourcen. Ist diese Balance gestört, muss es zu einer Leistungsabnahme kommen. Als Faustregel gilt: Je weiter Burnout fortschreitet, desto mehr nimmt die Leistungsfähigkeit ab. In der Anfangsphase – einem Aufbäumen ähnlich – sind die Betroffenen jedoch oftmals hyperaktiv und erbringen besonders hohe Leistungen. In dieser Phase ist das Kriterium somit noch nicht nutzbar. Je mehr der Betroffene seinen Willen einsetzt, desto länger zieht sich der Verlauf hin und desto leistungsfähiger scheint er nach außen (Details zum Willen: Abschnitt 10.3.2).

Die Leistungsfähigkeit vieler Ärzte, die in eigener Praxis tätig sind, nimmt für sie selbst subjektiv ab, bevor dies für andere offensichtlich wird. Die meisten meiner Klienten kommen bei unveränderter Patientenzahl und Leistungsdichte zur Beratung. Man kann postulieren, wenn die tatsächlich nutzbare Leistungskapazität abnimmt, ist Burnout in der Regel bereits weit fortgeschritten. Warum gerade Ärzte trotz ihrer subjektiv längst wahrgenommenen Erschöpfung lange warten, bis sie Hilfe suchen, mag in einer Art von Pseudoprofessionalität begründet sein, welche die zugrundeliegende Angst oder Scham kaschiert. Professionelles Verhalten wäre, sich so rasch wie möglich Hilfe zu holen.

5.2.2 Depersonalisation

Bei Burnout kommt es zur Distanzierung des Arztes oder Therapeuten von seinen Patienten. Rückzug ist eine defensive Reaktion, wie sie auch bei Angst oder Depression auftritt. Er ist auch eine typische Folge von Enttäuschungen, weshalb jeder, der an den genannten Erkrankungen leidet, nach einer zugrundliegenden Enttäuschung fahnden kann.

Es gibt eine Theorie namens Conversation of Resources Theory (Theorie der Ressourcenerhaltung; in Khan et al. 2018), welche besagt, dass die Verminderung von Motivation und schlechte Bewältigungsstrategien einen Circulus vitiosus in Gang setzen, der zu einem markanten Verlust von Ressourcen in anderen, körperlichen und seelischen Bereichen führt, was wiederum Angst und Depression den Weg ebnet. Ein typisches Beispiel für einen negativen Bewältigungsmechanismus stellt Depersonalisation dar. Es ist der Versuch, mit den überwältigenden persönlichen Anforderungen durch Rückzug und Abgrenzung fertig zu werden, was aufgrund der negativen Reaktionen der Bezugspersonen, also der Patienten, der Mitarbeiter oder Kollegen und auch der privaten Kontakte, nicht funktioniert. Eine Spirale der Negativität ist damit in Gang gesetzt.

Depersonalisation führt zu einer gleichgültigen, desinteressierten, gefühllosen und zynischen Einstellung. In Kasten 5.2 sind die typischen Symptome für Depersonalisation aufgelistet. Die Betroffenen haben eine eingeschränkte Gefühlswahrnehmung, sie können also die Gefühle der anderen immer schlechter wahrnehmen – und ebenso die eigenen. Was sie früher bewegte, wie Berührungen oder Anblicke, lässt sie kalt. Auch Teile des eigenen Körpers werden wie fremd oder nicht vorhanden erfahren. Sie empfinden sich neben sich stehend. Ihr eigenes Leben wirkt für sie als nähmen sie nicht daran teil. Wenn etwas zu tun ist, bewerten sie sich als »funktionierend« wie eine Maschine. Auch Störungen des Geschmacksempfindens, taktile Einschränkungen und Störungen des Gedächtnisses kommen vor. Erste Anzeichen für Depersonalisation bei Ärzten und Therapeuten sind ein reduziertes Engagement für Patienten und andere Menschen, einhergehend mit abnehmender Empathie.

Burnout und Empathie verhalten sich wie zwei, die miteinander Seilziehen spielen (Abb. 5.1) – wenn das eine gewichtiger wird, wird das andere schwächer (Yuguero et al. 2017). Wird Burnout stärker, nimmt die Empathie ab.

Kasten 5.2: Hinweise auf Depersonalisation

- Absolutheitsansprüche
- Einschränken der berufliche Tätigkeit auf das unbedingt notwendige Maß
- Gefühlskälte
- Missachten der Patienten
- Rückzug von Sozialkontakten
- Schuldgefühle
- Herziehen über Kollegen
- Vorgeben von Unantastbarkeit
- Zynismus und Sarkasmus

Je länger das Burnout besteht und je ausgeprägter es ist, umso mehr sind die Betroffenen von ihrem Beruf desillusioniert, was praktisch immer mit einer Distanzierung vom Patienten einhergeht. Typischerweise treten drei Eskalationsstufen dieser Depersonalisation auf:

Stufe I   Desillusionierung vom Beruf → Distanzierung vom Patienten
Stufe II   Stärker empfundene berufliche Belastungen (wie administrative Aufgaben; Zeitnot) → Zeitmangel beim Patienten und im privaten Umfeld, sich stets gehetzt fühlen
Stufe III Alles in Frage stellen

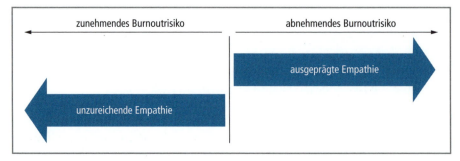

Abb. 5.1 Empathie und Burnout

5.2.3 Emotionale Erschöpfung

Emotionale Erschöpfung ist das Leitkriterium für Burnout. Ohne sie kann die Diagnose nicht gestellt werden. Man mag einwenden, emotionale Erschöpfung sei heute eher normal als krankhaft und spiegele nichts anderes wider als die überdrehte Geschäftigkeit des modernen Lebens. Viele werden das Gefühl kennen, dass irgendwie jeder um einen herum irgendetwas von einem will. Zunächst mag man sich noch gebauchpinselt fühlen ob der Wichtigkeit der eigenen Inkarnation. Auf Dauer führen solche Ansprüche anderer zu einer Art innerer Alarmbereitschaft, wann die nächste Anforderung gestellt wird. Wenn es zu viel wird, kann das Gefühl entstehen, nicht mehr alles im Griff zu haben. Das entspricht grundsätzlich immer den Tatsachen, weil kein Mensch alles im Griff hat oder auch nur haben könnte.

Eigentlich ist der Begriff emotionale Erschöpfung verwirrend, weil damit nicht gemeint ist, keine Emotionen mehr zu haben. Vielmehr handelt es sich bei emotionaler Erschöpfung um eine Mischung aus Lustlosigkeit, fehlender Freude am Leben und am Beruf, Unlust für soziale Kontakte und Widerwillen gegen bisher ohne innere Widerstände vollbrachte Tätigkeiten. Die chronische Müdigkeit führt zu dem Wunsch nach Ruhe und Urlaub. Selbstzweifel, Zweifel am Beruf und allem anderen sind typisch.

In einem Satz: »Ich kann nicht mehr.« Er ist der typische für Burnout. Andere, auf emotionale Erschöpfung hinweisende Aussagen lauten:

- »Was tue ich hier überhaupt?«
- »Wie kam ich je auf die dumme Idee, Arzt/Therapeut zu werden?«
- »Ich brauche mehr Abstand.«
- »Inzwischen nervt mich alles.«
- »Ich brauche dringend Urlaub.«

Eine erste Idee, diesem Gefühl der Erschöpfung mit Resilienz beizukommen, wäre, sich die Frage zu stellen: »Kann ich es doch schaffen?« Die direkte Gegenaussage: »Ich kann das!« gelingt jedoch in Zeiten der Erschöpfung nicht. Man muss sich in kleineren Schritten aus dem Dunkel befreien.

Die meisten Menschen, die notfallmäßig eine Telefonseelsorge anrufen, begründen dies mit dem Satz: »Ich weiß nicht mehr weiter.« Das bedeutet, sie fühlen sich wie in einer Sackgasse und finden keinen Weg heraus. Diesem Satz liegt eine große Unsicherheit zugrunde. Wer Burnout hat, nutzt diesen Satz fast nie. Der mit Abstand häufigste ist der eben genannte Satz: »Ich kann nicht mehr.« Dieser Satz ist eine selbstbezogene Aussage, die ein Urteil über die eigenen Fähigkeiten fällt. Manchmal kommen auch andere Sätze, die wir uns nun genauer anschauen – zunächst der Satz des Burnoutbetroffenen, dann das Gefühl, welches er vermutlich damit ausdrückt:

»Ich kann nicht mehr«:	Verzweiflung
»Ich mag nicht mehr«:	Unlust
»Es hat alles keinen Sinn«:	Sinnlosigkeit
»Ich will nicht mehr«:	Unwille

»Ich sollte nicht mehr«:   Warnung

»Ich möchte nicht mehr«:   Aufgeben

Das vorrangige Gefühl bei Burnout ist Unzufriedenheit, die sich langsam in Richtung der Verzweiflung verstärkt. Verzweiflung inkludiert Zweifel, und deshalb sollte sich jeder, der »Ich kann nicht mehr« sagt, eine Frage stellen: Welche Zweifel habe ich? Habe ich Zweifel an dem, was ich tue? Oder sind es eher Zweifel an dem, wie ich es tue, oder was ich tun muss, zumindest meine, tun zu müssen?

Ein zentrales Moment bei Burnout ist der Zweifel an dem, was man tut. Dabei sollte man sich nicht mit Allgemeinplätzen zufriedengeben. Es kommt darauf an, herauszuarbeiten, was es konkret ist, das zur Verzweiflung führt. Damit besitzt man einen machtvollen Hebel, um Burnout zu beenden. Übrigens sind es oft keine beruflichen Inhalte, welche der Verzweiflung bei genauem Betrachten zugrunde liegen.

Sätze wie die eben aufgeführten werden als Zeichen für emotionale Erschöpfung gewertet. Emotionale Erschöpfung ist eine Conditio sine qua non zur Diagnosestellung von Burnout. Wer nicht mehr kann, ist erschöpft und spürt, dass er weniger Leistung erbringen kann. Das bedeutet, emotionale Erschöpfung hat einen direkten Zusammenhang zur körperlichen Erschöpfung und auch zur Leistungsabnahme. Einen Menschen, der emotional am Limit lebt, können wir uns nicht mit voller Leistungsfähigkeit vorstellen.

Daraus ist zu schlussfolgern: Leistungsabnahme ist mit Erschöpfung verbunden und insofern ein Teil oder eine Folge von ihr und kein wahrhaft unabhängiges, zweites Kriterium. Das dritte Hauptkriterium für Burnout ist die Depersonalisation. Letztlich ist sie fehlender Empathie sehr nahe und damit ein Thema des Zwischenmenschlichen. Wer keine Empathie mehr aufbringen kann, muss im ärztlichen und therapeutischen Beruf dennoch irgendwie in Kontakt mit dem Patienten treten. Deshalb führt Burnout zu einer Form von Schauspiel, von unehrlicher Empathie. Hierher gehört das Phänomen von vermehrtem Sarkasmus und Zynismus. Das alles strengt an und fördert die Erschöpfung, die zu einem Rückzug zu sich selbst führt.

Zusammenfassend ist festzuhalten: Emotionale Erschöpfung ist nicht nur das zentrale, sondern bei genauer Betrachtung das einzige Kriterium für Burnout. Leistungsabnahme ist eine Folge von ihr und Depersonalisation letztlich auch; allenfalls kann man sie als Parallelphänomen charakterisieren. Es wäre genauso möglich Müdigkeit, Lustlosigkeit, Unzufriedenheit oder Desinteresse als Zweit- und Drittkriterium für Burnout zu definieren.

Weiterhin kann fehlende Leistungsfähigkeit auch als körperliche und mentale Erschöpfung bezeichnet werden. Bei genauerer Betrachtung sind es also keine drei Leitkriterien, die für Burnout sprechen, sondern alles sind Auswüchse der Erschöpfung, und eine Folge davon (Depersonalisation) ist die Abkehr vom Patienten. Die Depersonalisation kann nach meiner Erfahrung der Wahrnehmung von Erschöpfung vorausgehen, parallel dazu stattfinden oder auch erst als letztes Symptom auftreten.

Das Konglomerat aus negativen Stimmungen, wie alles habe keinen Sinn mehr, das Gefühl, die Kontrolle zu verlieren, keine ausreichende Balance im Privatleben mehr zu erreichen (Gold 2019), beschwert jeden Moment. Bei Burnout fehlt irgendwann das Gefühl, durch das Leid oder die Sorgen der Patienten selbst betroffen zu werden; dieser Zustand wird Mitgefühlsmüdigkeit genannt. Wenn die Betroffenheit ausbleibt, bevorzuge ich den Ausdruck Empathieschwäche, weil dieser der tatsächlichen Situation näherkommt.

5.3 Verlauf

Es gibt einige Faktoren, die eine maßgebliche Rolle im Verlauf von Burnout spielen. Das sind die Zufriedenheit des Betroffenen, die von ihm empfundene Selbstbestimmung und Selbstwirksamkeit, seine Belastungen (was die Gesamtheit der privaten und beruflichen Belastungen bedeutet) und der Willenseinsatz (Abb. 5.2).

Phasen
Burnout entwickelt sich in Phasen. Der Erstbeschreiber Freudenberger definierte ein anfängliches empfindendes Stadium und ein darauffolgendes empfindungsloses. Heute geht man von drei Phasen aus (Bergner 2010).
Die *erste Phase* kann als aktiv bis hyperaktiv beschrieben werden. Zwar empfinden die Ärzte und Therapeuten sich als emotional erschöpft, teils auch als kör-

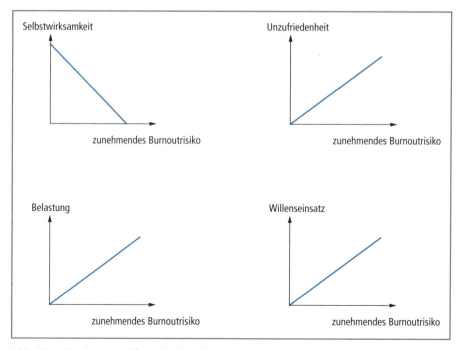

Abb. 5.2 Das Burnoutrisiko und seine Trigger

perlich angegriffen, aber die meisten zeigen noch eine idealistische Begeisterung. In dieser Phase ist es kaum möglich, bei sich selbst Krankheitszeichen zu erkennen, viel zu sehr sind die Helfer darauf programmiert, Stress als notwendiges Übel zu akzeptieren, sogar als Belohnung für ihre ärztliche oder therapeutische Tätigkeit. Bereits in dieser Phase kommt es zum vermehrten Gebrauch bis hin zum Missbrauch von Alkohol, Nikotin, Medikamenten und Drogen. Wer an Burnout leidet, hat oft erhöhten Alkoholkonsum (De Oliveira et al. 2013), wobei unklar ist, ob es sich um eine Folge von Burnout oder um eine Ursache dafür handelt. Auch andere Verhaltensweisen als Kompensationsversuche treten auf wie Frustkäufe oder häufig wechselnde Geschlechtspartner. Kasten 5.3 gibt eine Übersicht über die häufigsten Anzeichen für ein beginnendes Burnout.

Kasten 5.3: Burnout in der Anfangsphase

- Anhedonie
- Extreme Erschöpfung
- Freiwillige Mehrarbeit
- Gefühl, unentbehrlich zu sein
- Materialismus
- Annahme neuer Tätigkeiten
- Schuldgefühle
- Selbstwertminderung
- Stimmungsschwankungen
- Zeitnot
- Zweckpessimismus

Die Impulskontrolle, die sich als Aggression zeigt, ist in dieser Zeit häufig gestört. Typisch sind dafür: Ärger, Argwohn, Gereiztheit, Intoleranz, Katastrophisieren, Misstrauen, Negativismus, Sarkasmus, Ungeduld, Unruhe, Unzufriedenheit und Wut. Nichts erscheint mehr richtig, alles wird irgendwie negativ gesehen und entsprechend kommentiert. Viele werden sich nun sagen: Das ist üblich bei Ärzten. Das entspräche dem Eingeständnis eines kollektiven Burnouts dieser Berufsgruppe.

Die Anfangsphase wird nach Wochen oder Jahren durch die *zweite Phase*, die des Rückzugs, abgelöst. Nun wird Schutz gesucht, nicht selten als Enttäuschungsprophylaxe. Die Unzufriedenheit steigt, sie wird zum Leitgefühl für Burnout – im Gegensatz zur Depression und ihrer Traurigkeit. Der betroffene Arzt oder Therapeut wird von unguten Gefühlen beherrscht, von Planlosigkeit, Zeitnot und Distanz zu sich selbst. Er verringert den Kontakt zu Patienten; dies ist zunächst ein innerlicher Vorgang, der erst einmal nicht nach außen mitgeteilt wird (Panagioti et al. 2018). Die Empathie nimmt ab, das Interesse an allen Dingen ebenso (Gleichgerrcht & Decety 2013). Die Passivität steigt, der Rückzug erfolgt auf allen Ebenen, kognitiv, emotional und im Verhalten. Kasten 5.4 zeigt typische Symptome dieser zweiten Phase.

Kasten 5.4: Burnout in der Übergangsphase

- Abstumpfen
- Beginn des Gefühls von innerer Leere
- Bitterkeit
- Distanz zu Patienten
- Empathieminderung
- Familiäre Probleme
- Fatalismus
- Krankwerden
- Meidung von Kollegen und Patienten
- Müdigkeit
- Rückzug aus dem sozialen Leben
- Schuldzuweisungen an andere
- Substanzmissbrauch
- Überforderungsgefühle
- Unzufriedenheit
- Widerwille, den Beruf auszuüben

Die Symptome gleichen – abgesehen von der meistens fehlenden Traurigkeit – so sehr einer Depression, dass bereits in der zweiten Phase eine eindeutige Diagnosestellung Burnout oder Depression oft nicht möglich ist. Wenn jetzt nicht interveniert wird, prägen sich bisher eher latente Gefühle und Verhaltensweisen stärker aus: Angst, depressive Episoden, innere Leere, Versagensgefühle und Dienst nach Vorschrift, körperliche und mimische Starre sowie fehlende Ziele. Kognitive Beeinträchtigungen und Kunstfehler kommen hinzu.

Die *dritte Phase* ist durch Passivität bis hin zur Lähmung und Isolation gekennzeichnet. Der Leidensdruck des Arztes oder Therapeuten, in der ersten Phase noch völlig verdrängt, wird nun dringlich. Bei teilweise kleinkindlicher Hilflosigkeit merkt spätestens jetzt die Umwelt, dass etwas nicht stimmt. Substanzmissbrauch ist nun eher die Regel als die Ausnahme. Eine Unterscheidung zur mittelschweren oder schweren Depression ist unmöglich (Kasten 5.5).

Burnout bedeutet eine sich stetig verschlechternde mentale Gesundheit (Asai et al. in Trockel 2019). Je stärker Burnout ausgeprägt ist, umso höher wird die Suizidgefahr (Dyrbye et al. 2008).

Kasten 5.5: Burnout in der Endphase

- Aufgabe der Hobbys
- Desinteresse an allem
- Einsamkeit
- Emotionale Verflachung
- Hilflosigkeit
- Hoffnungslosigkeit
- Leeregefühl

- Starres Denken
- Substanzmissbrauch
- Suizidgefahr
- Verzweiflung

Wenn man Burnout von einer Metaposition aus betrachtet, erkennt man, dass sich während des Prozesses, begleitet von immer stärker werdender Unzufriedenheit, endend mit Gefühlsleere, stetig Leistungsfähigkeit, Idealismus und Empathie abbauen. Das ist meistens ein zunächst langsamer und unmerklicher Vorgang, weshalb betroffene Ärzte oder Therapeuten die Diagnose nicht selten von außen mitgeteilt bekommen müssen. Ein Lichtblick: Wenn das Burnout überwunden ist, sind die ehemals Betroffenen oft genauso engagiert und leistungsfähig wie früher (Gold 2019).

5.4   Koinzidenzen

Damit Burnout entsteht, braucht es eine Grundlage, also disponierende Faktoren. Den Verlauf begleiten moderierende, zum Ausbruch kommt es durch realisierende Faktoren. Protrahierende Faktoren schließlich ziehen den Krankheitsverlauf in die Länge (Kasten 5.6; Bergner 2010).

Kasten 5.6: Faktoren im Zusammenhang mit Burnout

Disponierende Faktoren
- Frühkindliche Traumatisierungen
- Neurotizismus
- Selbstwertprobleme
- Soziale Kontaktstörungen

Moderierende Faktoren
Eigenschaften:
- Idealismus
- Perfektionismus
- Zwanghaftigkeit, Übergenauigkeit
Gefühle:
- Verwehren von Anerkennung
- Erwartungen an andere, die enttäuscht werden
- Hilflosigkeit und Verantwortung zugleich
- Versagensangst
Verhalten:
- Zulassen von Dauerbelastung
- Doppelbelastung Beruf/Familie
- Verzicht auf Auszeiten

Realisierende Faktoren
Eigenschaften/Vorstellungen:
- Eigene Grenzen nicht wahren (und erkennen)
- Es einem jeden recht machen wollen
- Sich keine Fehler erlauben
- Unbedingt Ziele erreichen wollen
Gefühle:
- Meister im Unterdrücken der eigenen Gefühle sein
- Seelische Belastungen erfahren (Partnerschaft, privat)
Verhalten:
- Nicht Nein sagen können
- Nur geben, nicht nehmen

Protrahierende Faktoren
- Alles, was den Willen stärkt

Schauen wir uns in Kasten 5.7 wichtige Inhalte detailliert an, nun konkret auf den Alltag eines akademischen Helfers bezogen (in Eckleberry-Hunt et al. 2017):

Kasten 5.7: Häufigkeit von Koinzidenzfaktoren bei Burnout

Prozent	Inhalt
67	Hohes Ausmaß an Stress
62	Zu hoher Druck für geforderte Dokumentationen
58	Hektische bis chaotische Arbeitsbedingungen
57	Arbeit mit nach Hause nehmen (elektronische Dokumentationsaufgaben)
49	Zu wenig Kontrolle über Arbeitsinhalte
keine Angabe	Angst vor juristischer Verfolgung
	Fehlende Unterstützung durch Kollegen
	Finanzielle Schwierigkeiten
	Leiden der Patienten
	Mangelnde Unterstützung von Nichtärzten
	Schlafmangel
	Tod von Patienten
	Ungenügende Führung durch Vorgesetzte
	Zu hohe Dichte an Nachtdiensten
	Zu hohe Wochenarbeitszeit

Neurotizismus

Einer Eigenschaft wird im Kontext mit Burnout größte Aufmerksam geschenkt, dem Neurotizismus. Er ist die einzige Persönlichkeitseigenschaft der Big Five (Abschnitt 3.1), die mit allen drei Hauptdiagnosemerkmalen von Burnout verbunden ist, da sie die Leistungsfähigkeit vermindert und die emotionale Erschöpfung und Depersonalisation erhöht. Neurotizismus führt zu Verhaltensweisen, die von außen – zumindest bei genauer Betrachtung – auch erkannt werden können:

- keine eigene, innere Führung durch das Leben,
- Hilflosigkeit, die unter der Maske des scheinbar Allwissenden verborgen sein kann,
- Labilität,
- Neigung, sich schuldig zu fühlen,
- übernormales Streben nach Erfolg,
- niedriges Selbstwertgefühl.

Neurotizismus ist wie ein Gegenentwurf zur Resilienz, zur seelischen Widerstandsfähigkeit (Kapitel 10.4), die gerade in helfenden Berufen wichtig ist. Denn die Inhalte, die berufsspezifisch zu verkraften sind, sind oft von starker Expressivität, und die Patienten sind meist verunsichert, würden also von einer stabilen Helferpersönlichkeit profitieren. Emotional labilen Menschen mangelt es öfter an Realitätssinn und ihre Selbststeuerung weist Defizite auf. Sie sind prädisponiert für Burnout.

Wenn Sie mögen, können Sie nun Ihren eigenen Neurotizismus testen (nach Bergner 2018a):

Übung 5.1: Neurotizismus

Wie viele der folgenden Aussagen bejahen Sie?
- Ich kann kaum Nein sagen.
- In vielen Situationen fühle ich mich gehemmt und unwohl.
- Öfter als nötig grübele ich.
- Was mich mein Leben gelehrt hat: Das Schicksal ist ungerecht.
- Ich mache mir oft Sorgen.
- Ich habe genug erlebt, um zu wissen, dass Misstrauen angebracht ist.
- An Zufall zu glauben, fällt mir schwer, vieles verläuft schicksalsartig.
- Ich habe öfter die Sorge (gehabt), verlassen zu werden.
- Ich habe Angst, von anderen abgelehnt zu werden. Vielleicht bin ich deshalb meistens sehr freundlich.
- Probleme, mich zu konzentrieren, kenne ich durchaus.

Zur Auswertung: Es gibt keinen Schwellenwert, ab dem man sicher von Neurotizismus sprechen kann. Allgemein gilt: Je mehr Fragen Sie bejaht haben, desto stärker ist diese Persönlichkeitseigenschaft bei Ihnen vorhanden. Das ist wichtig, weil Neurotizismus mit Abstand von allen Persönlichkeitsparametern die größte gesundheitliche Relevanz hat – unabhängig von Burnout.

Neurotizismus macht Menschen übervorsichtig, so dass sie auch aus Angst vor Ablehnung viele Aufgaben nicht annehmen, die sie fachlich problemlos meistern könnten. Das kann zu einer inneren Opferposition führen und Zufriedenheit kosten. Das Leben wird um diese Persönlichkeitseigenschaft herum arrangiert, was bedeutet, dass wirksame Änderungen vermieden werden. Insofern spiegelt Neurotizismus den Betroffenen unzureichende Selbstbwirksamkeit vor.

5.5   Strittige Aspekte

5.5.1   Burnout gleich Depression?

Im Vergleich zu anderen Berufen leiden Ärzte prozentual deutlich häufiger an Burnout, zugleich ist ihre Betroffenheit von Depression vergleichbar mit ähnlichen Bevölkerungsschichten (Davis et al. 2003). Das ist ein Hinweis darauf, dass Burnout etwas anderes ist als Depression, sonst wären ausgeglichenere Prozentanteile zu erwarten.

Bei Burnout vermindern sich die Leistungsfähigkeit und zugleich der Stolz auf das, was man tut. Die Unzufriedenheit sowohl im Beruf als auch im Alltag wird stärker. Bis zur zweiten, mittleren Phase von Burnout kann sie das alles dominierende Gefühl werden – im Gegensatz zur Gefühlsleere oder Traurigkeit bei depressiven Erkrankungen. Meiner Erfahrung nach ist die Unzufriedenheit ein, wenn nicht gar das diagnostische Leitkriterium, welches auf emotionale Erschöpfung bei Burnout hinweist.

Burnout ist kein dichotomer Zustand, es ist nicht nur weg oder nur da. Es beschreibt ein Kontinuum zunehmender emotionaler Erschöpfung, Depersonalisation und Leistungsschwäche. Selbst diese Kriterien wurden nirgendwo offiziell anerkannt. Es wurde auch nie ein Grenzwert definiert, der klar sagt, es ist kein Burnout oder diese Diagnose ist sicher zu stellen. Der »Score«, den beispielsweise das MBI (Abschnitt 5.8.1) misst, ist ein Hinweis für das Risiko für Burnout, mehr nicht. Bestenfalls kann man damit durch Testwiederholungen im zeitlichen Verlauf auch erkennen, ob es einem Menschen inzwischen besser geht oder nicht. Es gibt sie nicht, die eine, sichere Diagnosestellung bei Burnout. Wenn der eine von Burnout spricht, bedeutet es noch lange nicht, dass ein anderer dasselbe damit meint. Das Spektrum der Inhalte, die mit dieser Diagnose zu tun haben sollen und die erst einmal nicht viel miteinander zu tun haben, ist groß: Zynismus oder Substanzmissbrauch, Hyperaktivität und Handlungsunfähigkeit oder Suizidalität. Der Begriff Burnout lädt geradezu zur Unter- und Überdiagnose ein. Vermutlich, um das ausufernde Angebot von Anti-Burnout-Maßnahmen von unerfahrenen Anbietern zu unterbinden und um Diskrepanzen zu vermeiden gab es deshalb eine Klarstellung, die außerhalb unseres Landes keine Wirkung zeigte. Im Gegenteil, die Anzahl der Publikationen zu Burnout als eigenständige Erkrankung steigt in Asien und den USA stetig an.

Burnout wird im Angloamerikanischen als Entität definiert (Maslach & Leiter 2016, Slatten et al. 2011), während es bei uns als Vorform einer sich eventuell später einmal manifestierenden Depression gehandelt wird. Dafür sorgte im Jahr 2012 die Stellungnahme der DGPPN (Deutsche Gesellschaft für Psychiatrie und Psychotherapie, Psychosomatik und Nervenheilkunde). Kurz vorher, im Februar 2012, erschien ein komplettes Heft des Bundesgesundheitsblatts, das sich ausschließlich mit Burnout befasste. Zwei Monate danach wurde Burnout von der DGPPN als ein Risikozustand für nachfolgende seelische oder körperliche Erkrankungen definiert (in Berger et al. 2012). Burnout sollte demnach eine Vorabstörung von anerkannten Erkrankungen wie Depression oder Angsterkrankungen sein, ihm selbst wurde der Status einer Erkrankung abgesprochen. Das widerspricht der Definition von Gesundheit der WHO sowie auch der von Krankheit im Sinn des deutschen Sozialversicherungsrechts. Im Weiteren beschrieb die DGPPN Burnout zwar als Erschöpfungszustand, dessen Ende nicht absehbar sein muss, benannte aber auch den Verantwortlichen: die Arbeitswelt. Damit seien für Burnout die Sozialpartner zuständig.

Das entspricht in etwa der Logik, Atemwegserkrankte, die an viel befahrenen und belasteten Straßen wohnen, zur weiteren Behandlung an die Autohersteller zu verweisen; oder der Einstellung, bei einem persistierenden Husten abzuwarten, ob er sich nicht doch von alleine legt.

5.5.2   Handelt es sich um eine Berufserkrankung?

Nach Maslach sind die ständigen sozialen Kontakte in Verbindung mit der dadurch ausgelösten Erschöpfung der Kern des Burnout. In den letzten Jahren gehen dennoch viele Autoren davon aus, die zunehmende Häufigkeit von Burnout bei akademischen Helfern habe weniger mit deren Patientenkontakten zu tun, sondern mit den Arbeitsbedingungen (Shanafelt et al. 2015). Diese Auffassung entspricht nicht meiner Erfahrung. Situative Faktoren sind letztlich objektiv nachweisbar und damit in Studien besser zu greifen, aber subjektive Inhalte wie die Vorgeschichte und die Persönlichkeit des Betroffenen haben große Bedeutung. Diese Inhalte sind den Betroffenen selbst in aller Regel nicht bewusst, zumindest stellen sie den Kontext zwischen ihrem Befinden und bestimmten Situationen oder Phasen ihrer Kindheit nicht her. Erst die aufwendige Exploration im Rahmen einer Beratung oder einer Therapie kann erheblich mehr Klarheit verschaffen, die unmöglich in Studien mit vielen Befragten erreicht werden kann. Um der Wissenschaftlichkeit Genüge zu tun, werden meistens standardisierte Fragebögen genutzt, allenfalls strukturierte oder semistrukturierte Interviews geführt, was aber längere, persönliche und individuelle Interaktionen und Exploration nicht ersetzen kann. Grundsätzlich dürfte es eine Herausforderung darstellen, eine ausreichende Anzahl von studienwilligen Ärzten zu finden, sie randomisiert in Gruppen zu unterteilen und Kontrollgruppen zuzulassen.

Wenn viele Ärzte über Burnout klagen, statt die Entscheidungsträger mit der Ausgestaltung der beruflichen Tätigkeit zu konfrontieren, fehlt das Engagement für sich selbst. Davon unabhängig ist es zweifelsfrei das Recht der akademischen Helfer, eine Anerkennung ihrer Tätigkeit und eine adäquate Bezahlung zu erhalten, und ebenso, selbst zu bestimmen, wie sie ihren Beruf ausführen wollen.

5.5.3   Wie mit Traumata umgehen?

Burnout ist weder eine klassische Depression noch eine Befindlichkeitsstörung oder eine Berufskrankheit. Während meiner Beratungstätigkeit stellte ich fest: Die Mehrheit der Burnoutbetroffenen erlebten mindestens ein Trauma in ihrer Kindheit. Meistens gab es Geschehnisse, die das erste Lebensjahrzehnt negativ prägten und den Betroffenen kaum noch bewusst waren. Deshalb gehe ich davon aus, dass es nicht nur äußere Faktoren sind, die ein Burnout begünstigen (Bergner 2018a).

Zweifelsfrei ist Burnout *auch* eine Antwort auf aktuelle Überlastungen, weshalb Maßnahmen, die diesen entgegenwirken, sinnvoll sind. Aber es steckt eben mehr dahinter. Burnout kann sich nur ausprägen, wenn der Betroffene entweder seine eigene Überlastung nicht wahrnimmt oder sie zwar spürt, jedoch unpassende Lösungen verfolgt. Es ist geradezu die Regel, dass Betroffene dann unnütze Verhaltensweisen geradezu stumpfsinnig wiederholen. Denn ihr Problem liegt tiefer. Aber nur etwas, dessen Bedeutung bewusst wird, kann integriert und für das eigene, zukünftige Leben freundlich verabschiedet werden. Was unklar bleibt, entzieht sich jeder Beeinflussung. Der Auslöser von Burnout kann viele Jahre zurückliegen und ist üblicherweise nicht derjenige, den der Betroffene vermutet.

Wenn ein kindliches Trauma gefunden ist, hat der Betroffene zunächst die Aufgabe, es anzunehmen, um dann auf das viel erfahrenere und erweiterte Verhaltensrepertoire des Erwachsenen zuzugreifen. Dazu gehört auch der Stolz, es trotz allem so weit geschafft zu haben.

5.6   Studienergebnisse

Arbeitszeiten

- Laut einer Studie fühlen sich Internisten am stärksten unter Zeitdruck, sie waren auch am meisten über die Arbeitsanforderungen frustriert. Den geringsten Zeitdruck spüren Gynäkologen, Psychotherapeuten und Kinderärzte. Anästhesisten hatten am wenigsten Probleme mit den täglichen Anforderungen (Tanner et al. 2015).
- Klinikärzte mit Burnout, die regelmäßig über 80 Stunden pro Woche arbeiten, leiden besonders unter den Verwaltungstätigkeiten und versäumen öfter Fortbildungsmöglichkeiten (Bui et al. 2020).
- Für das Wohlbefinden der Ärzte spielt die absolute Zahl an Wochenarbeitsstunden wohl eine geringere Rolle als das subjektive Gefühl der Arbeitsüberlastung (Eckleberry-Hunt et al. 2016). Damit kann auch keine Grenze angegeben werden, welche Überstundenzahl regelhaft oder zumindest mit hoher Wahrscheinlichkeit zu Burnout führen.

Zufriedenheit

- In einer Studie gaben männliche Allgemeinmediziner häufiger als weibliche Unzufriedenheit mit dem Beruf an (Noroxe et al. 2018), ebenso wurden Depersonalisation, manifestes Burnout und allgemeine seelische Probleme bei ihnen in höherem Maß ermittelt. Am stärksten war die Gruppe mittleren Alters betroffen, hier die 46- bis 59-Jährigen. Auch die Art der Berufsausübung spielte eine Rolle: Einzelkämpfer hatten mehr Probleme mit dem Ausgleich zwischen beruflichen Anforderungen und ihrem Privatleben als Ärzte in Gemeinschaftspraxen.

- Je größer die Diskrepanz zwischen dem Engagement des (Kinder-)Arztes und die Zufriedenheit mit den beruflichen Aktivitäten ist, desto größer ist das Burnoutrisiko. Das Prinzip dahinter lautet in etwa: Ich setze mich unermüdlich ein, aber es befriedigt mich nicht (Grossman et al. 2019).
- Je höher die Zufriedenheit mit dem Beruf und im Leben allgemein ist, umso geringer wird das Burnoutrisiko (Dyrbye et al. 2010). Zur Zufriedenheit tragen persönliche Kontakte, die Familie, gute Partnerschaft, Unterstützung von Seiten des Arbeitgebers viel bei. Das Gefühl, autonom entscheiden zu können und damit Kontrolle über Abläufe zu gewinnen, steigert ebenfalls die Zufriedenheit (Friedberg et al. 2014).

Ursachen
- Heute wird häufig die Meinung vertreten, dass Burnout mit der immer stärkeren Fokussierung des Gesundheitswesens auf Produktivität zusammenhängt (Dillon et al. 2020).

Manche Autoren sind überzeugt davon, Burnout sei ein Systemfehler – ein Auswuchs des heutigen Gesundheitswesens – und keine individuelle Erkrankung, weshalb nur systemische Lösungen sinnvoll seien.

Diese Sicht gehört hinterfragt, zunächst einmal nimmt sie dem Einzelnen jede Verantwortung, damit aber auch jede Mitwirkungsmöglichkeit. Burnout einen individuellen Krankheitscharakter abzuerkennen bedeutet eben auch eine Entmachtung des einzelnen Betroffenen, der damit zu einer Art Spielball des Gesundheitssystems degradiert wird (Yates 2019).

Persönlichkeitsmerkmale
- Der Persönlichkeitstyp D ist eng mit dem Risiko für emotionale Erschöpfung und Depersonalisation verbunden und damit auch für Burnout (Tekin et al. 2017).
  Der Ausdruck stammt aus dem Englischen und bedeutet *distressed personality type*. Es handelt sich um Menschen mit deutlicher negativer Affektivität und sozialer Hemmung. Diese Menschen wollen immer anerkannt und gemocht werden, sie haben ein starkes Bedürfnis danach, nicht von anderen abgelehnt zu werden. Sie geben ihren eigenen Emotionen nur unzureichend Raum. Diese Menschen zeigen weitgehend das Verhalten eines Narzissten (Abschnitt 3.2.2).
- Zu bestimmten Persönlichkeitseigenschaften (siehe auch Abschnitt 3.1) gibt es nur wenige Hinweise bezüglich Burnout. So ist Gewissenhaftigkeit positiv mit Leistungsfähigkeit und negativ mit Depersonalisation verknüpft (Brown et al. 2019).

Ärzte
Die meisten Studien deuten darauf hin, dass mit zunehmender Verantwortung für Patienten das Risiko des Arztes, an Burnout zu erkranken, steigt. Unklar ist bis heute, ob Ärztinnen oder Ärzte stärker betroffen sind.

- Die Prävalenz für Burnout wurde in einer systematischen Übersichtsarbeit mit 0 % bis 80,5 % angegeben (Rotenstein et al. 2018) – da kann sich jeder aussuchen, was ihm gefällt.
- Ärzte, die unter Burnout leiden, verlassen ihre Arbeitsstätte mehr als doppelt so häufig innerhalb von zwei Jahren wie andere Ärzte. Wenn Ärzte diesbezüglich Andeutungen machen, sollten sie von der Arbeitgeberseite ernstgenommen werden. Der aussagekräftigste Prädiktor für die Absicht, die Stelle zu verlassen, ist die Stärke der emotionalen Erschöpfung des Arztes (Hamidi et al. 2018).
- Die erste landesweite Studie zu Burnout fand in den USA 2011 statt – also deutlich später als in Europa. Von über 7000 Ärzten waren 46 % zumindest dem Burnout nahe und nur 49 % waren mit dem Ausgleich zwischen Beruf und Privatleben zufrieden. Drei Jahre später wurde eine Follow-up-Untersuchung durchgeführt, bei der nun 55 % der Ärzte mindestens ein Symptom von Burnout aufwiesen und sich nur noch 41 % mit ihrer Work-Life-Balance zufrieden zeigten (Lall et al. 2019).
- Eine Studie befasste sich damit, ob und wie sehr sich angestellte Ärzte von anderen sozialversicherungspflichtigen Beschäftigten unterscheiden. Diese Untersuchung wies nach, dass Ärzte höhere Arbeitsbelastungen haben und auch stärker von Burnout betroffen sind, jedoch nicht von depressiver Symptomatik (Rose et al. 2019).
- Burnout hat auch damit zu tun, wie sehr sich der Arzt von seinen üblichen, quasi täglichen Fehlern beeinflussen lässt und wie gut er sich von einer angestrebten, optimalen Versorgung seiner Patienten verabschieden kann. Parameter wie die Patienten(un)zufriedenheit, die (mangelnde) Qualität der ärztlichen Betreuung und die (gering ausgeprägte) Kommunikationsfähigkeit des Arztes sind eine Art Messinstrument für Burnout (Dewa et al. 2017).
- Die höchsten Burnoutquoten haben Ärzte, die an vorderster Front arbeiten, also Hausärzte, Internisten und Notfallmediziner (Shanafelt et al. 2012).

Psychotherapeuten
- Viele Studien sind sehr heterogen aufgebaut und deshalb sind deren Ergebnisse nur mit Vorbehalt untereinander vergleichbar. Dennoch, wenn man Studien untersucht, die sich mit Burnout bei Psychiatern befassen, zeigt sich deren hohe emotionale Erschöpfung und eine eher geringe Depersonalisation (Rotstein et al. 2019).
- Die Burnoutquote ist mit etwas mehr als der Hälfte aller befragten Psychotherapeuten vergleichbar mit der der Ärzte (Simionato & Simpson 2018).
- 443 Psychologen berichteten in einem selbst auszufüllenden Fragebogen in 18,3 % von starker emotionaler Erschöpfung und in 29,6 % von moderater, so dass die Burnoutrate mit knapp 50 % vergleichbar hoch mit der der Ärzte ist (Simpson et al. 2019).
- Psychiater scheinen ein höheres Risiko für Burnout zu haben, wobei Frauen und junge Ärzte besonders betroffen sind (Peckham 2013).

Studium und Studierende
*   Die Prävalenzraten für Burnout schwanken von Untersuchung zu Untersuchung; 28 bis 55 % aller Medizinstudierenden weisen Zeichen für emotionale Erschöpfung auf, 27 bis 74 % beklagen Leistungsminderung, 26 bis 38 % ausgeprägte Depersonalisation (Eckleberry-Hunt et al. 2017, Dyrbye et al. 2005). Die Quoten für Burnout steigen dabei an, sobald mehr oder direkte Verantwortung für Patienten übernommen werden muss.
*   Unter wissenschaftlichen Aspekten gibt es keine ausreichende Klarheit über Burnout bei Medizin- oder Psychologiestudierenden. Konsequenzen von Burnout sind wahrscheinlich unzureichende Wissensaneignung, schlechte Prüfungsergebnisse, grundsätzlich negative Einstellung dem Studium und Patienten gegenüber, Empathieverlust, Substanzmissbrauch und Suizid. Auch die Verminderung einer eher altruistisch geprägten Einstellung wurde beschrieben, ebenso die Abnahme des Gefühls, für andere verantwortlich zu sein (Dyrbye et al. 2005, Dyrbye et al. 2015). Hilfe suchen sich auch Medizinstudierende oftmals nicht. Bereits sie befürchten Stigmatisierung und Diskriminierung.

Auswirkungen auf Patienten
*   Je geringer die Zufriedenheit mit dem Hausarzt, umso eher wird er gewechselt. Doctor-Hopping wird auch wahrscheinlicher, wenn der Arzt stärkere Zeichen für Depersonalisation oder messbar mehr Burnoutsymptome aufweist (Noroxe et al. 2019). Zum Arztwechsel sind Schmerzpatienten eher bereit als Patienten, die selbst an einer Depression leiden. Letztere zeigen eine Art stilles Einverständnis eines »Mitbetroffenen«.
*   Je stärker die ärztliche Depersonalisation nach dem MBI (dem Standardtestverfahren) ausgeprägt ist, umso länger brauchen dessen Patienten bei einem stationären Aufenthalt zur Erholung (Halbesleben & Rathert 2008).

5.7   Therapie

In Teil III dieses Buches werden Übungen und Anregungen beschrieben, die der Erhaltung oder Wiederherstellung der mentalen Stärke dienen. In diesem Abschnitt 5.7 geht es hingegen um die konkrete Behandlung und Prävention von Burnout.

Burnout ist richtig teuer – von der Minderung der Lebensqualität und Arbeitsfähigkeit des Einzelnen über die Abnahme der Produktivität bis hin zur Berufsunfähigkeit. Je stärker ein Arzt oder Therapeut von Burnout betroffen ist, desto unsicherer wird er. Im Gesundheitswesen fallen dadurch deutlich höhere Kosten wegen Fehl- und Doppeluntersuchungen und unnötigen Spezialuntersuchungen an. Die Gesundheitssituation der von Burnout betroffenen Ärzte leidet und damit auch die ihrer Patienten. Es können weniger Patienten behandelt werden, weil die ärztlichen Tätigkeiten verlangsamt stattfinden und krankheitsbedingte Arbeitsausfälle zunehmen. Andere Auffälligkeiten wie Gefälligkeitsverschreibungen,

Stereotypisierung von und Schuldzuweisungen an Patienten, Bruch des Arztge-heimnisses, Ablehnung berechtigter Patientenwünsche, fehlende Absprachen, Substanzmissbrauch und dessen Akut- und Spätfolgen, Präsentismus oder Ab-sentismus sind nachgewiesen. Unzufriedene Patienten suchen dann den nächsten Arzt auf, was die Kosten weiter steigert. Wie auch für viele andere Erkrankungen gilt, Vorbeugung ist besser als Heilung.

Burnout offenbart Grundlegendes (Kasten 5.8; nach Minichiello et al. 2020), woraus man Rückschlüsse auf mögliche therapeutische Alternativen ziehen kann.

Kasten 5.8: Was Burnout offenbart

Was Burnout ursächlich zugeschrieben wird
- Dokumentationspflichten
- Keine Freizeit
- Überforderung durch die emotionalen Bedürfnisse der Patienten
- Zu hohe Arbeitszeit
- Zu hohe Erwartungen von Patienten (bezüglich der zur Verfügung stehenden Zeit oder Behandlungsart und an den Behandlungserfolg)

Was Burnout initiieren kann
- Der Wunsch, eine Art Reset-Knopf drücken zu können
- Der Wunsch, einen Schritt zurückgehen zu können, auch im Sinn von: etwas anders machen wollen, frühere Fehler nicht gemacht haben wollen (und sei es mit der Berufs-wahl)
- Der Wunsch, eine Metaposition einnehmen zu wollen (und nicht zu können)
- Der Wunsch, im Moment leben zu lernen
- Der Wunsch, loslassen zu lernen

Was Burnout in der Beziehung zum Patienten verändern kann
- Das Bedürfnis, innerlich wahrhaftig beim Patienten zu sein
- Das Bedürfnis, sich auf schwierige Patienten besser vorbereitet zu fühlen
- Das Bedürfnis, sinnvolle Pflege zu leisten

Wer etwas ändern will, sollte sich vorher verdeutlichen, welche Belastungen als Helfer nicht zu ändern sind – wie die Konfrontation mit Leiden und Tod. Hier sind innerpersönliche Faktoren wie ausreichende Abgrenzung notwendig. Im System kann nur angegangen werden, was vom System ausgeht. Es sollten somit realistische Ziele angestrebt werden, die mit vertretbarem Aufwand erreichbar sind. Ein Resilienztraining ohne Maßnahmen auf Struktur- und Organisations-ebene bleibt ebenso hinter den Möglichkeiten zurück wie Maßnahmen, welche die Person des Helfers nicht einbeziehen (Card 2018).

5.7.1   Hilfe auf der Ebene von Organisationen

In einem Programm (Shanafelt et al. 2017b) wurden neun Strategien auf organisatorischer Ebene gezeigt, die als Schlüssel zur Eindämmung von Burnout
bezeichnet wurden. Bewusste, nachhaltige und umfassende Bemühungen der
Organisation (wie einer Klinikleitung) sind dabei vonnöten. Sie können mittels
effektiver Interventionen oft relativ kostengünstig und ohne besondere Anstrengungen positive Auswirkungen haben. Der Aufmerksamkeit der Führungsebene
kommt höchste Bedeutung zu. Die neun Strategien lauten:
1. auf Führungsebene das Problem erkennen und korrekt einordnen,
2. Belohnungen und Anreize für Mitarbeiter mit Bedacht einsetzen,
3. Ressourcen zur Förderung von Resilienz und Selbstfürsorge bereitstellen,
4. die Macht der Führungsebene einsetzen,
5. Erkenntnisse über die Organisation verbessern,
6. Flexibilität und Work-Life-Integration fördern,
7. Gemeinschaft bei der Arbeit pflegen,
8. Interventionen gezielt entwickeln und implementieren,
9. Werte ausrichten und die Kultur der Einrichtung stärken.

Bei amerikanischen Autoren herrscht heute die Überzeugung, dass individuelle
Maßnahmen gegen Burnout wichtig seien, organisatorische Interventionen jedoch den Schlüssel zum Erfolg darstellen (Gold 2019). Die Kombination beider
scheint letztlich am erfolgversprechendsten zu sein (Awa et al. 2010). Auf organisatorischer Ebene agierende Präventionsprogramme reduzieren wahrscheinlich
das Burnoutrisiko von Ärzten stärker als Programme, die nur auf einzelne Ärzte
abzielen. Aber was tun die Ärzte in eigener Praxis? Nun, sich als Erstes verdeutlichen, dass ihre Praxis auch eine Organisation ist, wenngleich in kleinerem Umfang (Panagioti et al. 2017).
    In einer Metaanalyse wurden die Auswirkungen, die durch verbesserte Struk-
turen und Organisation des Arbeitsumfeldes erreichbar sind, allerdings nur als
moderate Reduktion von Burnout bewertet. Damit waren sie in gleicher Weise
wirksam wie Interventionen, die den Ärzten persönlich zuteilwurden. Dabei
wurden bei Veränderungen der Organisation bessere Effekte in Bezug auf die
Depersonalisation und die Leistungsfähigkeit erzielt als bei individuellen Interventionen (De Simone et al. 2019). Eine andere, noch erheblich umfangreichere
Metaanalyse auf der Basis von 2617 wissenschaftlichen Artikeln belegte, dass
sowohl auf den Einzelnen bezogene, individuelle Strategien als auch Organisa-
tionsveränderungen eine klinisch bedeutsame Reduktion von Burnout bei Ärzten verursachen. Trotz der Vielzahl von Artikeln konnte nicht geklärt werden,
welche konkreten Interventionen am effektivsten wirken. Letztlich wurde eine
Kombination von individuellen und organisatorischen Maßnahmen empfohlen
(West et al. 2016).
    Konkrete Maßnahmen für Ärzte und Therapeuten sind in Kasten 5.9 aufge-
listet (nach Lapa et al. 2016 und Raab 2014).

Kasten 5.9: Strategien, um Burnout bei akademischen Helfern zu vermindern

- Arbeitszeitplanungen flexibler gestalten
- Auf gerechte Entscheidungen achten
- Autonomie der Tätigkeit sichern
- Konflikte und Krisen erkennen und lösen (z. B. in folgenden Bereichen: Kommunikation, Entscheidungsfindung, Teamwork, Führungsfähigkeiten)
- Maximalgrenze für Wochenarbeitszeit festlegen
- Meinungen der Helfer einholen und integrieren
- Teamarbeit in kleinen Gruppen fördern
- Trainings für nicht berufstypische Fertigkeiten anbieten (Soft Skills)
- Werte der Helfer beachten
- Wohlempfinden des Helfers beachten, dafür auch Programme anbieten
- Zufriedenheit der Helfer anstreben

Wenn die Arbeit offenkundig wertgeschätzt wird, verringert dies die Burnout-quote in einer Einrichtung (Chan 2011) und zugleich erhöht es die Resilienz der Helfer (Dwiwardani et al. 2014).

Ein Angst minderndes und Optimismus aufbauendes Training könnte wirksam gegen Burnout helfen. Die meisten Strategien versuchen, eine höhere Lebensqualität der Betroffenen zu erreichen (Lemaire & Wallace 2010). Dazu zählen, in Urlaub fahren, beratende Unterstützung in Anspruch nehmen, um innere Ausgeglichenheit zu erreichen, und auch, das Leben von der schönen Seite betrachten.

5.7.2 Persönliche Hilfe

An anderer Stelle (Bergner 2010) habe ich die Wege aus dem Burnout ausführlich als O.U.T.-Programm beschrieben. Es berücksichtigt, was »own« aus eigener Kraft heraus geschehen kann, was »useful utilities« sind, für die man meistens fachliche Anleitung braucht, und welche Bedeutung »therapy« hat. Einen Eindruck hiervon gibt Abb. 5.3.

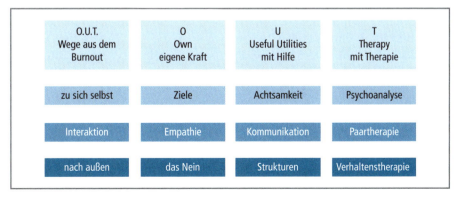

Abb. 5.3   O.U.T – der Weg aus dem Burnout (Beispiele)

Grundsätzlich habe ich während meiner Beratungstätigkeit immer wieder erlebt, dass ein Klient beruflich objektiv alles erreicht hat, wovon er lange geträumt hat und wofür er viel Zeit und Energie investiert hat, aber unfähig ist, diese Wirklichkeit wahrzunehmen. Die Fixierung auf eigentlich Unbedeutendes, das irgendwie schiefläuft, kann sehr zäh bleiben. Es läuft im Leben nie alles richtig, das ist Kleinkindphantasie. Der typische Satz dazu lautet:»Alles wird gut.« Eine *mission impossible*. Wenn die Mehrzahl der Dinge so ist, dass man damit gut leben kann, ist ein angemessener, einem Erwachsenen entsprechender Zustand erreicht. Um sich vor den eigenen Negativbewertungen zu schützen, kann eine schlichte Frage, ehrlich beantwortet, weiterhelfen: *Kann man das auch anders sehen?* Ist es also wirklich so schlimm? Mit dieser harmlosen Frage werden Sie noch einige Male in Teil III des Buches Bekanntschaft machen.

Einstellungsänderungen ermöglichen Verhaltensänderungen. Nur: Diese brauchen Zeit, die oft klinischen, wissenschaftlichen Studien nicht gegeben wird. Wer einen von Burnout betroffenen Menschen längere Zeit begleitet, kann meistens konkret erleben, welche positiven Änderungen möglich sind. Die wenigen Studiendesigns, die langfristig angelegt sind, belegen dann beispielsweise, wie Gespräche und Achtsamkeitsmeditationen innerhalb eines Jahres zu deutlichen Verbesserungen führen (Krasner et al. 2009).

Resilienz und Selbstwirksamkeit
Seelische Resilienz (Abschnitt 10.4) basiert auf einer starken Persönlichkeit, die fähig ist, sich von Widrigkeiten nicht nachhaltig negativ beeinflussen zu lassen, sondern sie zu überwinden, und die sich anpassen kann, ohne sich selbst aufzugeben oder zu verleugnen. Deshalb darf man über die Frage nachdenken, ob eine seelisch widerstandsfähige Persönlichkeit überhaupt Burnout entwickeln kann.

Mit Resilienz werden folgende Fähigkeiten in Verbindung gebracht: Finden der beruflichen Erfüllung, stimmiges Verhalten (aktive Freizeitgestaltung, Begrenzung der Arbeitszeit und Aktivitäten zur beruflichen Weiterentwicklung) sowie Ersatz schädigender Einstellungen durch aufbauende (z. B. Akzeptanz und Achtsamkeit). Wichtig ist, das Gefühl der Kontrolle über Situationen zu behalten, um durch das eigene Engagement die Effekte der Selbstbestimmung und der Selbstwirksamkeit zu spüren. Wer sich nicht fremdbestimmt fühlt, hat einen guten Schutz gegen Burnout. Darüber hinaus verringern einige Persönlichkeitseigenschaften, die mit Resilienz verbunden sind, die Anfälligkeit für Burnout (Hlubocky et al. 2017): Kohärenz, Erfolg, Kontrolle über das eigene Tun, Optimismus, emotionale Kompetenz, Einfallsreichtum und Kreativität sowie Ausdauer.

Arbeitszeit
Auch wenn es anderslautende Untersuchungsergebnisse gibt: In der Regel wird davon ausgegangen, dass die Beschränkung der Arbeitszeit auf ein übliches Maß die Burnoutquote effektiv senkt (Shanafelt et al. 2017a). Die Idee einer »geschützten nichtklinischen Zeit« – meist sind es zwei Stunden in einer Woche – innerhalb der Arbeitszeit von Ärzten ist in den USA beliebt. In gewisser Weise wider-

spricht das der Aussage, Ärzte wollten wieder mehr mit Patienten arbeiten (und weniger Verwaltungsarbeit ausführen). Doch bei 19 jungen Ärzten in Ausbildung zu HNO-Ärzten sollen diese zwei Stunden pro Woche bereits zu einer Abnahme von Burnout und Zunahme des Wohlbefindens geführt haben (Stevens et al. 2020). Eine Stunde pro Woche zur freien Verfügung zu haben, hat wiederum laut anderen Studien kaum einen positiven Effekt. Wenn in dieser Zeit jedoch strukturiert Inhalte wie Achtsamkeit trainiert werden, steigt die Zufriedenheit der Ärzte deutlich an. Entsprechende Interventionen versprechen eine gute Wirkung zur Prophylaxe von Burnout (West et al. 2014, West et al. 2016). Die Frage, welche sich viele Ärzte und Therapeuten stellen werden, ist, wo überhaupt die Zeit für solche Übungen herkommen soll. Da beißt sich die Katze in den Schwanz.

Letztlich ist ein Paradigmenwechsel notwendig: Ärzten und Therapeuten nicht erst helfen, wenn sie an Burnout erkrankt sind, sondern von Anbeginn das Risiko für eine Erkrankung deutlich senken. Somit müssen präventive Maßnahmen auch auf das Wohlbefinden im Beruf ausgerichtet werden. Das Wohlbefinden des Therapeuten oder Arztes ist ohne Zweifel wesentlich für eine optimale Betreuung der Patienten. Immer wieder ist deshalb in etwa Folgendes zu lesen: »With physician well-being being central to optimal patient care, it is important to uncover work characteristics that influence work engagement and burnout« (Solms et al. 2019). Aber dass das Wohlbefinden, die Gesundheit, des Therapeuten oder Arztes vorrangig für ihn selbst von großem Wert ist, das wird durch solche Aussagen letztlich verschwiegen. Davon abgesehen ist auch der Sinn der eigenen Tätigkeit ein zentrales Moment für das eigene Wohlbefinden.

5.7.3   Koinzidenz oder Kausalität, das ist hier die Frage

Burnout hat sich zeitlich parallel zu eingreifenden Veränderungen im ärztlichen Berufsalltag entwickelt, mit zunehmenden Dokumentationspflichten und verminderter direkter Arzt-Patienten-Zeit. Bestünde ein kausaler Zusammenhang, wäre dies ein entscheidender Hinweis darauf, Burnout als berufsbedingte Entität anzuerkennen.

Aber fast alle Studien untersuchen Prävalenzen, wie häufig beispielsweise Burnout auftritt, und Koinzidenzen, unter welchen Bedingungen es besteht. Nur belegen diese Untersuchungsergebnisse keineswegs einen kausalen Effekt. Die Frage ist berechtigt, ob letztlich Symptome anstatt der Erkrankung behandelt werden (Squiers et al. 2017). Nahezu alle Studien basieren zumindest auch auf Aussagen der Betroffenen und erlauben letztlich nur Aussagen zu Korrelationen, nicht zu Kausalitäten. Beispielsweise gaben 47 % der Befragten an, dass in ihrem Berufs- oder Privatleben ein Konflikt bestehe (Dyrbye et al. 2013), und 30 % von ihnen, dass sie so unzufrieden mit ihrer Arbeit seien, dass sie sich überlegten, innerhalb der folgenden zwei Jahre ihre Arbeit ganz aufzugeben (Glasheen et al. 2011).

Ein Beispiel, dessen falsche Schlussfolgerung offensichtlich ist: Die Entwicklung der CO_2-Emissionen auf der Erde verdoppelte sich zwischen 1980 und 2010 in etwa jedes Jahrzehnt. Die Anzahl der Publikationen über Burnout zeigte einen sehr ähnlichen, sogar noch etwas ausgeprägteren Anstieg. Also kann geschlossen werden, dass CO_2 Burnout auslöst – und das nahezu exponentiell! Natürlich ist es reiner Nonsens, einen kausalen Zusammenhang zwischen CO_2-Anstieg und der »Burnout-Epidemie« zu sehen. Ein solcher zwischen Burnout und geänderten Arbeitsbedingungen für Ärzte und Therapeuten erscheint hingegen so passend, dass er quasi als kausal gesetzt gilt. Das ist jedoch unter wissenschaftlichen Gesichtspunkten falsch. Wenn die Abhängigkeit von dem einen mit dem anderen nicht bewiesen ist, aber möglich bis zwingend erscheint, werden aus Zufälligkeiten Ursachen. Das ist einer der Hauptkritikpunkte an vielen publizierten Studien.

Ursachenforschung im Bereich mentaler Probleme ist schwierig und meist langwierig, in der Realität ist diese durch eine auf längere Zeit angelegte Beratung, gleich ob Coaching oder Therapie, mit hinreichender Sicherheit durchführbar. In aller Regel ist ein langsames Vorantasten notwendig, um Schritt für Schritt all das zu entfernen, was die erwachsene Person als Schutz aufgebaut hat. Erst dann kommt man an den wesentlichen Kern der Ursache heran.

Auch für Resilienz steigernde Maßnahmen und Achtsamkeitsübungen, die zur Prävention und Behandlung von Burnout immer wieder eingesetzt werden, gilt: Ihre Wirkung ist unter wissenschaftlichen Aspekten nicht bewiesen (Squiers et al. 2017). Dennoch werden Sie in Teil III des Buches einiges darüber lesen, weil diese Methoden durchaus positive Effekte haben.

5.8   Tests

5.8.1   MBI – Der Standardtest für Burnout

Der amerikanische Therapeut Freudenberger war der Erste, der den Begriff Burnout statt für durchdrehende Reifen für erschöpfte Menschen nutzte. In seiner Veröffentlichung legte er allerdings nicht fest, aufgrund welcher Symptome Burnout zu diagnostizieren sei. Christina Maslach nahm seine Vorlage auf und definierte Anfang der 1980er Jahre Burnout anhand folgender drei Hauptkriterien: emotionale Erschöpfung, Depersonalisation und das Gefühl abnehmender Leistungsfähigkeit. Sie entwickelte einen psychologischen Test, das Maslach Burnout Inventory (MBI), den sie gegen Bezahlung der Öffentlichkeit anbot. Der Test wurde im Laufe der Zeit u. a. durch das MBI-HSS (Human Services Survey) ergänzt, um eine der betroffenen Hauptgruppen, den Ärzten, besser gerecht werden zu können. Das MBI-HSS weist auf Burnout bei Ärzten hin, sofern mit dem Test hohe Werte für emotionale Erschöpfung und Depersonalisation und niedrige für die persönliche Leistungsfähigkeit gemessen werden.

Wer diesen Test nutzt, muss vorab mit der Definition einverstanden sein und auch damit, Burnout als Entität festzuschreiben – jenseits von Depression oder schlichter Unzufriedenheit mit dem Beruf. Zugleich soll es sich bei der mit diesem Text geprüften Erkrankung nicht um eine seelische Erkrankung handeln. Um was denn dann? Nun, das MBI-HSS wurde zudem nicht für Ärzte in Ausbildung entwickelt, auch das sollte man sich klarmachen. Es misst viele Faktoren überhaupt nicht, die jedoch im Kontext des Arztberufes von Bedeutung sind wie Einflüsse der Arbeitskollegen, finanzielle Zuwendungen, juristische Verfolgung, Arbeitsbelastung, Änderungen der Arbeitsinhalte oder Unterstützung durch andere. Auch Inhalte wie interpersonale Beziehungen, Organisationsprobleme, (fehlende) Führungsqualität, Sicherheit des Arbeitsplatzes, bürokratische Anforderungen, Belästigungen oder Stigmatisierungen bleiben außen vor (Brindley et al. 2019); Faktoren des privaten Lebens wie Probleme in der Partnerschaft, finanzielle Nöte oder – gute wie schlechte – Lebensereignisse ebenso.

Eine überragende Anzahl aller wissenschaftlichen Studien nutzt dennoch diesen Test, der auch noch einen systemischen Fehler beinhaltet: Wer ihn macht, hat Burnout. Es gibt also keine Schwelle, unterhalb der Burnout ausgeschlossen wird. Er geht zudem nicht auf kulturelle Unterschiede ein. Bislang ist unter wissenschaftlichen Gesichtspunkten kein anderer Test entwickelt worden, der exaktere Ergebnisse zeigt. Maslach selbst gibt an, den Test für Forschungszwecke und nicht als Diagnosetool entwickelt zu haben (in Eckleberry-Hunt et al. 2017).

Das MBI ist in weniger als 15 Minuten auszufüllen, es umfasst 22 Fragen, die mittels einer fünfstufigen Skala zu beantworten sind (»stimme überhaupt nicht zu« bis »stimme absolut zu«). Üblicherweise werden Emotionen in einer zweistufigen Skala (ja, nein, vorhanden, nicht vorhanden) oder in einer zehnstufigen abgefragt. Das MBI mag im Moment das beste Messinstrument sein, aber es kann keine zuverlässigen Aussagen über den zeitlichen Verlauf von Burnout geben.

Auch wenn ein Test wie das MBI-HSS unauffällig bleibt, ist damit eine mentale Gesundheitsstörung nicht ausgeschlossen. Gesund zu sein bedeutet etwas anderes als kein Burnout zu haben. Manche Autoren benennen deshalb die Fixierung auf eine einzige Erkrankung, Burnout, als fragwürdig. Die Diskussion über Burnout dominiert quasi das Interesse (Lall et al. 2019).

Das bedeutet, aufgrund einer Testung, durchgeführt als selbst auszufüllender Fragebogen mit 22 Fragen, wird letztlich ohne individuelle Nachfrage, therapeutische Untersuchung oder Gespräche eine Diagnose gestellt. Das ist so, als würde ein Chirurg einem Patienten mit Schmerzen im rechten Unterbauch einen Fragebogen mit 22 Fragen nach Schmerzen, Stuhlgang und Vorgeschichte geben, diesen auswerten und ohne den Patienten zu untersuchen die Diagnose Appendizitis stellen.

Im Schatten des übermächtig erscheinenden MBI gibt es einige Testverfahren, die ebenso sinnvoll sind (Patel et al. 2019). An erster Stelle das Copenhagen Burnout Inventory (CBI). Dieses untersucht drei Bereiche:
1. persönliches Burnout,
2. Burnout mit Bezug zur Arbeit,
3. Burnout mit Bezug zum Klienten/Patienten.

Erwähnt werden sollten auch das Oldenburg Burnout Inventory (OLBI), das Bergen Burnout Inventory (BBI) und der Physician Burnout Questionnaire (PhBQ).

5.8.2   BBQ – Bergner Breakdown Questionnaire

Nehmen wir einmal häufige Gefühle bei Ärzten, beispielsweise das Gefühl der Sinnlosigkeit des eigenen Tuns, was durch Versicherungsanfragen oder mangelnde Compliance der Patienten forciert werden kann. Dann mixen wir noch Erschöpfung dazu und Angst. Ärzte sind eher ängstliche Menschen, das korreliert mit ihren tendenziell höheren Werten für Neurotizismus. Also, drei Kriterien: Sinnlosigkeit, Erschöpfung, Angst. Nein, wir gehen in uns: Sinnlosigkeit könnte eine ungewollte Assoziation mit Glaubensfragen aufweisen, das ist gefährlich. Nehmen wir lieber Demoralisierung, das passt eher für eine immer oberflächlicher erscheinende Zeit. Wer demoralisiert ist, immer einmal wieder Angst spürt und sich erschöpft fühlt, hat einen Breakdown!

Nun kreieren wir sieben Fragen zu jedem Bereich, nennen den damit hingebungsvoll erschaffenen Test, den Bergner Breakdown Questionnaire – BBQ – und erfreuen uns natürlich an dem gelungenen Wortspiel (Barbecue). Nun überprüfen wir, wie valide er die drei Bereiche abdeckt und wie sicher er bei Wiederholung vergleichbare Ergebnisse bringt. Das übernehmen ein paar Studenten für uns (Sie sehen, wir arbeiten an einer Universität), die dazu ihre Dissertation schreiben. Dieser Test wird optimiert, und dann heißt es publizieren: *Breakdown – the new challenge for physicians*. Im nächsten Monat: *BBQ – preliminary study*. Im folgenden Quartal: *General physicians suffer from Bergner Disease – a survey*.

Es dauert einige Jahre, immer mehr nutzen den Test (wofür wir natürlich Geld verlangen), und immer mehr Therapeuten und Ärzte wissen um diese neue Erkrankung: Bergner Disease betrifft mehr als die Hälfte aller ihrer Berufsgruppe. Damit nicht genug, längst wird untersucht, wie sehr die Trias mit den Arbeitsbedingungen korreliert – und tatsächlich, weniger als die Hälfte der Arbeitszeit mit Patienten zu tun zu haben, demoralisiert einen Menschen arg, der sehr viel Zeit und Energie hineinstecken musste zu lernen, wie er kranken Menschen hilft. Nun wird die nächste Eskalationsstufe gezündet: *Bergner Breakdown – a matter of organizational structures*. Schon ist der betroffene Arzt seine Sorgen los – und das Gesundheitssystem hat sie.

Ich will das Gedankenexperiment hier abbrechen, weil fast jeder Leser schon einmal an dieser Erkrankung gelitten hat. Sie ist ein zu erwartender Zustand nach einem Praxistag mit 50 oder 100 Patienten, bei dem nicht alles glattlief.

Vielleicht gilt eben auch: Wenn einem etwas nicht passt, sollte man keine neuen Krankheitsbilder kreieren, sondern mit Wut und Tatkraft aufstehen, sich wehren und andere Strukturen, Bezahlung und Wertschätzung einfordern und durchsetzen.

5.8.3   Test zum eigenen Burnoutrisiko

Wenn Sie mögen, können Sie nun unverbindlich und unwissenschaftlich (zugleich dennoch recht zuverlässig) mit folgender kleinen Übung Ihr eigenes Burnoutrisiko einschätzen:

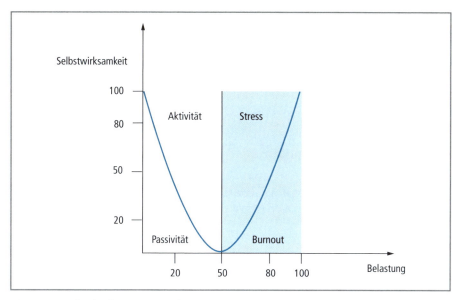

Abb. 5.4   Individuelles Burnoutrisiko

Übung 5.2: Orientierender Test zum Burnoutrisiko

Wie hoch Ihr derzeitiges Risiko für Burnout ist, können Sie anhand von Abb. 5.4 in etwa ein-schätzen. Spüren Sie in sich hinein und entscheiden Sie dann, wie hoch Sie Ihren eigenen Ein-fluss im Leben allgemein und im Berufsleben einschätzen. 1 bedeutet, Sie fühlen sich praktisch komplett fremdbestimmt. 10 bedeutet, niemand hat Ihnen etwas zu sagen, Sie entscheiden absolut alles selbst. Legen Sie nun den Wert zwischen 1 und 10 fest. Anschließend schätzen Sie Ihre aktuelle Gesamtbelastung ein. 1 bedeutet, Sie fühlen sich absolut unbelastet, alles ist im komplett grünen Bereich. 10 bedeutet, Sie sind am obersten Limit angelangt. Mehr geht absolut nicht. Legen Sie nun den zweiten Wert fest. Dieser wird an der x-Achse eingetragen, der erste an der y-Achse. Der Schnittpunkt beider Werte zeigt Ihnen an, in welcher der vier Kategorien Sie sich im Moment befinden. Passivität kann angenehm sein oder langweilig, zu wenig herausfordernd. Aktivität ohne ein bisschen Stress ist meist nicht aktivierend genug. Aber zu viel Stress sollte es auch nicht sein.

5.9   Stress versus Burnout

Burnout hat durchaus eine inhaltliche Nähe zu Stresserkrankungen. Zugleich be-steht aufgrund des Verlaufs von Burnout, der in einer manifesten Depression (Kapitel 6) enden kann, eine Nähe zu dieser Erkrankung.

5.9.1   Was löst Stress aus?

Am häufigsten werden Probleme bei sozialen Kontakten am Arbeitsplatz sowie ein autoritärer Führungsstil als Stress verursachend angegeben. Grundsätzlich sind die in Kasten 5.10 aufgeführten Bereiche für Stress verantwortlich (Junne et al. 2018):

Kasten 5.10: Wobei Stress auftritt

- Arbeitsumfeld
- Belastende soziale Beziehungen am Arbeitsplatz
- Emotionale Anforderungen am Arbeitsplatz
- Führungsstil des Vorgesetzten
- Führungsstruktur
- Individuelle Risiken
- Kommunikationskultur im Team oder am Arbeitsplatz
- Probleme bei der Organisation der Arbeitszeit
- Qualitative Arbeitsanforderungen
- Quantitative Arbeitsanforderungen
- Schlechte Organisation von Arbeitsprozessen
- Unvereinbarkeit von Familien- und Arbeitsanforderungen
- Zu geringer Einfluss und zu geringes Entwicklungspotenzial am Arbeitsplatz

---

Die Gruppe der gestressten Ärzte weist statistisch nachvollziehbar hohe Werte für Angst und Depressivität und niedrige Werte für physisches und psychisches Wohlbefinden sowie Lebenszufriedenheit auf (Buddeberg-Fischer et al. 2008). Wieder ein Henne-Ei-Thema: Könnte es nicht auch sein, dass stets in Angst oder mit Depression zu leben, Energie kostet und man sich damit eher gestresst fühlt? Wer will schon entscheiden, was am Anfang stand.

Leben heute ist in aller Regel stressbehaftet – es ist also kein Phänomen, das nur die helfenden Berufe trifft. Kasten 5.11 zeigt eine Auswahl von üblichen Inhalten, die Stress verursachen können (nach Lapa et al. 2016 und Raab 2014).

Kasten 5.11: Stressoren (allgemeine Auswahl)

Persönliche Faktoren
- Beziehungsprobleme mit der Familie oder Freunden
- Missachtung der eigenen Gesundheit
- Persönlichkeitsfaktoren und Verhaltensweisen: Perfektionismus, Neurotizismus, Workaholiker
- Schlafschwierigkeiten
- Schwierigkeiten, das private und berufliche Leben in Gleichgewicht zu bringen

Faktoren auf organisatorischer Ebene und Umweltbedingungen
- Arbeit in zu großen Teams
- Beziehungsprobleme mit Kollegen
- Dienst auf Abruf
- Emotionale, berufliche Belastungen
- Fehlende Autonomie
- Fehlende Beachtung und Wertschätzung allgemein
- Fehlende Supervision
- Hohe Arbeitsbelastung
- Notdienste
- Physikalischer Stress: Krach, Luftqualität, Umweltgifte
- Übermaß an Verwaltungsarbeiten
- Ungenügende Wertschätzung durch Vorgesetzte
- Unzureichend ausgebildete Mitarbeiter
- Unzureichende Berufserfahrung
- Unzureichende Organisation des Arbeitsbereichs

Es gibt fast unzählige Definitionen für Stress. Ich bevorzuge die folgende:

Definition

Stress sind immer wiederkehrende langanhaltende Erlebnisse von *Enttäuschung, Aufregung* und extremem *Unwohlsein* (z. B. Ekelgefühle) ohne die Fähigkeit, Verhaltensstrategien zu entwickeln, die es den Menschen ermöglichen, wieder in langanhaltendes inneres Gleichgewicht zu kommen (Grossart-Maticek 2000).

Wenn wir uns ein Bild von Stress machen, dann dürften wir uns darin gehetzt, unwohl, angespannt und überlastet fühlen. Es gibt Äußerlichkeiten (also Stressoren) wie Lärm, grelles Licht, Zeitnot und innere Faktoren (wie Traurigkeit), die uns in einen solchen Zustand bringen. Wir reagieren dann mit körperlichen Symptomen, geistiger und seelischer Unbill und verändertem Verhalten. Stress bedeutet also allgemein: Stressoren führen zu einer Stressreaktion. Grundsätzlich kann jede Situation Stress auslösen, das ist ein individuelles Phänomen. Die Reaktion kann durch individuelle Verstärker forciert werden. Zu ihnen gehören Perfektionismus, die Unfähigkeit, eigene Grenzen zu erkennen und einzuhalten, oder unzureichende emotionale Intelligenz.

5.9.2   Welche Stressoren gibt es im Arztberuf?

Mehr als die Hälfte aller Angehörigen der Gesundheitsberufe leistet Überstunden. Über 80 % der Befragten gibt an, unter Zeitdruck zu stehen. Die Anzahl der Arbeitsstunden ist vermutlich weniger relevant als die Arbeitszufriedenheit selbst. Die Notdienste, die niedergelassene Ärzte leisten müssen, können zu Schlafproblemen (Schlafentzug und -fragmentierung) führen. Ähnlich können sich Forschungsaktivitäten auswirken.

- Neben den offensichtlichen, inhaltlichen Herausforderungen im Arztberuf gibt es eine Vielzahl anderer Stressoren wie schweres Heben, langes Stehen oder Sitzen, rotierende Schichtarbeit, häufige Unterbrechungen und Störungen bei der Arbeit, Bedenken und Erwartungen der Patienten und die begrenzte Zeit, die für die Interaktion mit Patienten zur Verfügung steht (Siebenhüner et al. 2020).
- Auch wenn 29,2 % der befragten Gynäkologen von schlechtem oder sehr schlechtem Schlaf berichteten, konnten keine Korrelationen mit der Anzahl der Wochenarbeitsstunden, mit zu geringer kollegialer Unterstützung und anderen Stressoren nachgewiesen werden (Taouk et al. 2018).
- Objektive Messungen der Überstundenarbeit sowie der Arbeitsbelastung korrelieren eindeutig mit subjektivem, arbeitsbedingtem Stress und Belastung. Daraus kann rückgeschlossen werden, dass objektive Maßnahmen zur Minderung der Arbeitsbelastung genutzt werden könnten, um indirekt die arbeitsbedingte psychosoziale Belastung der Mitarbeiter zu steuern und damit nicht nur das Wohlbefinden der Mitarbeiter, sondern auch die Patientenergebnisse zu verbessern (Sturm et al. 2019).
- Als stressmindernd, aufbauend und motivierend wurden von jungen Ärzten angegeben: persönliche Entwicklung, gutes Feedback, erfolgreiches Arbeiten, Autonomie und soziale Unterstützung. Als Stressoren wurden genannt: zu hohe Arbeitsbelastung, Rollenkonflikte und Zweideutigkeiten, zu viele Arbeitsstunden, fehlendes Feedback von Vorgesetzten, fehlende Unterstützung und fehlende fachliche Entwicklungsmöglichkeiten (Willems et al. 2018).

Als besonders belastend erleben Ärzte Überstunden, die emotionalen Anforderungen an sie und Rollenkonflikte. Zudem gibt es eine Verbindung zwischen den arbeitsbedingten Überstunden und Konflikten zwischen Arbeit und Privatbereich. Es ist auch bei diesem Thema so, dass man je nachdem, was man belegen möchte, nur die dazu passende Studie zitieren muss.

Aufgrund der Verbindung zwischen erhöhter objektiver Arbeitsbelastung und berufsbedingtem Stress kann ein Bezug zwischen dem Wohlbefinden der Mitarbeiter und den Ergebnissen der Patienten hergestellt werden. Zumindest scheint eine Verbesserung der Arbeitsbedingungen mit hoher Wahrscheinlichkeit die Patientenergebnisse ebenfalls zu verbessern.

Hohe Arbeitsbelastungen und daraus resultierende negative Folgen wie Präsentismus, Depressionen und Burnout, auch das Verlassen des Berufs, können durch verbesserte Arbeitsbedingungen ausgeglichen werden. Je mehr zeitliche Stressoren vorhanden sind, umso geringer ist die Zufriedenheit im Beruf. Allgemeiner Stress ist somit der stärkste Prädiktor für Unzufriedenheit bei Ärzten und Therapeuten. Wer sich aufgrund seiner Persönlichkeit und Vorgeschichte grundsätzlich eher fremdbestimmt fühlt, wird mit von außen diktierter Zeitnot in eine noch größere innere Not kommen als Menschen, die sich prinzipiell autonom fühlen. Typische Stressoren im Arztberuf sind in Kasten 5.12 angegeben (nach Morganstein et al. 2017).

5.9.3 Was geschieht bei Stress in uns?

Die Amygdala, der Mandelkern, spielt eine zentrale Rolle bei Stressreaktionen. Bei uns unbekannten oder potenziell bedrohlichen Reizen leitet sie Veränderungen ein, die seelisch und körperlich spürbar sind. Durch die Aktivierung des sympathischen Nervensystems erhöhen sich Herz- und Atemfrequenz sowie die Muskelspannung, und wir werden wacher. Die Stressauswirkungen dienen zur Vorbereitung eines Kampfes oder der Flucht. Zwei Gefühle schwingen je nach Einschätzung der Situation mit: Angst oder Aggression. Stress kommt in aller Regel von außen: Ärger mit Patienten oder Anfragen, Zeitdruck, unklare Diagnose trotz Diagnostik und viele Kleinigkeiten, die für sich genommen eigentlich der Banalität wegen nicht der Rede wert wären wie die erneute Ausstellung eines verlorenen Rezepts oder eine unzureichende Hilfsleistung eines Mitarbeiters. Stress führt zu Scheuklappen, zur Fokussierung auf das, was den Stress ausmacht, statt auf das, was für uns selbst sinnvoll wäre. Stress fördert höhere Unsicherheit bei klinischen Entscheidungssituationen (Bergner 2014) und kann zum Nichteinhalten ärztlicher oder therapeutischer Standards führen. Auf zentralnervöser Ebene mindert Stress genauso wie Angst die Signalrate unserer Spiegelneurone. Das bedeutet: Je gestresster oder je ängstlicher wir sind, desto weniger können wir unserer Intuition vertrauen und desto schwächer wird unsere Fähigkeit, empathisch zu handeln.

Stressreaktionen können bei ausreichender Selbstregulation verkürzt und beschränkt werden. Selbstregulation bedeutet, unser Verhalten nach unseren eigenen Bedürfnissen auszurichten, uns selbst positive Lebensbedingungen zu schaffen. Wenn die Selbstregulation erfolgreich ist, führt sie zu innerer Balance und Wohlbefinden. Das Buch, das Sie gerade lesen, kann Ihrer Selbstregulation dienen. Der Grundansatz dabei ist zum einen, die Außenwelt zu verstehen und in dem Maß für uns positiv zu beeinflussen, wie es mit vertretbarem Aufwand möglich ist. Zum anderen ist wohl wichtiger, unser eigenes Verhalten zu ändern, um ein Leben führen zu können, das uns selbst gemäß ist, weil wir viel effektiver und von allem anderen unabhängig darauf Einfluss haben, was wir fühlen, wie wir mit Belastungen und Anforderungen umgehen und wie wir sie bewerten.

In Abb. 5.5 wird dies zusammengefasst: Stress ist unsere eigene, individuelle Interpretation der aktuellen Situation. Aufgrund unserer Persönlichkeit und unseres Verhaltensrepertoires zeigen wir eine unzureichende Reaktion auf die Stressoren.

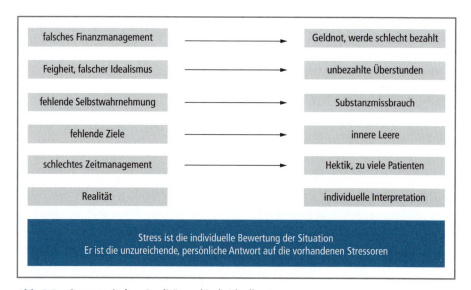

Abb. 5.5 Stress zwischen Realität und individueller Bewertung

5.9.4   Wie unterscheiden sich Stress und Burnout?

Die körperlichen Anzeichen für Burnout entsprechen vollständig denen, die bei Stress oder dem »allgemeinen Anpassungssyndrom« (General Adaption Syndrome) auftreten (Kasten 5.13); sie sind in ihrer Ausprägung jedoch unvorhersehbar. Stress kann zu akuten Reaktionen im Sinn der akuten Stressreaktion und zu Langzeitwirkungen als Posttraumatic Stress Disorder (PTSD) führen. Eine Untersuchung bei jungen Ärzten in der Facharztausbildung zum Chirurgen wies für diese eine erhöhte Morbidität für beide Reaktionstypen nach (Thompson et al. 2017).

Kasten 5.13: Körperliche Symptome bei Stress

- Atemnot
- Bandscheibenprobleme
- Blutdruckveränderungen
- Gewichtsveränderungen
- Libidoverlust
- Muskelverspannungen
- Schlafstörungen
- Schmerzen (Kopf, Bauch, Schulter, Nacken)
- Schwindel
- Somatisierungsstörungen
- Tachykardie
- Tinnitus
- Übelkeit
- Verdauungsstörungen
- Zähneknirschen

Eine Vielzahl nichtsomatischer Stresszeichen ist ebenfalls bekannt (Kasten 5.14).

Kasten 5.14: Nichtsomatische Stresszeichen

- Agitiertheit
- Angst
- Anspannung
- Depressive Verstimmung
- Entscheidungsschwäche
- Grübeln
- Konfusion
- Konzentrationsschwäche
- Motivationsverlust
- Unfreundlichkeit
- Vergessen

Burnout und Stress sind einander also ähnlich, es gibt Überlappungen, genauso wie mit der Depression. Die Diagnose Burnout kann nur gestellt werden, wenn die drei Hauptsymptome emotionale Erschöpfung, Depersonalisation und Leistungsabnahme erfüllt sind. Im therapeutischen Alltag ist das Leitgefühl Unzufriedenheit zumindest ein gutes Indiz, wenn man Burnout vermutet. Ein weiteres kann man durch eine genaue Befragung herausfinden. Die Grundkonstellation hohe Belastung bei niedrig empfundenem Eigeneinfluss (oder hoher Fremdbestimmung) ist praktisch immer nachweisbar, also: fehlende Selbstwirksamkeit. Hinzu kommt meistens die Wertung, die Situation nicht verlassen zu können. In Abschnitt 10.1 werden Maßnahmen, die man gegen Stress ergreifen kann, dargestellt.

6 Depression

6.1 Allgemeines

Junge Ärzte mit Burnout oder hoher Stressbelastung haben ein erhöhtes Risiko für Erkrankungen aus dem depressiven Formenkreis und auch für Suizidgedanken (Mata et al. 2016, Lebares et al. 2018). Je stärker Burnout ausgeprägt ist, umso eher wird sich eine Major Depression entwickeln.

Depression ist eine überaus häufige Erkrankung. Etwa jede vierte Frau und jeder sechste Mann entwickelt im Leben eine Depression. Die Erkrankung hat nichts mit Schwäche oder Versagen zu tun. Depressive Störungen werden auf genetische, biochemische und umweltbedingte Faktoren zurückgeführt; letztlich ist ihre Ätiogenese im Individualfall oft nicht zu klären und spielt im Kontext dieses Buches auch keine Rolle. Grundsätzlich sollte auf die familiäre Vorbelastung hingewiesen werden, weshalb die Familienanamnese wichtig ist.

Depression ist durch Gefühle wie Traurigkeit, innere Leere und Ängstlichkeit sowie Hoffnungslosigkeit in Verbindung mit geringer oder fehlender Motivation gekennzeichnet. Im Leben macht nichts mehr Freude. Schuldgefühle und das Gefühl, wertlos zu sein, entstehen, Suizidgedanken werden häufiger. Sowohl Burnout als auch Depression gehen mit emotionaler Erschöpfung einher. Eines der Hauptkriterien, das für Burnout erfüllt sein muss, ist der berufliche Bezug. Das gilt nicht für Depression. Dagegen fehlen bei Burnout – zumindest anfangs und in der beginnenden Übergangsphase – Hoffnungslosigkeit und Suizidgedanken (Eckleberry-Hunt et al. 2017).

Traurigkeit oder Niedergeschlagenheit ist typisch für depressive Störungen – und nicht für Burnout. Depression lässt sich durch das Ausmaß des Leidensdrucks von normalen Stimmungsschwankungen unterscheiden. Es muss eine nachvollziehbare Beeinträchtigung sozialer oder beruflicher Bereiche vorliegen, und die Traurigkeit muss aufgrund ihrer Intensität oder ihrer Dauer das Leben stark beeinträchtigen. Eine Depression liegt auch dann vor, wenn der Betroffene seine Niedergeschlagenheit nicht mehr selbst kontrollieren kann.

Die Diagnosestellung kann als Screening mittels Fragebögen eingeleitet werden. Maßgeblich ist jedoch das therapeutische oder ärztliche Gespräch, das mithilfe von spezifischen, geschlossenen Fragen (ja, nein, weiß nicht) die Haupt- und Nebensymptome ermittelt. Ein solches Gespräch fehlt bei der Mehrzahl der Untersuchungen zum Thema Depression bei Ärzten oder Therapeuten. Die Studien beziehen sich überwiegend auf die Angaben in Fragebögen. Ihre Ergebnisse sind insofern mit der notwendigen, wissenschaftlichen Distanz zu bewerten. Es soll an dieser Stelle genügen zu erwähnen, wie inflationär der Begriff Depression verwendet wird; diesbezüglich wird er nur noch durch den Begriff Burnout übertroffen.

Die Kriterien für eine schwere Depression sind nur erfüllt, wenn die Betroffenen unfähig sind, ihren beruflichen und privaten Alltag aufrechtzuerhalten; bei mittelgradiger Depression ist dies nur mit deutlichen Anstrengungen möglich. Im Umkehrschluss bedeutet dies: Schwer und mittelgradig Betroffene sind allein aufgrund ihres Zustands kaum in der Lage, Fragebögen über ihre Depression auszufüllen. Wenn in Studien von Depression die Rede ist, dürften also meistens keine ausgeprägten Krankheitsverläufe gemeint sein, und welche Form von Depression genau vorliegt, bleibt unklar. Es dürfte sich oft um depressive Stimmungslagen handeln.

Der Begriff Depression wird auch abseits von Studien nicht immer korrekt gebraucht, so wird er im alltäglichen Sprachgebrauch auch für Traurigkeit und Demoralisierung verwendet. Traurigkeit und Trauer treten nach Verlusten auf, wie dem Tod einer geliebten Person. Die Reaktion beispielsweise nach einer finanziellen Pleite ist meistens keine Traurigkeit, sondern Enttäuschung. Demoralisierung ist eine Form von Niedergedrücktheit, bei der Suizidgedanken unwahrscheinlich sind. Demoralisierung und Trauer treten im Gegensatz zur Depression in Schüben auf. Sie können sich mit Fröhlichkeit oder Humor abwechseln und lösen sich im Laufe der Zeit auf oder dann, wenn sich die Umstände verbessern.

Die Einteilung von Depression unterlag in den letzten Jahrzehnten grundlegenden Änderungen, die wohl nicht abgeschlossen sind: Depressive Störungen werden nach ICD-10 und dem DSM-5 (Diagnostic and Statistical Manual of Mental Disorders, 5. Auflage) unterschiedlich eingeteilt. Manche depressiven Störungen werden anhand ihrer *Ätiologie* benannt wie prämenstruelle Depression, andere aufgrund ihres *zeitlichen Auftretens* wie Winterdepression, weitere aufgrund von *Belastungssituationen* (z. B. Trennung, Arbeitslosigkeit oder Verlusterlebnisse) wie reaktive Depression oder Anpassungsstörung.

Davon unabhängig wird die Klassifizierung anhand der *Symptome* und des *zeitlichen Verlaufs* vorgenommen:

Major Depression oder unipolare depressive Störung (früher: endogene Depression)

Eine solche liegt vor, wenn mindestens fünf Symptome in derselben zweiwöchigen Periode auftreten und mit depressiver Stimmung oder Verlust von Freude und Interesse einhergehen. Es wird zwischen leichten, mittelgradigen und schweren depressiven Episoden unterschieden. Die Verstimmung kann so tiefgehend sein, dass die Menschen unfähig sind, etwas zu fühlen. Da manche Betroffene kaum noch essen, kann eine sofortige ärztliche Intervention notwendig sein.

Dysthymie oder persistierende depressive Störung

Halten die Beschwerden bei Kindern mindestens ein Jahr, bei Erwachsenen mindestens zwei Jahre an, spricht man von Dysthymie. Die Beschwerden sind dabei nicht so stark ausgeprägt wie bei der Major Depression, aber aufgrund ihrer Persistenz – auch über Jahrzehnte – wird die Lebensqualität stark gemindert. Die Menschen sind ständig bedrückt, wirken introvertiert und passiv, sind überkritisch sich selbst gegenüber.

Bipolare depressive Störung (früher manisch-depressive Störung)
Eine solche liegt vor, wenn wenigstens zwei Episoden aufgetreten sind, in denen die Stimmung und Aktivität des Betroffenen deutlich gestört waren: einerseits gehobene Stimmung mit vermehrtem Antrieb und hoher Aktivität, andererseits Stimmungstiefs mit vermindertem Antrieb und niedriger Aktivität – die Depression. Je nach Ausprägung wird diese Störung als leicht, mittelgradig oder schwer bewertet. Es können psychotische Symptome hinzukommen, also Wahnvorstellungen und Halluzinationen.

Die Zyklothymie verläuft ähnlich wie die bipolar depressive Störung, jedoch weniger ausgeprägt. Betroffene wirken unstet, ihre Stimmung schwankt häufig.

6.2   Symptome

Eine Depression verursacht kognitive, psychomotorische und auch körperliche Funktionsstörungen. Die drei Hauptsymptome sind:
1. *Antriebslosigkeit*: Unter anderem ist sie zu erkennen an fehlender Initiative, Kraftlosigkeit und rascher Erschöpfung. Hierzu gehören das Morgentief und die Schwierigkeiten, auch alltägliche Verrichtungen zu meistern.
2. *Interesselosigkeit*: Unter anderem führt sie dazu, soziale Kontakte zu minimieren oder ganz einzustellen, lange Zeit gepflegte Hobbys aufzugeben und sich immer mehr zurückzuziehen – oft indem das Bett nicht mehr verlassen wird. Die beklagte Gefühlsleere oder Leere im Kopf ist ein Hinweis auf eine starke Ausprägung der Depression.
3. *Niedergeschlagenheit*: Alles scheint trostlos und sinnlos zu sein. Hoffnungslosigkeit, Hilflosigkeit und Schwermut ergreifen den Menschen.

Daneben gibt es eine Vielzahl weiterer Beschwerden, die als Nebensymptome bezeichnet werden:
- *Angst*: Sie tritt im Sinn der beidseitigen Verstärkung mit Depression auf und auch als gegenseitige Induktionsquelle.
- *Pessimismus*
- *Geringer Selbstwert, Selbstzweifel und mangelndes Selbstvertrauen*
- *Innere Unruhe*
- *Beeinträchtigtes Zeitgefühl*: Die Zeit scheint nicht zu vergehen.
- *Affektstarre*: Menschen mit Depressionen wirken wie starr, ihre Gefühle, ihre Sprache schwingt bei einem Gespräch nicht mit, es wirkt monoton.
- *Gefühl der Gefühllosigkeit*: Wer an Depression leidet, fühlt oftmals gar nichts mehr, auch keine negativen Gefühle; die innere Versteinerung.
- *Tagesschwankungen*: Weil Schlaf keinen ausreichend erholsamen Effekt hat, hat der Depressionskranke morgens oft eine schlechtere Stimmung als abends.
- *Schuldgefühle*: Betroffene empfinden sich und ihre Erkrankung als Last für andere, werfen sich vor, alles falsch gemacht zu haben.
- *Suizidgedanken*: Diese nehmen mit zunehmendem Schweregrad der Depression zu.

Es gibt eine Vielzahl weiterer Anzeichen für eine Depression wie Fatalismus, gedankliche Abwesenheit, Selbstmitleid, Verbitterung, Weinerlichkeit, schlechte Konzentrationsfähigkeit und Libidoverlust.

Die körperlichen Symptome sind sehr vielfältig, weshalb die Betroffenen oft jahrelang aufgrund dessen behandelt werden, ohne dass die Hauptdiagnose gestellt wird. Wenn sie ausschließlich Beschwerden wie ein Kloßgefühl im Hals oder Schluckbeschwerden haben, spricht man von larvierter Depression. Die häufigsten somatischen Symptome sind Schlafstörungen (und infolge Schlafmittelgebrauch oder -missbrauch), Kopfschmerzen und Kopfdruck, Heißhunger (und Gewichtszunahme) oder Appetitlosigkeit (und Gewichtsverlust), alle möglichen gastrointestinalen Beschwerden (Obstipation, Diarrhoe, Druck- und Völlegefühl), kardiovaskuläre Symptome, Atemnot, Schwitzen, weiche Knie, Sehstörungen.

Auf die Darstellung der etablierten Therapieverfahren bei Depression und der medikamentösen Therapiemöglichkeiten wird an dieser Stelle bewusst verzichtet. Nur dies: Die Behandlung erfolgt sowohl pharmakologisch als auch psychotherapeutisch und wird sowohl über langfristig angelegte Programme als auch mittels Kurzzeitinterventionen versucht. Gruppentherapien sind nicht unbedingt die Methode erster Wahl, oftmals bevorzugen Therapeuten eine Eins-zu-eins-Situation (Bruce et al. 2005).

6.3   Studienergebnisse

- Eine umfassende Metaanalyse (Rotenstein et al. 2016) mit knapp 130 000 Medizinstudierenden aus 47 Ländern wies bei 27,7 % von ihnen Zeichen für Depression nach und damit häufiger als in vergleichbaren Kollektiven aus der Allgemeinbevölkerung.
- Die Häufigkeit von Depression steigt dramatisch mit dem Beginn der klinischen Ausbildung, was vermuten lässt, dass dabei nicht der Persönlichkeit der Medizinstudierenden, sondern vielmehr der Ausbildung selbst die führende Rolle zukommt. Gegen Ende der Ausbildung sinkt die Quote und steigt dann bei beginnender ärztlicher Tätigkeit erneut an, im Durchschnitt auf 25,3 % (Sen et al. 2010).
- Wenn ein Arzt eine Depression entwickelt, verläuft diese unabhängig von seiner Fachrichtung (Sen et al. 2010).
- In einer Untersuchung, bei der 285 Psychiater mit 326 Ärzten anderer Fachrichtung verglichen wurden, unterschieden sich die Prävalenzen für Depression und Burnout zwischen beiden Gruppen nicht (Hardy et al. 2020). Psychiater hatten dieser Untersuchung zufolge jedoch weniger Angst. Bei beiden Gruppen wurden die Faktoren Arbeitszeit und Arbeitsdichte als am stärksten belastend angegeben.
- Bei 28,8 % aller 17 560 untersuchten niedergelassenen Ärzte wurden Hinweise auf das Vorliegen einer Depression oder depressiven Verstimmung gefunden (Mata et al. 2015), weshalb von einer »depressogenen« Wirkung des Studiums

und der Niederlassung gesprochen wurde. Die befragten Ärzte berichteten von zu langen Arbeitszeiten, belastenden Nachttätigkeiten, Zweifeln, Unzufriedenheit mit dem Beruf und mangelnder Autonomie.

- Es besteht eine Assoziation zwischen unterdurchschnittlichen Lernfähigkeiten bei Ärzten während ihrer Facharztausbildungszeit und stärker ausgeprägten depressiven Symptomen. Dabei berichten ältere Ärzte grundsätzlich häufiger über depressive Symptome als ihre jüngeren Kollegen. Eine Metaanalyse von 54 Studien ergab eine Gesamtprävalenz von Depressionen oder depressiven Symptomen von 28,8 %. Ein weiteres Henne-Ei-Phänomen: Tragen schlechte Lerngewohnheiten und geringere akademische Leistungen zur Depression bei, oder führt Depression zu schlechten Lerngewohnheiten wie zu oberflächlichem Lernen (AlFrais et al. 2019)?

Letztlich veranlasst die Intensität der Ausbildung viele Medizinstudierende dazu, ehemals liebgewonnene Hobbys aufzugeben und ihr Leben auf das eine Thema »ärztliche Hilfe« zu beschränken. Da es sich um eine Tätigkeit handelt, die ganz stark nach außen, auf andere Menschen (die Patienten) ausgerichtet ist, verwundert es kaum, wenn Defizite im Helfer selbst (dem Arzt oder Therapeuten) entstehen und sich – zum Beispiel durch Niedergeschlagenheit – ihren Weg nach außen bahnen. Die Ausbildung und die Berufstätigkeit erschweren gewissermaßen, zu sich selbst zu finden. Und je mehr man sich von sich selbst entfernt, desto fremder wird man sich. Zu sich zu kommen wird im Laufe der Zeit ein nahezu unmögliches Ziel. Diese Schwierigkeit drückt das Gefühl der inneren Leere sehr passend aus. Da ist – zunächst – nichts mehr, weil so vieles nach außen gegeben wurde und teils auch gegeben werden musste.

Behandlungsfehler

- Eine Verbindung zwischen depressiven Symptomen des Arztes und dessen Risiko, Kunstfehler zu begehen, kann als hoch wahrscheinlich bewertet werden, wie eine systematische Überprüfung von entsprechenden Publikationen an insgesamt 21 517 Ärzten zeigte (Pereira-Lima et al. 2019).
- Seelisch gesunde Ärzte machten sechsmal seltener Medikationsfehler als Ärzte mit depressiven Symptomen. Nur die Hälfte aller Ärzte war sich über die seelische Krise, in der sie sich befanden, klar. Ärzten mit Burnout konnte keine erhöhte Fehlerhäufigkeit nachgewiesen werden. Allein in den USA geht man von 44 000 bis 98 000 Todesfällen jährlich durch Medikationsfehler aus (Fahrenkopf et al. 2008).
- Ärzte, die in einem psychologischen Screening positiv auf Depression getestet wurden, machten dreimal mehr schwere Kunstfehler. Es gab jedoch keine statistisch signifikante Verbindung zwischen Depression und der Gesamtzahl an Fehlern oder den belanglosen Fehlern. Auch für Burnout wurden keine Auffälligkeiten der Fehlerrate oder Fehlerschwere festgestellt (Brunsberg et al. 2019).
- Depression führt zu vermehrten ärztlichen Fehlern, wie sowohl objektiv ermittelt als auch von betroffenen Ärzten von sich aus berichtet wurde (Sen et al. 2010).

- Es konnte keine Korrelation der Fehler mit den Bereitschaftsdiensten über Nacht oder der Anzahl der Arbeitsstunden in der Praxis nachgewiesen werden (Shanafelt et al. 2010).

6.4   Test

Zum Schluss dieses Kapitels steht Ihnen ein Selbsttest zur Verfügung, der jedoch keinen wissenschaftlichen Maßstäben genügt, den Sie deshalb angstfrei ausprobieren können. Es geht um Ihre eigenen depressiven Neigungen:

Übung 6.1: Fragen bei Depression

Beantworten Sie die Fragen entweder mit einem »ja« oder »nein«.

Block A
- Kann ich Entscheidungen zügig und konsequent treffen?
- Kann ich mich noch freuen?
- Habe ich den gleichen Appetit wie früher?
- Gestalte ich meine Freizeit aktiv?
- Kann ich mich gut konzentrieren?

Block B
- Grübel ich in letzter Zeit häufiger?
- Gibt es Einschränkungen oder Veränderungen meiner Sexualität?
- Fühle ich mich kraft- und schwunglos?
- Gibt es häufiger oder intensiver als früher Momente, in denen ich unsicher bin?
- Habe ich Schlafstörungen?
- Fühle ich mich müde, wie erschlagen, wie schwer krank – ohne körperlichen Grund?
- Habe ich das Gefühl innerer Leere, von Sinnlosigkeit?
- Mache ich mir wieder und wieder Vorwürfe, oder fühle ich mich grundlos schuldig?
- Fühle ich mich hoffnungslos, niedergeschlagen, wie am Boden zerstört?
- Habe ich Probleme, Alltagsdinge zu erledigen?
- Spreche und denke ich langsamer als früher?
- Vergesse ich viel?
- Denke ich häufiger über den Tod nach – oder daran, mir selbst etwas anzutun?

Die Auswertung erfolgt so: Zählen Sie in Block A die Anzahl Ihrer »nein« und in Block B die Anzahl Ihrer »ja« zusammen. Sie können höchstens 5 »nein« und 13 »ja«, also zusammengezählt maximal 18 Punkte erhalten. Je näher Sie der 18 kommen, umso wahrscheinlicher leiden Sie an einer Erkrankung aus dem depressiven Formenkreis.

7 Angsterkrankungen

7.1 Allgemeines

Die Lebenszeitprävalenz von Angststörungen liegt bei 28 % (Kessler RC et al. 2005). Sie sind damit bei den 14- bis 65-Jährigen die häufigsten psychischen Erkrankungen in Europa. Die 12-Monatsprävalenz liegt bei 14 % (Ströhle et al. 2018).

Angsterkrankungen sind auch bei Ärzten sehr verbreitet. Doch es existieren erheblich mehr wissenschaftliche Studien zu Burnout bei Ärzten als über deren Angsterkrankungen. Es kann deshalb mit hoher Wahrscheinlichkeit angenommen werden, dass Ärzte ihre Angsterkrankung entsprechend selten therapieren lassen; aus den gleichen Gründen (Scham, niemandem zur Last fallen wollen, Angst vor berufsrechtlichen Konsequenzen) wie auch andere seelische Probleme.

Die Mehrzahl der Publikationen über Angsterkrankungen bei Studierenden, Ärzten und Therapeuten verzichten auf eine Differenzierung der Angst nach ICD-10. Es wird schlicht von Angst gesprochen und dem Leser bleibt überlassen, was er darunter verstehen mag. Notgedrungen werde ich dies im Weiteren auch tun. Im Folgenden ist damit jedoch nicht die gesunde, lebenserhaltende Angst gemeint, sondern die belastende, gleich in welche Schublade (einer ICD-Klassifikation) sie zu stecken sei.

Krankhafte Angst ist nie einfach so da. Dies verdeutlicht auch das folgende Fallbeispiel:

Fallbeispiel
Frau S. ist Kinderärztin mit Leib und Seele. Doch seit einiger Zeit leidet sie unter Panikattacken. Die erste kommt vollkommen unerwartet, als sie einem Kleinkind eine Impfung verabreichen will und sie beim Ansetzen der Nadel einfach so umkippt. Die Mutter des Kindes kann Frau S. gerade noch auffangen, so dass sie keinen körperlichen Schaden nimmt. Einmal ist keinmal, denkt sich Frau S., und tatsächlich, monatelang geschieht nichts. Anfangs fühlt sie sich bei Injektionen noch unsicher, aber das gibt sich bald wieder. Dann kommt ein Junge in ihre Praxis, schreiend sitzt er auf dem Schoß der Mutter. Er hat sich einen metallischen Splitter in den Unterarm gerammt. Frau S. wirft einen Blick auf die blutende Stelle, sieht Sternchen und kippt erneut um.
Sie kommt zu mir mit der Eigendiagnose Burnout. Nach einer ausführlichen Anamnese teile ich ihr mit, dass sie an einer Angsterkrankung leidet, was sie in den ersten Sitzungen strikt von sich weist. Sie sei schlicht überlastet, und dann habe ihr Kreislauf auch noch verrückt gespielt, sie sei dehydriert gewesen.
Langsam kommen immer mehr Details heraus, die Frau S. Schritt für Schritt als ihre eigene Vorgeschichte versteht und annehmen lernt. Als Neugeborene wurde sie nachts immer allein gelassen. Sie entwickelte im ersten Lebensmonat eine spastische Bronchitis mit lebensbedrohlicher Atemnot, wie ihre Mutter ihr erzählt hat. Erst im Lauf der Sitzungen versteht Frau S., dass es sich dabei um Pseudokrupp handelte. Denn sie weiß noch genau, wie sie

ein- und nicht wieder ausatmen konnte, da sie entsprechende Attacken bis zur Pubertät mehrfach im Jahr hatte, die letzte erst mit 21 Jahren (auch wenn dies nicht dem Lehrbuchwissen entspricht). Sie erinnert sich an die Panik, die sie bei jeder Pseudokruppattacke bekam, Todesangst durch Erstickungsgefühle.

Erst dann fällt ihr ein, wie sie im Rahmen des Krankenpflegepraktikums das erste Mal als Erwachsene umgekippt ist, als ihr Unmengen von Eiter aus einer Wunde entgegenquollen. Seitdem, so gibt sie nun erstmals zu, habe sie Angst gehabt bei jedem einzelnen Patientenkontakt. (Anmerkung: Das war der Moment, in dem sie der Angst vor der Angst nachgegeben hat. Sie entschied sich, jede Situation zu vermeiden, die derjenigen auch nur entfernt ähnelt, in der sie den ersten Anfall bekommen hat. Das beeinträchtigte Frau S. stark in ihrem Studium.) Sie habe im Studium versucht, ihre Sorgen soweit wie möglich zu verdrängen und vollständig zu verheimlichen. Besonders unangenehm fühlte sie sich bei allen invasiven Eingriffen, auch wenn sie nur Zuschauerin war und nicht selbst aktiv werden musste. Eine zweite Ohnmacht erlitt sie dann im Praktischen Jahr.

Seitdem habe sie Ruhe gehabt, schildert sie. Sie sei sicher gewesen, dass die Wahl von Pädiatrie als Fachgebiet sie vor weiteren Ohnmachtsanfällen bewahrte. Sie gehe ganz in der Arbeit mit den Kindern auf. Und nun das! Frau S. ist zutiefst erschüttert.

Wenn man ihre Vorgeschichte von einer Metaposition aus betrachtet, ist der Verlauf typisch und logisch. In jüngsten Jahren musste Frau S. des Öfteren als lebensbedrohlich empfundene Attacken überstehen und konnte anfangs noch nicht einmal selbst dagegenhalten. Es geschah ihr einfach, ohne dass sie irgendeinen Einfluss darauf hatte. Die Angst blieb lange Zeit auf die auslösende Situation beschränkt, erst im jungen Erwachsenenalter, beim Krankenpflegepraktikum, trat sie unabhängig von den Pseudokruppanfällen auf. Verdrängung setzte ein und möglicherweise initiierende Situationen wurden vermieden. Aber alles half nichts, die Angst holte Frau S. wieder ein.

So wie auch Alkoholabhängigkeit oft ganz langsam, unmerklich schleichend beginnt, können Angsterkrankungen schwelen, ohne zutage zu treten, und sich dann mit Macht bemerkbar machen, Jahre oder Jahrzehnte nach einem auslösenden Ereignis.

Ein erster Schritt besteht darin, die eigene Vorgeschichte besser zu verstehen. Im Fall von Frau S. bedeutet das, zu erkennen, wie stringent der Ablauf war und wie hoch das Risiko für eine Angsterkrankung. Hierzu gehören die emotionale Deprivation, der sie als Säugling ausgesetzt war, und die Jaktationen, welche sie bis heute zeigt. Der zweite Schritt ist, das eigene Schicksal erst einmal anzunehmen, sich nicht mehr dagegen zu wehren. Im dritten Schritt geht es darum, eine passende Therapie und einen passenden Therapeuten zu finden. Heute sagt Frau S., sie wisse, da lauere etwas in ihr, aber sie versuche, damit umzugehen wie mit einem Wesen, das kommen dürfe. Meistens bliebe es dann im Hintergrund.

Angst hat einen lebenserhaltenden Sinn: Sie soll Schaden von uns wenden (Zhou et al. 2016). Dabei muss es nicht gleich der Säbelzahntiger sein, der uns hinter dem Busch auflauert. Grundsätzlich ist die Angstreaktion als Indikator für eine potenzielle Bedrohung wichtig. Behandlungsbedürftig wird Angst in zwei Fällen: wenn sie ohne Bedrohung entsteht, oder wenn sie übersteigert, also in zu großem Ausmaß, auftritt. Dies hat häufig zur Folge, dass der Betroffene kein normales Leben mehr führen kann, beispielsweise sofern er wegen seiner Angst nicht mehr einkaufen gehen kann.

Angsterkrankungen gibt es schon in der Kindheit oder Jugendzeit, meistens sind erste Zeichen in frühen Erwachsenenjahren sichtbar. Diese müssen nicht als solche wahrgenommen oder verstanden werden, können jedoch über eine gründliche Anamnese retrospektiv erkannt werden. Angsterkrankungen sind wie ein Türöffner für weitere, seelische Erkrankungen: Depression und Suchterkrankungen kommen in häufiger Koinzidenz vor. Sie sind ausgesprochen chronisch, man kann sogar sagen: einmal Angst, immer Angst. Therapeutische Bemühungen ermöglichen in der Mehrzahl ein hinreichend gutes Leben mit der Angst, aber nicht unbedingt eine vollständige Remission. Angsterkrankungen begleiten auch somatische Krankheiten, so gehen sie mit einem erhöhten Risiko für kardiovaskuläre Erkrankungen einher, und das Risiko für einen letalen Verlauf einer Krebserkrankung ist signifikant höher (Ströhle et al. 2018).

Bei der Entstehung von Angsterkrankungen spielen genetische Faktoren eine gewisse Rolle, aber individuelle negative Umweltfaktoren müssen hinzukommen. Solche Faktoren sind emotionaler und/oder körperlicher Missbrauch, sexuelle Gewalt, chronische Erkrankungen, Verletzungen, Todesfälle, Trennungen oder Scheidungen und finanzielle Probleme. Für den akut Betroffenen spielen allerdings andere Inhalte eine größere Rolle wie Einsamkeit, Geldprobleme, Missbrauch sozialer Medien, ursprünglich Angst auslösende Erfahrungen, gleich wie lange sie vorbei sein mögen, Suchtprobleme, Schwierigkeiten mit dem Partner oder den Kindern. Es gibt zudem Persönlichkeitseigenschaften, allen voran der Neurotizismus, welche mit Angsterkrankungen in Zusammenhang stehen.

Definition

Angst ist ein Gefühl unlustbetonter Erregung, das grundsätzlich nicht gerichtet auftritt, also kein konkretes Ziel hat, und das physiologisch ist. Angst ist ein absolut fundamentaler Teil des Spektrums menschlicher Gefühle. Ein vergleichbares Gefühl, das jedoch ein konkretes Ziel hat, somit gerichtet auftritt, nennt man *Furcht*.

Oftmals ist es Furcht, die wir als Angst bezeichnen: Mit »Ich habe Angst vor einem Hund« ist eigentlich die Furcht vor dem Biss oder Angriff eines Hundes gemeint. Furcht fühlt sich an wie Angst, aber nicht jede Angst ist eine Furcht. Beispiele sind die Angst vor Dunkelheit (Dunkelheit an sich ist nicht bedrohlich) oder die Angst vor Höhe (solange man auf einem festen Grund steht, ist auch Höhe unbedenklich).

Im allgemeinen Sprachgebrauch werden diese beiden Definitionen also oft nicht eingehalten, auch weil man sich oft nicht verdeutlicht, wovor die Unlust tatsächlich auftritt. Wer vor einer im Medizinstudium stattfindenden Prüfung Angst hat, kann kaum Angst davor haben, ob er die Kreuze auf den Antwortbögen korrekt setzt. Er wird Furcht vor einem schlechten Ergebnis haben, und was das alles zur Folge hat. Er hat somit Angst zu versagen oder auch Angst, wegen eines weniger guten Ergebnisses nicht mehr geliebt zu werden (Verlassens-angst) – oder sogar Angst vor dem (wirtschaftlichen) Tod, wenn das Studium abgebrochen werden müsste.

Uns zu fürchten, hat einen guten Grund – es verlängert unser Leben ungemein, rechtzeitig vor einem wildgewordenen Mammut Reißaus zu nehmen oder dem Klappern einer Klapperschlange Respekt zu zollen. Ohne dass unsere Vorfahren zur rechten Zeit Angst gehabt hätten, gäbe es uns nicht. Wir entwickeln kein Gefühl ohne eine Ursache, auch kein Angstgefühl. Aber der ursprüngliche Grund für Angst muss nichts mit der aktuellen Situation zu tun haben und kann sich uns nur schwer erschließen. In aller Regel haben Angststörungen ihre Ursache in der frühen Kindheit bis hin zur Jugendzeit. Obwohl die Bedrohung häufig in jungen Jahren stattfand, wirkt sie noch Jahrzehnte später. Beispiele sind frühe Nahtoderfahrungen, wie fast ertrunken zu sein, Bindungsverluste durch den Tod eines oder beider Elternteile oder Unfallerlebnisse. Es scheint so, als würde die Seele es sich merken und sich bei Betroffenen erst dann melden, wenn sie lernen können, erwachsen damit umzugehen.

Wenn Angst in unangemessenem Umfang auftritt oder das Gefühlsleben dominiert, spricht man von Angsterkrankungen. Dabei wird zwischen *phobischen Störungen* und *anderen Angststörungen* unterschieden. Die Phobien werden nach ICD-10 in Agoraphobie, soziale Phobie und spezifische Phobien unterteilt. Agoraphobie bedeutet eigentlich Angst vor weiten Plätzen, gemeint ist in der Klassifikation jedoch eine Situation außerhalb der gewohnten Umgebung mit beschränkter Fluchtmöglichkeit. Bei sozialer Phobie besteht die Angst vor Interaktionen mit anderen Menschen. Hier wird zwischen der generalisierten Form mit Angst vor nahezu allen sozialen Kontakten und der nicht generalisierten Form, beispielsweise der Angst, mit anderen zu telefonieren, unterschieden. Bei der dritten Ausprägung, den spezifischen Phobien, ist fast alles denkbar. Die Phobie vor Tieren wie Spinnen oder Ratten dürfte am bekanntesten sein, weniger die vor bestimmten Situationen (wie über eine Türschwelle zu gehen) oder die vor Verletzungen. Phobien führen oft zu Vermeidungsverhalten, so werden beispielsweise Supermärkte, Versammlungen vieler Menschen oder Blut vermieden. Das kann je nach Phobie zu einer schweren Beeinträchtigung des Alltags führen, auch zur völligen sozialen Isolation.

Angststörungen werden untergliedert in *Panikstörungen* und die *generalisierte Angststörung*. Das Hauptsymptom der Panikstörung sind die Panikattacken, also akute, sehr stark beeinflussende und zeitliche begrenzte Angstanfälle. Wenn sie an Situationen gebunden sind und nur sporadisch auftreten, lautet die Diagnose Panikattacke. Treten die Anfälle wiederholt auf und sind von einer auslösenden Situation unabhängig (was sie unkalkulierbar und unvermeidbar macht), dann liegt eine Panikstörung vor. Die einzelne Attacke dauert wenige Sekunden bis mehrere Stunden und ist praktisch immer mit somatischen Symptomen verbunden. Meist sind mit einer Derealisation oder Depersonalisation zugleich andere, seelische Krankheitszeichen vorhanden. Weniger bekannt ist, dass Panikstörungen auch ohne Angstgefühl auftreten können, dann stehen die vegetativen Symptome im Vordergrund. Fehldiagnosen wie Herzinfarkt sind möglich.

Menschen mit Panikstörungen haben deutlich häufiger als diejenigen mit phobischen Störungen mit antizipatorischer Angst zu kämpfen. Diese Angst vor der Angst beeinträchtigt die Lebensqualität massiv.

Eine generalisierte Angststörung liegt vor, sofern die Angstsymptomatik über längere Zeit besteht; je nach Klassifikation werden mehrere Wochen oder sechs Monate als Mindestdauer angesehen. Die Angst dieser Menschen ist stark, aber weniger intensiv als bei einer Panik, und sie ist nicht an Objekte oder Situationen gebunden. Obgleich ihnen klar ist, wie wenig ihre Angst mit der Realität zu tun hat, leben diese Menschen ständig mit ihr. Sie führt zu Schlafstörungen, Verspannungen, abnehmender geistiger Leistungsfähigkeit aufgrund von Konzentrationsschwierigkeiten und zu Reizbarkeit. Auf Dauer gesellt sich meist eine Depression hinzu.

7.2   Symptome

Die Symptomatik ist überaus vielfältig (Kasten 7.1) und lässt ohne Anamnese keine Rückschlüsse auf die Art der Angst zu.

Kasten 7.1: Symptome bei Angst (Auswahl)

- Atemnot
- Bauchschmerz
- Diarrhoe
- Druckgefühle im Kopf, im Brustraum, im Bauchraum
- Engegefühl
- Frustriertsein
- Furcht
- Geistige Störungen wie schlechte Erinnerungsfähigkeit
- Sich gestresst fühlen
- Herzklopfen oder -rasen
- Inkontinenz
- Kopfschmerz
- Kurzatmigkeit
- Leicht irritiert werden können
- Magenbeschwerden
- Müdigkeit
- Muskelverspannung, wo auch immer
- Nervosität
- Panik
- Schlafstörungen jeder Art
- Schwindel
- Schwitzen
- Selbstzweifel
- Übelkeit

Angst hat Einfluss auf die Fähigkeit, unsere Ziele zu erreichen, auf die Konzentrationsfähigkeit und das Erinnerungsvermögen. Auch motorische Fähigkeiten können von ihr beeinträchtigt werden. Diese Beschwerden treten in gleicher Art und Weise bei Phobien und bei den anderen Angststörungen auf.

7.3   Studienergebnisse

Wie bereits erwähnt, erfüllen Studien über Angsterkrankungen oftmals nicht die notwendigen wissenschaftlichen Kriterien, beispielsweise wird zwischen generalisierter Angststörung und anderen Entitäten nicht klar unterschieden. Um Angsterkrankungen bei Ärzten und Therapeuten besser verstehen zu können, müssten andere Studienkonzepte erarbeitet und in die Tat umgesetzt werden. Die heutige Datenlage anhand der vorliegenden Studienergebnisse:

Studierende
Angsterkrankungen bleiben in der Allgemeinbevölkerung oft unerkannt und nicht therapiert, das Stigma solcher Erkrankungen wirkt bis heute.

Zum Medizinstudium werden weltweit eher Menschen zugelassen, die höhere Werte für Neurotizismus haben und zu Perfektionismus neigen. Das ist es nicht allein. Die Angstwerte von Medizinstudierenden haben vielfältige Koinzidenzen, u. a. mit Arbeitsbelastung, Schlafmangel, finanziellen Sorgen und studientypischen Inhalten wie dem Umgang mit dem Tod.

- Angsterkrankungen entwickeln sich bei Medizinstudierenden in höherer Quote als bei der Allgemeinbevölkerung. Als belastende Faktoren werden genannt: Druck durch die akademische Ausbildung, Misshandlungen, finanzielle Nöte, der »professionelle« Zynismus (Dyrbye et al. 2006).
- In einer Metaanalyse wurden die Daten von 40 348 Medizinstudierenden ausgewertet (Quek et al. 2019): Global wurde die Prävalenz von Angst (nicht Angsterkrankungen) bei Studierenden mit 33,8 % ermittelt. Diese Rate ist substanziell höher (zwischen 3- und 10-mal!) als bei der Allgemeinbevölkerung.
- Bereits Medizinstudierende leiden zu etwa einem Drittel an all den mentalen Erkrankungen, die auch Ärzte belasten: Disstress, Angst, Depression, Schlafstörungen (hier sind es sogar 46 %), Burnout (13 %), Essstörungen, gefährlicher Alkoholkonsum. Bei brasilianischen Medizinstudierenden waren Angsterkrankungen das Problem, das besonders auffiel (Brady et al. 2017).
- Auf Dauer führt die Angst zu unerwünschten Wirkungen wie der Fixierung auf Fehler – und ihre eindeutige Komorbidität mit Depression ist bekannt. Daraus darf geschlossen werden, wie sinnvoll es ist, bereits während des Studiums Kurse anzubieten, welche der Angst zumindest etwas Einhalt gebieten können (Quek et al. 2019).

Was letztlich fehlt, sind Untersuchungen an Schülern – also späteren Medizin-studierenden –, um deren Angst zu erkennen. Es ist zumindest vorstellbar, dass nicht das Medizinstudium zu mehr Angst führt, sondern junge Menschen, die Angst haben, sich eher für das Studium interessieren. Erneut bleibt unklar, was Auslöser und was Folge ist.

Ärzte
- Ärzte werden öfter wegen Angststörungen behandelt und zeigen mehr Symp-tome für Angsterkrankungen als die Allgemeinbevölkerung (Dyrbye et al. 2006).
- Weltweit gleichen sich die Zahlen. In Pakistan klagen 26,9 % der befragten Ärzte über Angst, 11,6 % über Depression und 48,1 % über schlechten Schlaf (Sheikh et al. 2018).
- Eine chinesische Studie wies bei 31 % der untersuchten Ärzte Angst nach, wel-che die Autoren auf den lang andauernden beruflichen Stress zurückführten. Sie gaben die Prävalenz in anderen Kulturen mit 2,2 bis 24 % an, weshalb chi-nesische Ärzte überproportional betroffen seien (Zhou et al. 2016).

Sowohl Depression und Angsterkrankungen betreffen mehr Frauen als Männer (oder sind Frauen nur ehrlicher?):
- Angsterkrankungen von Ärzten zeigen eine positive Korrelation mit dem weiblichen Geschlecht, treten eher auf, wenn die Eltern des betroffenen Arztes selbst keine Ärzte waren und wenn die Eltern früher großen Leistungsdruck auf ihr Kind ausübten (Brady et al. 2017).
- Ärzte in der Notfallmedizin haben im Vergleich zu anderen Berufsgruppen signifikant erhöhte Angst und zeigen verminderte Zufriedenheit mit dem Beruf, wobei die quantitativen Ausprägungen sowohl der Angst als auch der geringen Zufriedenheit sich im für alle Ärzte üblichen Bereich bewegen (Mason et al. 2016).

7.4   Therapie

Für kognitive Verhaltenstherapie ist als einzige psychotherapeutische Methode eine ausreichende Wirksamkeit zur Behandlung von Angststörungen nachge-wiesen. Sie wird als erste Wahl bei Angsterkrankungen betrachtet, zumindest bei Phobien. Letztlich soll mit ihrer Hilfe der Betroffene (neu) lernen und erfahren, dass die situativ ausgelöste Angst unbegründet ist. Damit – so die Lehrmeinung – kann die zentrale Befürchtung widerlegt werden und damit legt sich auch die phobische Angst. Lehrbuchwissen ist, dass die Vermeidung von angstauslösen-den Situationen zur Aufrechterhaltung der Störung führt. Ich habe jedoch einige Klienten betreut, die gezielt bestimmte, ansonsten angstauslösende Situationen vermieden hatten und damit gut zurechtkamen. Lehrbuch ist nicht immer die Realität.
    Werden nur die Veränderungen vor und nach einer Pharmakotherapie bei

Angsterkrankungen untersucht, wird eine hohe Wirksamkeit für SNRI (Serotonin-Noradrenalin-Wiederaufnahme-Inhibitoren) nachgewiesen. Eine Kombination von kognitiver Verhaltenstherapie mit Pharmakotherapie soll nicht wirksamer sein, als eine der beiden Methoden allein anzuwenden. Auf die medikamentöse Behandlung wird im Weiteren nicht eingegangen, dies sprengte den Rahmen dieses Buches. Nur eines noch: Sport wirkt anxiolytisch. Wer Ängste hat, sollte regelmäßig Sport machen und dabei an seine körperlich Belastungsgrenze gehen, auch um zu lernen, sich auf den eigenen Körper verlassen zu können.

7.5   Test

Im Anschluss ein Test, mit dem Sie das Maß Ihrer eigenen Angst einschätzen können (nach Boyle 2019):

Übung 7.1: Meine Angst

Welche der folgenden Sätze bejahen Sie für sich selbst?
• Ich esse bei Stress.
• Ich fühle mich immer wieder übermannt, als würde ich die Kontrolle verlieren.
• Schon geringste Anlässe können mich zum Ausrasten bringen.
• Ich fühle mich schlecht.
• Niemand hilft mir.
• Ich kann nicht entspannen.
• Ich habe Schwierigkeiten, mich zu konzentrieren.
• Ich bin ständig wie unter Strom.
• Ich kann die Arbeit kaum mehr bewältigen.
• Mir fallen Entscheidungen schwer.
• Ich suche ständig Ablenkungen.
• Niemand versteht, wie sehr ich mich einsetze.

Erläuterung: Hinter jedem Satz kann sich als grundlegendes Gefühl Angst verbergen. Das bedeutet, je mehr Sätze oder Inhalte Ihnen von sich selbst bekannt vorkommen, desto wahrscheinlicher ist es, dass Sie mit überdurchschnittlicher Angst zu tun haben.

7.6   Umgang mit Angst im Alltag

Wie Ihnen die Testfragen bereits gezeigt haben, sind Ängste vielfältig und reproduzierbar. Typische Ängste von Ärzten werden in Kasten 7.2 dargestellt (Bergner 2010):

Kasten 7.2: Typische Ängste von Ärzten

Ärzte haben Angst vor …
* Anklage
* Blamage
* Falscher Patientenführung
* Fernbleiben von Patienten
* Geldmangel
* Invasivem Tun
* Kunstfehlern; Schädigung von Patienten
* Leiden
* Nachfragemangel
* Nähe
* Tod
* Überlastung
* Versagen

Wer mag, kann einen Blick hinter die Angstkulissen werfen. Immer wieder wird die Angst vor dem Tod spürbar. Ein Beispiel: Ein Kunstfehler kann zum Verlust der Approbation führen, das entspricht einem wirtschaftlichen Desaster und dem Ende des in aller Regel mühsam erreichten und aufrechterhaltenen Status. Wer Angst vor Überlastung hat, hat Angst davor, »es« nicht mehr zu schaffen. Dieses »es« ist bei weitem mehr als der Beruf an sich.

Angst zu spüren, kann einen Wert darstellen. Einen solchen Bezug zu ihr aufzubauen, fällt bei ständiger Angst schwer. Im Gegenteil, Menschen werden Meister darin, sich die eigene Angst irgendwie vom Hals zu halten – mit der Folge, zu sich selbst immer schwerer Zugang zu finden. Sie nehmen den Widerstand gegen die Angst schließlich eher wahr als die Angst selbst. Wichtig ist, sich daran zu erinnern, dass die eigenen Gefühle uns nicht irgendwie geschehen, sondern sie zumindest ein wesentlicher – das Wesen ausmachender – Teil von uns selbst sind. Wer die eigene Angst nicht annimmt, sagt sich selbst, dass er der Information, die ihm seine Gefühlswelt gibt, nicht traut oder sie ablehnt.

Angst induziert Gedanken und die Gedanken induzieren Angst, es ist ein sich selbst unterhaltender oder verstärkender Vorgang, der viel zur antizipatorischen Angst, der Angst vor der Angst, beiträgt. Machen wir uns die Reihenfolge klar: Irgendein Auslöser (bewusst oder unbewusst) führt zu einer körperlichen Reaktion, diese führt zu einer Empfindung und diese – als Angst interpretiert – führt zu Gefühlen und dann zu Gedanken, welche oft die körperliche Reaktion verstärken, und so fort. Gedanken werden zunächst als eine Form von Bewältigungsstrategie eingesetzt, was in leichteren Fällen im Alltag oder bei korrekter Anleitung im Rahmen einer kognitiven Therapie möglich ist. Meistens jedoch haben sie den Charakter des Grübelns und sind Teil einer Negativspirale. Die oft nicht ausreichend funktionierenden, negativen Bewältigungsstrategien bei Angst sind in Kasten 7.3 aufgelistet.

Kasten 7.3: Insuffiziente Bewältigungsstrategien gegen Angst

- Ablehnen
- Analysieren
- Denken
- Erstarren
- Kampf
- Planen
- Projektionen
- Selbstmedikation
- Übergenauigkeit
- Unmut
- Unterdrücken
- Vermeiden
- Verniedlichen
- Verstellen

Es gibt Verhaltensweisen, die eng mit der Persönlichkeit verbunden sind und die eher zu Angst führen:
- alles persönlich nehmen,
- falsche Bewältigungsstrategien einsetzen oder bevorzugen,
- lieber Opfer sein, statt zu schauen, wie man sich selbst aktiv einbringen kann,
- niemanden um Hilfe bitten (und diese durchaus dennoch erwarten),
- sein eigener ärgster Kritiker sein.

Es gibt relativ einfach klingende Regeln, um Angst zu vermindern. In der Realität kann das jedoch überaus schwierig sein:
- Man sollte lieber einverstanden sein, statt ewig zu analysieren.
- Fokussierung statt Ablenkung kann erleichternd wirken.
- Wer kritisiert, sollte besser sein Mitgefühl aktivieren.
- Wer mit Angst denkt, sollte in sich hineinfühlen.
- Wer reagiert, kann es mit Beobachten versuchen.
- Wer was auch immer projiziert, sollte besser wahrnehmen.

Gefühle sind wichtige Hinweise, aber sie dürfen uns nicht einnehmen. Das können wir an verschiedenen Symptomen wahrnehmen. Dazu gehört auch einiges, was wir vielleicht nicht sofort mit Angst in Verbindung bringen, z. B. wenn wir zu lange benötigen, um uns nach einer Aufregung wieder zu fassen, wenn Gedanken wieder und wieder um ein Thema kreisen, ebenso Detailversessenheit und auch das Gefühl, irgendwie festzustecken, nicht voranzukommen.

Auf Dauer unwirksam oder gar belastend wirkt es sich aus, wenn wir unsere Gefühle missachten. Dafür haben wir alle viele Verhaltensweisen parat (Kasten 7.4). Aber Vorsicht: Nicht alles, was hier aufgeführt wird, dient immer der Ablenkung von unseren inneren Welten.

┌───┐
Kasten 7.4: Verhaltensweisen, um von negativen Gefühlen abzulenken

- Alles anzweifeln
- Alles in sozialen Netzwerken teilen
- Aufbrausend reagieren
- Eingeschnappt sein
- Einkaufen
- Komplimente machen
- Kritisieren
- Malen
- Musizieren
- Passive Ablenkungen jeder Art suchen, wie im Internet surfen, Musik hören, fernsehen
- Rasch (zu rasch) urteilen
- Reisen
- Sarkastisch und zynisch sein
- Schnell vergeben
- Spenden
- Sport machen
- Ständig Hilfsbereitschaft zeigen
- Ständig reden
- Über andere(s) herziehen
- Über eigene Erkrankungen sprechen
- Witze machen
└───┘

Die eigene Gefühlswelt auf diese Weise zu »beherrschen« bedeutet oft, sie überhaupt nicht mehr wahrzunehmen, die Verbindung zu ihr gekappt zu haben – auf Dauer fatal. Im »besten« Fall leben wir an unserem eigenen Leben vorbei, im schlechteren manifestieren sich mentale Erkrankungen.

Das Antidot der Angst

Ängste können wahrlich ein schwieriges Thema sein. Wer sie nicht mehr wahrnimmt, hat ein hohes Risiko, auch für Burnout. Wer sich zu stark auf sie konzentriert, wird krank vor Angst. Das richtige Maß zu finden, kann schwer sein.

Wenn wir etwas oder jemanden lieben, dann fühlen wir uns ihm verbunden, öffnen uns, werden weich und empfindsam, wirken versöhnlich und versuchen zu heilen. Was aber ist das Gegenteil, wenn wir versuchen zu fliehen, uns verschließen, starr werden, Gefühle unterdrücken und leicht verletzt sind? Dann haben wir Angst. Auf diese Weise wird die Liebe zum Antidot der Angst. Das entwicklungsgeschichtlich vermutlich erste Gefühl auf der Erde, Angst, wird durch das vermutlich am höchsten stehende, Liebe, vermindert. Liebe puffert Angst ab.

Bewusstsein über sich und das Leben mit all seinen Konsequenzen zu besitzen, kostet seinen Preis. Er besteht darin, mit unserer Endlichkeit konfrontiert zu sein. Das auszuhalten, kann schwerfallen und deshalb wird Angst für Menschen immer eine Rolle spielen. Sigmund Freud sagte: Das Ich ist die eigentliche Angst-stätte (Bergner 2013b). Damit beschrieb er implizit die Verbindung zwischen Angst und Selbstbewusstsein. So ist es gewiss kein Zufall, wenn die überragende Mehrzahl der Menschen geliebt werden möchte. Wer fühlt, geliebt zu werden, wer sich auf die Tiefe von Bindungen einlässt, wird weniger Angst spüren.

8 Sucht

8.1 Allgemeines

Ärzte haben nicht unbedingt ausreichendes Fachwissen über Abhängigkeitserkrankungen und darüber, wie übliche Medikamente wirken und welche blei-
benden Schädigungen damit verbunden sind. Ärzten wird eine hohe Selbststeuerung zugetraut, vielleicht sogar unterstellt, und somit deren »Immunität«
gegenüber Substanzmissbrauch und Kontrollverlust angenommen (Kesebom
2008) – dem ist aber nicht so. Im Vergleich zur Allgemeinbevölkerung gibt es
mehr suchtgefährdete und abhängige Ärzte. Der Missbrauch von Medikamenten
und Alkohol wird durch den problemlosen Zugang für Ärzte erleichtert, wobei
Hypnotika, Analgetika und Benzodiazepine am häufigsten genommen werden
(Bransi et al. 2020).

Selbstmedikation ist prinzipiell überaus häufig, aus materiellen Interessen der
Pharmaindustrie sind die Regale der Drogerie- und Lebensmittelmärkte mit
Vitaminpräparaten und anderen, meist unsinnigen Produkten gefüllt. Da liegt es
für Ärzte und Therapeuten nicht fern, sich auch mit verschreibungspflichtigen
Medikamenten selbst zu versorgen. Weil aber eine Vielzahl von Menschen für
sich selbst ein wenig blind ist, liegt in diesem Verhalten ein potenzielles Risiko
sowohl für Falschtherapien als auch für Substanzmissbrauch. Überspitzt formuliert ist Selbstmedikation entweder ein Machtmissbrauch der eigenen Position
oder ein Kunstfehler. Verboten ist sie in Deutschland dennoch nicht.

Der Begriff Sucht hat etwas gemein mit dem Begriff Kalorie (korrekt eigentlich
Kilokalorie): Bereits 1948 wurde beschlossen, Kalorie durch Joule zu ersetzen, ab
1969 galt dies auch für Nahrungsmittelkennzeichnungen in Deutschland. Und
wer denkt heute in Joule? Fast niemand. Der Begriff Sucht, noch 1952 von der
WHO als ein Zustand periodischer oder chronischer Intoxikation bezeichnet,
der durch die wiederholte Einnahme einer natürlichen oder synthetischen Droge
hervorgerufen wird, wurde von ihr 1964 wieder abgeschafft. Stattdessen sollte
»Abhängigkeit« verwendet werden. Nun, ihr geht es ähnlich wie dem Joule.

Im Weiteren wird auf Tabakkonsum deshalb nicht eingegangen, weil dessen
Gefährlichkeit jedem Arzt klar sein muss: 2013 ging man allein für Deutschland
von 121 000 tabakbedingten Todesfällen aus. Bei 4,4 Millionen der 18- bis 64-
jährigen Deutschen wird von einer Tabakabhängigkeit ausgegangen (Atzendorf
et al. 2019). Konsumieren Ärzte dennoch Tabak, folgen in aller Regel keine beruflichen Sanktionen. Auch der schlimmste Kettenraucher wird also nicht vor die
Ärztekammer zitiert.

Ein Problem für Suchtkranke ist nicht nur die schlechte Gesundheit, sondern
auch, an einer Krankheit zu leiden, die von der Gesellschaft zum Teil nicht als
Krankheit akzeptiert ist und irgendwie als primitiv oder minderwertig betrachtet wird. Das hat viel damit zu tun, dass die Gesellschaft Sucht als selbstverschul-

det bewertet. Das taten bundesdeutsche Gerichte auch. Erst 1983 wurde durch ein Urteil des Bundesarbeitsgerichts der Selbstverschuldungsauffassung ein Ende gesetzt.

Sucht entsteht nicht an einem Wochenende. Hier das Fallbeispiel von Dr. M., einem als Hausarzt tätigen Internisten, der mich nicht wegen seiner Suchtkrankheit aufsuchte.

Fallbeispiel

Während seiner ganzen Jugendzeit hatte Dr. M. strikt auf Alkohol verzichtet. Erst bei seiner Abiturfeier spürte er das erste Mal die Wirkung von Wein. Dieses benebelte Gefühl und die Kopfschmerzen am Tag danach waren ihm unangenehm. Dann trank er einige Zeit nichts mehr. Auch als er in den ersten vier Semestern auswärts Medizin studierte, trank er nur ein-, zweimal im ganzen Semester etwas, meistens Cola Rum. Das änderte sich, als er zum fünften Semester wieder zu Hause einzog, da er einen Studienplatz an seinem Heimatort bekommen hatte. Dr. M. wusste von der Alkoholkrankheit seines Großvaters, der an einem Ösophaguskarzinom gestorben war. Trotzdem hatte er sich innerhalb weniger Monate Folgendes zu Gewohnheit gemacht: Zwar verzichtete er die ganze Woche über weiterhin strikt auf Alkohol, aber am Samstag holte er abends aus einem Geheimversteck eine Flasche Weißwein, legte sie, wenn seine Eltern ins Bett gingen, in das Tiefkühlfach und trank sie dann spätabends bis in den nächsten Morgen hinein komplett leer. Dieses eine Mal pro Woche »gönnte« er sich. Das änderte sich während des Studiums nicht mehr.

Als er eine Assistenzarztstelle hatte, zog er aus, er hatte inzwischen eine Partnerin, die gerne Wein trank, zunächst viel regelmäßiger als er selbst. Irgendwie hatte er sich angepasst und trank nun schon am Freitagabend, Samstag sowieso und zweimal unter der Woche, wenn die beiden abends ausgingen. Er weiß heute nicht mehr, ab wann er jeden Abend trank. Aber er hielt es für nötig, der Alkohol nahm ihm die Belastungen vom Tag ab. Er genoss dessen entspannende Wirkung. Das erste Mal so richtig gehortet hatte er dann Wein nach seiner Niederlassung. Er bestellte viel mehr Alkoholika, als zur Eröffnungsfeier seiner Praxis getrunken werden konnten im Wissen, dann Vorräte für länger zu haben. Spätestens ab dieser Zeit trank er jeden Abend.

Einige Jahre blieb es dabei, die Menge stieg langsam von zwei Gläsern Wein zu einer Flasche pro Abend. Dann merkte er, wie unwohl er sich in der Praxis fühlte – ihm war irgendwie alles zu viel. Er fuhr mit Sorgen und größter Unlust morgens hin. Von da an griff er ab und zu bereits morgens zur Flasche. Er hatte sich aber noch soweit im Griff, dass er das nach wenigen Monaten wieder beendete, weil er selbst seine Alkoholfahne nicht leiden konnte; außerdem wollte er auf keinen Fall entdeckt werden. Ob seine Mitarbeiterinnen etwas gemerkt haben, hat er nie erfahren.

Ich will die Beschreibung hier unterbrechen, um darauf hinzuweisen, wie eine Sucht oft entsteht: Schritt für Schritt, ganz langsam, bis der Betroffene irgendwann »aufwacht« und feststellt, dass es ohne Suchtmittel nicht mehr geht. Bei Dr. M. spielten Vorkommnisse in der Kindheit eine Rolle für die Entwicklung seiner späteren Suchterkrankung; oft finden sich frühe Verlusterlebnisse wichtiger Bezugspersonen oder physische, sexuelle oder psychische Missbrauchserfahrungen. Es ist, als müsse auch später noch die erlebte Gewalt betäubt werden.

Dr. M. bekam schließlich finanzielle Schwierigkeiten, und seine Ehe scheiterte, was seinen Alkoholkonsum massiv verstärkte – er trank bis zu drei Flaschen Wein am Abend, auf »harte« Alkoholika verzichtete er stets. Auf Druck seiner neuen Partnerin begab er sich zunächst in eine stationäre, dann in ambulante Suchttherapie, das alles auf eigene Kosten (die Krankenversicherung wurde nie informiert) und ohne den offiziellen Stellen Mitteilung zu machen. Dr. M. schaffte es nicht, komplett auf Alkohol zu verzichten. Heute gehört er zu den kontrolliert trinkenden Alkoholikern, er trinkt maximal 500 Milliliter Wein täglich – und das nur abends, wenn keine Patientenbehandlung ansteht. Er hat damit seinen früheren Konsum auf ca. 400 Gramm Alkohol pro Woche reduziert, was aber noch immer über der medizinisch-statistisch auf Dauer verträglichen Menge liegt.

Die berechtigte und feine Unterscheidung zwischen Gebrauch und Missbrauch oder Abhängigkeit von einer Substanz wird in den meisten Publikationen zu dieser Thematik nicht getroffen (Brooke et al. 1991), weshalb ich im Folgenden von Sucht spreche, ohne auf die Unterschiede einzugehen. Sucht meint hier also jede den Betroffenen wahrscheinlich bis sicher schädigende Einnahme, wobei der Schaden nicht auf den Körper beschränkt ist, und schließt Substanzabhängigkeit mit ein.

Die Trennung von Substanzen in Medikamente, Drogen, Rausch- oder Genussmittel (Alkohol) ist letztlich willkürlich. Es geht vorrangig darum, wie diese Substanzen vom Nutzer empfunden (Welche Wirkung will er erzielen?) und eingenommen werden. Wenn eine medizinische Indikation für die Einnahme besteht, spricht man grundsätzlich nicht von Sucht oder Abhängigkeit, selbst wenn ansonsten die Kriterien hierfür erfüllt sind. Hier geht es also um nichtmedizinische Indikationen.

Definition

Wer etwas einnimmt, um eine für ihn positive Wirkung zu erzielen, jedoch dies weder chronisch noch im Übermaß tut und damit ohne seelische oder körperliche Auswirkungen wieder aufhören kann, der *gebraucht* etwas.

Missbrauch beginnt bei zu hohen Dosierungen oder dauerhafter Anwendung und fehlender medizinischer Indikation. Letztere ist übrigens auch nicht gegeben, wenn ein Arzt sich selbst medikamentös behandelt. Benutzt man den Begriff »Missbrauch« einer Substanz, bewertet man damit zwangsweise das Tun des Betroffenen negativ. Dabei ist diese, wie jede Bewertung, subjektiv. Die Anonymen Alkoholiker werden bereits einen Tropfen Alkohol als Missbrauch bewerten, ein Sommelier gewiss nicht.

Abhängigkeit liegt vor, wenn es zur Toleranzentwicklung und gegebenenfalls zu Entzugssymptomen beim Absetzen kommt sowie wenn das Verhalten zwanghaft wird, die Substanz also unbedingt zugeführt werden muss.

Der Begriff *Sucht* wird heute weit über Substanzmissbrauch hinaus gebraucht, beispielsweise Internetsucht oder süchtig nach Anerkennung. Süchtige zeigen in der Regel zumindest einige der folgenden Eigenschaften:
1. Sie sind psychisch oder physisch von der Wirkung der Substanz abhängig.

2. Sie unterliegen einer Art Zwang, haben also ein sie überwältigendes Verlangen, die Substanz zuzuführen und damit auch, sie zu bekommen (Drogenkriminalität). Der Zwang ist mit einem Kontrollverlust, einem Verlust des Willens verbunden.
3. Sie brauchen tendenziell immer mehr von der Substanz, es tritt also Gewöhnung ein (Toleranz).
4. Damit hat der Substanzmissbrauch zumindest auf das Individuum eine negative bis zerstörerische Wirkung.
5. Beim Absetzen der Substanz kommt es zu einem Entzugssyndrom.
6. Die Beschaffung und Einnahme der Substanz bestimmt gedanklich den Tagesablauf.

In der Praxis ist der Übergang zwischen Missbrauch (der einer tatsächlich nachweisbaren Schädigung des Konsumenten entspricht) und Substanzabhängigkeit fließend.

8.2 Symptome

Kasten 8.1 (nach Boyd 2017) gibt einen umfassenden Überblick, welche Anzeichen für eine Sucht beim Helfer sprechen können.

Kasten 8.1: Hinweise für Abhängigkeit bei akademischen Helfern

Änderung von bisher üblichem Verhalten
- Absonderung von Mitarbeitern und Kollegen
- Abwesenheit von der Praxis oder Klinik
- Aggressive Äußerungen Patienten, Kollegen oder Mitarbeitern gegenüber
- Bitten für Rezepte von verschreibungspflichtigen Medikamenten an Kollegen
- Neu auftretende Auffälligkeiten
- Nichteinhalten von Terminen
- Stimmungsschwankungen
- Unerklärbare Unerreichbarkeit
- Ungewöhnliches Misstrauen

Äußerungen
- Äußern von Angst
- Auffallend leises Sprechen
- Feindseligkeit
- Hoffnungslosigkeit
- Isoliertsein
- Lallende Sprache
- Leichte Irritabilität
- Sinnlosigkeit
- Traurigkeit
- Wertlosigkeit

Körperliche Symptome
* Atemgeruch nach Alkohol
* Schwitzen
* Unsicherer Gang
* Veränderungen der Pupillenweite
* Vernachlässigung der Körperhygiene
* Zittern (Hände und Körper)

Berufliche Fehlleistungen
* Abnehmende Leistungsfähigkeit
* Ausstellen von Rezepten für ausgedachte Patienten und Präparate selbst holen
* Drogenkauf über das Internet oder auf der Straße
* Fachliche Fehlurteile, Kunstfehler
* Falsches Ausstellen von Rezepten
* Häufige Fehltage
* Kein Rückruf bei Telefonaten
* Nichteinhaltung von Terminen für Besprechungen oder mit Patienten
* Stehlen der Medikamente von Patienten
* Unerwartetes Fehlen
* Unerwartet lange Urlaube oder Pausen
* Unzureichende Dokumentation
* Zunehmende Unordnung oder Desorientierung

Familie/Partnerschaft
* Abbruch von Sozialkontakten
* Rückzug ins Arbeitszimmer, Schlafzimmer oder Bett
* Sexuelle Auffälligkeiten (Libidoverlust, Fremdgehen)
* Streit
* Versuch des Partners, Trinkverhalten zu kontrollieren

Anderes
* Diverse körperliche Beschwerden
* Häufige eigene Arztbesuche (jedoch nicht wegen der Sucht)
* Krankenhausaufenthalte
* Unfälle

Ärzte sind sogar in fortgeschrittenen Stadien ihres Substanzmissbrauchs oft unauffällig – oder ihnen fallen glaubhafte Entschuldigungen ein, die dann irgendwann meistens von ihren Angehörigen doch nicht mehr akzeptiert werden. Da Ärzte wissen, welches Risiko sie beruflich eingehen, versuchen sie dabei besonders gezielt, alles normal wirken zu lassen. Damit besteht die Gefahr, sich mehr und mehr in die Abhängigkeit zu begeben. Keiner hat ein Interesse, die Berufsausübung eines Arztes für immer zu untersagen, viel zu systemrelevant ist das, was er tut; und viel zu teuer ist es, einen nächsten Arzt an die Stelle des noch tätigen zu bringen.

Wichtig ist: Hinweise für eine Suchterkrankung kann man im privaten Umfeld des Betroffenen in aller Regel deutlich eher erkennen als bei der Berufsausübung. Aber: Bevor sich Ärzte helfen lassen, muss viel in ihnen geschehen, meistens noch mehr bei ihren Angehörigen, die irgendwann die virtuelle Pistole herausholen

und sie dem Abhängigen auf die Brust setzen, mit Scheidung und anderen unschönen Dingen drohend. Den Wall der Verleugnung zu durchbrechen, ist ein
mühsamer Akt. Der abhängige Arzt oder Therapeut muss dann seinen Zustand
ungeschminkt akzeptieren und die notwendige, lebenslange Abstinenz ebenso.

8.3   Studienergebnisse

Im Bereich der Suchterkrankungen von Ärzten valide Daten zu sammeln, ist
schwierig, da ja die meisten ihre eigene Betroffenheit nicht preisgeben wollen.
Auch besteht allgemein eine Herausforderung darin, wenn Ärzte ihre Kollegen
behandeln oder beraten sollen. So muss mit einer höheren Häufigkeit gerechnet
werden als die Daten heute zeigen.

Allgemeinbevölkerung

Vermutlich weiß oder ahnt jeder, wie weit Substanzkonsum und der Gebrauch
von psychoaktiven Medikamenten in der deutschen Bevölkerung verbreitet
sind:
- Man geht davon aus, dass etwa 1,6 Millionen Deutsche der Altersgruppe 18 bis
  64 von Analgetika abhängig sind, ein Großteil von nichtopioidhaltigen Wirk-
  stoffen. Innerhalb der jeweils letzten 30 Tage geben ein Drittel aller Erwachsenen ein mindestens einmaliges episodisches Rauschtrinken (das entspricht
  einem Konsum von mindestens 60 g Ethanol) an, etwa 20 % rauchen täglich,
  7 % konsumieren innerhalb eines Jahres Cannabis (Atzendorf et al. 2019). Die
  Prävalenzwerte des Konsums von anderen, illegalen Substanzen wie Kokain
  oder Amphetaminen sind deutlich geringer.
- Als riskant wird heute ein Schwellenwert des täglichen Konsums von 24 g
  Reinalkohol für Männer und von 12 g bei Frauen definiert. Das entspricht in
  etwa einer ganzen oder halben Flasche Bier pro Tag. Jeder darüber hinaus-
  gehende Alkoholkonsum ist als gefährlich einzustufen. Im internationalen
  Vergleich nimmt Deutschland eine Spitzenposition ein: Pro Kopf werden
  10,7 Liter Reinalkohol pro Jahr konsumiert. Der volkswirtschaftliche Schaden
  liegt bei knapp 27 Milliarden Euro und damit etwa 24 Milliarden Euro über
  den Einnahmen der Alkoholsteuer.

Medizinstudierende

- Der Alkoholmissbrauch beginnt weltweit früh: Ein Drittel der 5000 befragten
  Medizinstudierenden von 16 Ausbildungsstellen in den USA gab exzessives
  Trinken und Komasaufen an (Frank et al. 2008).
- Auch mehr als ein Drittel der deutschen Medizinstudierenden zeigt ein prob-
  lematisches Verhalten mit Alkohol (Voigt et al. 2009).
- Auf die Gefahren von Substanzmissbrauch sollte im Studium erheblich aus-
  führlicher eingegangen werden. Auch, weil bereits bei deutlich unter 20-jäh-
  rigen Alkoholkonsum üblich ist inklusive fragwürdiger Initiationsriten. Je
  mehr Zweifel an der Ausbildung bestehen, desto mehr Alkohol wird konsu-

miert und desto höher ist das Risiko für Alkoholabhängigkeit (Jackson et al. 2016).

Die Zahlen zeigen, wie früh bereits offenbar einerseits Altherrenriten imitiert werden und andererseits, wie hoch die Belastung in der Ausbildung von vornherein ist.

- Von 2046 älteren Medizinstudierenden aus 23 Hochschulen berichteten 87,5 %, in den letzten Monaten Alkohol konsumiert zu haben, 10 % Cannabis, 10 % Tabak, 2,8 % Kokain, 2,3 % Tranquilizer und 1,1 % Opioide (außer Heroin) (Baldwin et al. 1991).

Psychiater im ersten Ausbildungsjahr

- Im Anschluss an das Medizinstudium, im ersten Jahr ihrer fachärztlichen Ausbildung an Kliniken, wurden in einer Studie 2165 sogenannte »Interns« befragt, 302 davon waren in der Psychiatrie tätig. Diese rauchten häufiger als die Kollegen der anderen Fachrichtungen, tranken mehr Alkohol und gebrauchten häufiger Cannabis. Sie konsumierten mehr Antidepressiva und Anxiolytika. Dass sie häufiger sexuellen Belästigungen ausgesetzt waren, ist vermutlich der Patientenklientel geschuldet. Außerdem hatten sie mehr Erfahrungen mit Ecstasy, psychoaktiven Pilzen, Amphetaminen und LSD (Fond et al. 2018).

Der Verdacht liegt nahe, dass eigene Betroffenheit, also eigene seelische Probleme, manche der jungen Ärzte sich für diese Fachrichtung haben entscheiden lassen. Dennoch, es ist möglich, zumindest zu einem gewissen Anteil, dass die Konfrontation mit den Patienten etwas zum gesteigerten Suchtverhalten beiträgt. Eines der vielen Henne-Ei-Themen, die hier im Buch auftauchen.

Männliche Ärzte im Vergleich zu weiblichen

- Eine Untersuchung mit gesamt 7500 Ärztinnen und Ärzten aus Japan konnte bei einer hohen Antwortquote von knapp 80 % Folgendes nachweisen (Ohida et al. 2018): Am meisten Alkohol trinken männliche Ärzte über 60 und Ärztinnen zwischen ihrem 20. und 60. Lebensjahr. In der Allgemeinbevölkerung nimmt der Alkoholkonsum mit dem Lebensalter eher ab. In Verbindung mit dem Alkoholkonsum traten Schlafprobleme auf. Dass Alkoholkonsum zu Einschlaf- und Durchschlafproblemen und damit auch zu Problemen mit zu kurzer Schlafdauer führt, ist bekannt.
- In Europa scheinen männliche Ärzte im Allgemeinen ebenso heftig dem Alkohol zuzusprechen wie deren weibliche Kolleginnen (Voigt et al. 2009).
- Insgesamt begeben sich wegen Suchtproblemen bis zu 7-mal mehr männliche Ärzte in Behandlung als weibliche (Mc Govern et al. 1998) – wobei laut dieser Studie Ärztinnen eher später im Lebenslauf (sowie als Studentinnen) zur Flasche greifen als Ärzte.

Ärzte allgemein

- Substanzmissbrauch ist bei Ärzten zumindest ebenso oder etwas weiter verbreitet als in der Allgemeinbevölkerung (Earley 2014). Die Häufigkeit liegt zwischen 8 und 15 % (Baldisseri 2007).
- Die Quote für Alkoholmissbrauch liegt über der der Allgemeinbevölkerung: Laut einer US-Studie waren 13 % der männlichen und 21 % der weiblichen Ärzte alkoholkrank (Oreskovich et al. 2015).
- Grundsätzlich konsumieren Ärzte in höherem Maß als allgemein illegale Substanzen wie Marihuana, Kokain und auch Heroin. Bei verschreibungspflichtigen Medikamenten werden ganz vorrangig (und doppelt so häufig wie allgemein) Benzodiazepine und Opiate eingenommen. Diese wiederum werden am häufigsten von Notfallmedizinern und Psychiatern konsumiert, während Chirurgen entsprechende Substanzen eher meiden.

Substanzmissbrauch bei Ärzten fällt aus zwei sehr unterschiedlichen Gründen oft lange Zeit nicht auf. Der eine ist die für sie leichte Beschaffbarkeit der Substanzen. Der zweite ist weniger offensichtlich: Ärzte haben in der Regel überdurchschnittliche hohe Einkommen. Damit können sie ohne durch Straftaten (wie Beschaffungskriminalität) die Drogen vom vorhandenen Geld erwerben.

Darüber wird bereits in der studentischen Ausbildung hinweggesehen, dies wird einfach nicht thematisiert. An dem tief verankerten Perfektionismus und der Aura des »Besonderen« soll erst gar nicht gerüttelt werden – auch, weil ansonsten Stigmatisierung und Sanktionierungen drohen.

Ärzte verschiedener Fachrichtungen

- Substanzmissbrauch führt nicht in jedem Fall zur Minderung der ärztlichen Fähigkeiten. 10 bis 12 % aller Ärzte entwickeln während ihres Lebens Substanzmissbrauch (Earley 2014), wobei Alkohol die am meisten genutzte Droge ist – etwa die Hälfte aller dokumentierten Fälle (McLellan et al. 2008). Es wurden Unterschiede innerhalb der verschiedenen Fachrichtungen erkannt (Kasten 8.2, in Cheng & Leung 2019, Oreskovich et al. 2015).
- Besonders negativ stechen Chirurgen hervor, die gefährlich hohe Alkoholmengen zu sich nehmen (Rosta 2008).
- Von anderem als Alkohol abhängig werden bevorzugt Anästhesisten, Notfallmediziner, Psychiater, Hausärzte und Internisten (Earley 2014). Was leicht beschafft werden kann, wird auch genommen.

Kasten 8.2: Fachrichtungen und ihr Substanzmissbrauch

Bevorzugt Alkohol
- Chirurgen
- Notfallmediziner
- Dermatologen
- Pathologen
- Anästhesisten

* Hausärzte
* Radiologen
* Gynäkologen
* Berufs- und Umweltmediziner

Bevorzugt Psychopharmaka
* Psychiater

Bevorzugt Narkosemittel
* Anästhesisten

Fast nie wird öffentlich über die eigene Sucht gesprochen, selbst wenn diese längst überwunden ist. Ein Arzt schrieb darüber und schilderte, wie ihn ab dem Moment seines »Geständnisses« einige Kollegen mieden und andere ihm niemals mehr so offen begegneten wie zuvor. Seine Worte treffen den Kern: *The hidden message was clear: silence was better* (Duran 2019).

Dieses Kartell des Schweigens gehört endlich durchbrochen. Sucht ist keine Persönlichkeitsschwäche oder ein Zeichen fehlender Willensstärke, sondern eine mentale Erkrankung. Wer Substanzmissbrauch betreibt, hat ein erhöhtes Risiko für Depression und umgekehrt. Es ist wieder einmal eine Konstellation, bei der es sehr schwierig zu beurteilen sein kann, was Ursache und was Wirkung ist.

Folgen

Alkoholabhängigkeit zeigt eine starke Korrelation mit Angsterkrankungen, ebenfalls mit affektiven Störungen, vorrangig Depression:
* Substanzmissbrauch hat eine erhöhte Komorbidität mit anderen psychiatrischen Erkrankungen. Besonders Ärztinnen, die zudem im Schnitt jünger sind als betroffene Ärzte, leiden darunter (in Boyd 2017).
* Ärzte, die Substanzmissbrauch betreiben, sind grundsätzlich eine Gefahr für die Behandlung von Patienten.

8.4   Therapie

Zwangsbehandlung von suchtkranken Ärzten

Ethische Konflikte treten grundsätzlich dann auf, wenn ein Prinzip mit einem anderen kollidiert. Bei der Zwangsbehandlung von Ärzten ist das ihr ethisches Recht auf Selbstbestimmung (und auch darauf, als Patienten das gleiche Schweigerecht von Kollegen erwarten zu können, wie es allen anderen Patienten zuteilwird), welches mit dem Recht des Patienten auf sichere und fachlich bestmögliche Behandlung auf Konfrontationskurs liegt. Es ist also eine Abwägung nötig, die in aller Regel das *primum non nocere* für den Patienten und nicht für den Arzt als vorrangig bewerten wird. Es gibt auch kein Recht des Arztes, der bisher keine gravierenden Kunstfehler begangen hat, einfach so weiterzumachen. Das Risiko, doch irgendwann aufgrund der Suchterkrankung fachliche Fehler zu begehen, ist immanent. Da Fehler von Ärzten durchaus für andere, also Patienten, tödlich ausgehen können, sind Interventionen zu einem frühen Zeitpunkt der Sucht sinnvoll und juristisch vertretbar.

Es ist ein in der Realität überaus schwieriger Akt, wie man in Angesicht eines abhängigen Arztes handeln soll. Das Wohlergehen des Patienten gilt als wesentliches Ziel, worin die ärztliche Schweigepflicht als wesentlicher Bestandteil eingebunden ist. Wenn nun ein Arzt angezeigt werden soll, berührt dies sein Recht auf Schweigepflicht. Es kommt also zu einem Wettstreit zwischen dem Wohlergehen des Arztes als Patient und dem gleichen Recht, welches jedem anderen Patienten zusteht. Trotzdem wird man sich in *dubio pro patiente* entscheiden müssen. Genauso wenig wie die Schweigepflicht für einen Arzt gilt, der von einem geplanten (noch nicht durchgeführten) Kapitalverbrechen erfährt, muss hier gewertet werden.

Freiwillige Behandlung

Von sich aus suchen sich Ärzte und Therapeuten mit Abhängigkeitserkrankungen meist noch seltener Hilfe als Burnout-betroffene, blockiert durch die eigenen Schuldgefühle und die Angst, was geschähe, würde ihre Erkrankung offenkundig. Die hohen Ich-Ideale, die bei der Berufsausübung anfangs halfen, hindern den Arzt nun daran, die Rolle des Helfers aufzugeben und die des Hilfesuchenden einzunehmen. Dieses Eingeständnis wird als Scheitern empfunden, es kann die Struktur des Ich bedrohen. Die eigene Hilflosigkeit zu erleben, nachdem man vorher immer nach möglichst effektiven Lösungen für seine Patienten suchte, kann sehr schwerfallen. Dabei ist ein wesentlicher Schritt, die eigene Hilflosigkeit trotz all dem, was man beruflich zu leisten imstande ist, anzunehmen. Das steht zunächst in einem Widerspruch dazu, wie stark üblicherweise die Hingabe an den Beruf, die Berufung, implizit gefordert wird. Nun steht an, vieles in Frage zu stellen.

Hilfs- und Interventionsprogramme

In den USA gibt es klinische Einrichtungen, die ausschließlich Ärzten mit Abhängigkeitsproblemen zu Verfügung stehen, was deren Akzeptanz, sich in stationären Entzug zu begeben, erhöht. Entsprechend betroffene Ärzte werden in den USA in ein PHP (Physician Health Program) aufgenommen, das als supervisierende Institution vom Beginn der Therapie bis zur jahrelangen Nachkontrolle, ob der Arzt auch »clean« bleibt, alles kontrolliert (siehe Abschnitt 2.2.3). Schon länger erhalten Krankenhäuser in den USA nur dann eine Zulassung, wenn sie Hilfsprogramme für Ärzte bereithalten, um ihnen in Krisen physischer, materieller oder psychischer Art beizustehen; entweder indem man den Ärzten direkt im entsprechenden Krankenhaus hilft, oder indem man sie an externe Fachleute vermittelt (Mäulen 2002).

Im Gegensatz zu den USA gleichen die Bemühungen in Deutschland einem (föderalen) Flickenteppich ohne die die entsprechende Präsenz oder Konsequenz. Dennoch, auch hierzulande sind inzwischen Hilfsmaßnahmen etabliert. Bei uns können sich suchtkranke Ärzte in einem anonymisierten Verfahren anmelden, das von den meisten Ärztekammern angeboten wird. Bei Therapiewilligkeit und kooperativem Verhalten wird zugesichert, keine personenbezogenen Informationen an Dritte weiterzugeben (Bühring 2017). Es wird eine verbindliche Therapievereinbarung geschlossen, um auch spontane Kontrollen (Blut-/Urinmessungen) zu ermöglichen. Außerdem werden die Ärzte in der Regel zur Teilnahme an einer Selbsthilfegruppe verpflichtet. Im Fall einer stationären Aufnahme ist auch eine genaue Suizidanamnese notwendig.

Bei diesen Hilfs- und Interventionsprogrammen für Ärzte mit Abhängigkeitserkrankungen arbeiten die Kammern meistens mit Suchtmedizinern zusammen und unterstützen auch die Einweisung in eine spezialisierte Klinik. Sie helfen bei der Organisation einer Praxisvertretung und bei der Abklärung finanzieller Dinge. Bei fehlender Kooperation hingegen ist mit disziplinarischen Maßnahmen zu rechnen, im Extremfall mit einer Meldung an die Kassenärztliche Vereinigung oder die Behörde, welche für die Erteilung der Approbation zuständig ist. Dabei geht es um den Schutz der Patienten.

Der Arzt als Patient

Ärzte wissen um die hohe Bedeutung der Anamnese für die Diagnosestellung. Sie wissen jedoch auch, wie sehr anamnestische Daten in die Irre führen können. Und sie wissen, wie häufig von Patienten selbst gestellte Diagnosen falsch sind. Davor sind sie selbst auch nicht gefeit, sofern sie in die Rolle des Patienten wechseln (müssen) (Lyssenko et al. 2015). Ein gewisses Problem stellt dar, dass Ärzten nicht beigebracht wird, wie sie Ärzte behandeln sollten. Der Standesdünkel weht in jede solche Sitzung hinein. »Ja Frau Kollegin, aber gewiss doch, Herr Kollege …« Grundregel: Ärzte sind Menschen und werden wie jeder andere Patient auch behandelt, mitmenschlich, freundlich, fachlich korrekt. Das Ziel muss sein, dem suchtkranken Arzt die bestmögliche Behandlung zu ermöglichen. Und je früher die Therapie beginnt, desto höhere Erfolgschancen bestehen.

Im Allgemeinen empfiehlt sich anfangs ein besonders strukturiertes Vorgehen, um damit dem Arzt zu demonstrieren, nichts Besonderes zu sein, sondern ein normaler Patient mit einer Abhängigkeitserkrankung. Denn diese Erkrankung ist kein moralischer Mangel. Alles, was dazu führte und dazu beitrug, sind Belastungen, auch genetische Faktoren. Es ist fehl am Platz, mit erhobenem Zeigefinger den Moralapostel zu spielen. Die Behandlung von Ärzten ist prinzipiell der von Nichtärzten gleich, was für den Behandler auch bedeutet, sich auf hartnäckige Realitätsverleugnung und Abwehrprozesse des Patienten einstellen zu müssen.

Bei Ärzten oder Therapeuten kann man dann jedoch mit deutlich besseren Ergebnissen der Suchtbehandlung rechnen als bei der Allgemeinbevölkerung. Dabei helfen ihnen ihr überdurchschnittlicher Intellekt und ihre verbale Intelligenz, die für viele der Therapieformen bei Abhängigkeitserkrankungen nützlich sind, und ihre meist sichere soziale Einbindung. Ob die überdurchschnittlich hohe Erfolgsquote auch an den sonst drohenden Folgen wie dem dauerhaften Verlust der Approbation liegt, kann nur vermutet werden (Boyd 2017). Jedenfalls können die meisten suchtkranken Ärzte oder Therapeuten später ihre Arbeit wieder aufnehmen (Yellowless et al. 2014).

Dem muss aber natürlich vorausgehen, dass sie sich eingestehen, an einer Sucht zu leiden, und diese behandeln lassen. Und noch eines: Genauso wenig wie es die typische Arztpersönlichkeit gibt, gibt es eine spezielle Suchtpersönlichkeit.

8.5   Test

Vielleicht mögen Sie einmal überprüfen, ob Sie Probleme mit Alkohol haben. Hierfür gibt es das CAGE-Schema, ein Akronym aus Cut down drinking, Annoyance, Guilty, Eye-opener (Bergner 2018a):

Übung 8.1: CAGE-Schema

- Haben Sie jemals daran gedacht, weniger zu trinken?
- Haben Sie jemals bei anderen Menschen Anstoß erregt, weil Sie nach deren Meinung zu viel trinken?
- Haben Sie sich jemals wegen Ihres Trinkens schuldig gefühlt?
- Haben Sie jemals morgens als Erstes Alkohol getrunken, um sich seelisch zu stabilisieren oder einen Kater zu bekämpfen?

Bereits wenn Sie eine einzige Frage bejaht haben, besteht der Verdacht auf ein Alkoholproblem. Ab zwei »ja« ist ein schädlicher Konsum oder ein Alkoholmissbrauch wahrscheinlich. Das bedeutet: sich Hilfe holen!

9 Suizidalität

9.1 Allgemeines

Für Ärzte und Therapeuten besteht ein erhöhtes Suizidrisiko. Maßgeblich trägt ihre Neigung dazu bei, psychiatrische oder psychotherapeutische Behandlungen selbst kaum in Anspruch zu nehmen. Die besonders hohe Suizidquote bei Anästhesisten, die eine hohe Koinzidenz mit Burnout zeigt, hat vermutlich damit zu tun, dass sie einen einfachen Zugang zu potenziell tödlichen Medikamenten haben. Psychiater hingegen scheinen sich »anzustecken«. Ihr erhöhtes Selbstmordrisiko wird mit den Suiziden ihrer Patienten in Verbindung gebracht sowie mit den traumatischen Erfahrungen, die ihnen von ihren Patienten berichtet werden.

Auch das Arbeitsumfeld des Arztes hat Einfluss auf sein seelisches Wohlbefinden. Es leidet durch Konflikte mit den Kollegen, unzureichende (aber notwendige) Teamarbeit und ausbleibende soziale Unterstützung. Perfektionismus, ein sehr ausgeprägtes Pflichtgefühl und Verantwortungsbewusstsein, der Wunsch, alle zufriedenzustellen, sowie die ständige Konfrontation mit Krankheit, Angst, Leiden und Tod stellen eine brisante Mischung dar, der nicht jeder Arzt gewachsen ist. Ärztinnen, besonders die jüngeren, setzen sich zusätzlich unter Druck, um den männlichen Kollegen zu zeigen, wie belastbar, stark und »tough« sie sind.

Das Spektrum der Risikofaktoren für Suizide ist also sehr vielfältig, wie auch die Darstellung in Kasten 9.1 zeigt (Myers 2017).

Kasten 9.1: Risikofaktoren für Suizid

Auslöser eher von innen
- Alkoholabhängigkeit, Sucht allgemein
- Anpassungsstörungen
- Beziehungsprobleme
- Depression, auch »nur« anamnestisch, und andere affektive Störungen
- Familienanamnese positiv für Suizid
- Gefühl, für andere (nur noch) eine Belastung darzustellen
- Geringe Fähigkeit, sich selbst etwas zu vergeben
- (Infauste oder massiv belastende) körperliche Erkrankungen
- Perfektionismus
- Psychosen
- Selbstmedikation
- Suizide in der eigenen Vorgeschichte
- Suizidgedanken
- Therapierefraktäre psychiatrische Erkrankung (was eine Spirale nach unten in Gang setzen kann wegen der Scham, nicht auf die Behandlung anzusprechen)

- Vereinsamung (auch soziale Isolierung*, z. B. wegen sexueller Ausrichtung, ethnischer oder kultureller Unterschiede zur Gruppe der »Normalen«)
- Weigerung, sich Hilfe zu suchen oder anzunehmen

* Es gibt durchaus Ärzte und Therapeuten, die beruflich gut integriert sind, jedoch im Privatleben vereinsamen

Auslöser eher von außen
- Finanzielle Notlage
- Juristische Probleme
- Karrierekrisen (kein hierarchischer Aufstieg)
- Kunstfehler (auch der unberechtigte Vorwurf kann genügen)
- Mobbing
- Wissenschaftsfälschung (auch hier kann der Vorwurf genügen)

Es wurden drei Bereiche herausgearbeitet, die zu Suizid bei Ärzten führen (Cornette et al. 2009, in Myers 2017):
I: Das Gefühl, eine Belastung für andere zu sein
II: Das Gefühl, nicht mehr dazuzugehören (z. B. zur Gruppe anerkannter Ärzte)
III: Erlernte Furchtlosigkeit

I: Dieses Gefühl kann auftreten, wenn der Arzt einen Fehler begeht, Burnout hat, verschuldet ist, sich zu stark verantwortlich für seine Patienten fühlt, Konflikte zwischen Arbeit und Privatleben bestehen, er durch eine Depression beeinträchtigt ist und zugleich keine Nahestehenden oder Kollegen belasten möchte.
II: Dieses Gefühl hängt eng mit der sozialen Einbindung zusammen. Wenn sie nicht mehr besteht oder zumindest nicht mehr wahrgenommen wird, auch im Rahmen von Selbstzweifeln oder Depression, wenn fatalistisches Denken überhandnimmt, wenn zu wenig Unterstützung durch den Arbeitgeber, Freunde oder Angehörige erfolgt, ist der Nährboden für einen Suizid bereitet.
III: Je nach Berufsausrichtung haben Ärzte in unterschiedlichem Maße mit dem Tod, mit Schmerzen und auch mit Suiziden von Patienten zu tun. Es wird zunächst eine Form von Gewöhnung an das Elend eintreten. Wer sich als unverletzlich empfindet, aber auch, wer (unbewusst) eine Todessehnsucht hat, wird dem Tod anders gegenübertreten als üblich. Wenn das Wissen vorhanden ist, wie der Tod leicht zu erreichen ist, wird dieser Weg eher beschritten. Es mag eine gewisse Rolle spielen, dass Ärzte bei ihren Patienten den Tod durchaus auch als Erlösung erleben – insofern könnte dies eine Art »Vorbildfunktion« haben.
Letztlich bildet folgende Trias eine fatale Kombination:
- Angst vor Scham und Stigmatisierung,
- leichte Erreichbarkeit von notwendigem Wissen und
- leichte Erreichbarkeit von entsprechend wirksamen Medikamenten.

So verwundert nicht, dass Ärzte sich öfter als die Allgemeinbevölkerung mit Medikamenten umbringen.

Es gibt eine Vielzahl von Erkrankungen, welche die Suizidgefahr erhöhen: Depression in jeder Ausprägung, Borderline-Persönlichkeitsstörungen, Schizophrenie, posttraumatische Stressreaktionen und Substanzmissbrauch. Diese Auflistung stimmt mit den bei Ärzten am häufigsten diagnostizierten psychiatrischen Erkrankungen überein. Hinzu kommen Angsterkrankungen, sowohl generalisierte Angst- als auch Panikstörungen sowie Essstörungen, narzisstische Persönlichkeitsstörungen und antisoziale Persönlichkeitsstörungen.

Abhängigkeit und Missbrauch von Substanzen kann als parasuizidales Verhalten bewertet werden, als nichttödliche Handlung, die absichtlich selbstverletzend durchgeführt wird. Beachtet werden müssen in diesem Kontext auch die vielen Suchterkrankten, deren Sucht nur mittelbar zum Tod führt – wie die erhöhte Krebsquote von Alkoholabhängigen oder die Gefahren durch Schlafmittel und sei es, benebelt die Treppe herunterzufallen. Es gibt also eine Vielzahl von protrahierten Suiziden, welche in den Studien und anderen Statistiken überhaupt nicht auftauchen. Viele Ärzte und Therapeuten werden ihren Suizid als Geheimnis mit ins Grab nehmen, weil er als solcher nicht erkannt worden ist.

Dann gibt es noch versteckte Suizidbemühungen, welche von der Allgemeinheit wohl mangels ausreichender Reflexion sogar hoch angesehen werden: Ärzte, die weit mehr als 40 Stunden pro Woche arbeiten. Bei 60 Stunden Wochenarbeitszeit verdoppelt sich in etwa die Herzinfarktrate (Bergner 2010).

9.2   Symptome

Oft können Angehörige und andere Nahestehende die Suizidgefahr nicht erkennen – und auch Therapeuten nicht. Die Symptome (Kasten 9.2, Myers 2017) sind vielleicht im Nachhinein auffällig, aber im Alltag können sie untergehen.

Kasten 9.2: Symptome, die auf Suizidgefahr hinweisen können

- Konkrete Hinweise auf Vorbereitung eines Suizids (Horten von Medikamenten, Internetrecherchen)
- Misstrauen anderen Ärzten oder Therapeuten gegenüber
- Unfreiwillige oder widerwillige Aufnahme in eine Therapieeinrichtung
- Verheimlichung vorhandener Befunde, Verweigerung der Herausgabe
- Verleugnung objektiv bestehender Krankheitszeichen
- Verlust der Approbation
- Verlust der bisherigen Position oder der Anstellung
- Vielfältige Ängste wie vor dem Verlust der Autonomie
- Widerstand gegen Befragung von Familienangehörigen oder von Kollegen
- Widerstand, die Rolle als Arzt aufzugeben und die des Patienten anzunehmen, auch Gefühlen wie Scham, Schuld, Fehlerhaftigkeit geschuldet
- Zweifel an der verordneten Medikation

9.3   Verlauf

Das Suizidgeschehen kann in drei Stufen untergliedert werden: zuerst das Denken an die Möglichkeit eines Suizids – was im Einzelfall durchaus nur Sekunden kurz sein kann –, dann die Vorbereitungen und schließlich die Durchführung. Ist die dritte Phase erfolgreich, so führt sie zum Tod, ist sie es nicht, endet sie in einem Suizidversuch. Die immer einmal wieder vorgebrachte Meinung, wenn ein Suizid nicht funktioniert habe, habe auch keine ernsthafte Absicht bestanden, ist falsch (Bostwick et al. 2016). In aller Klarheit: Suizide und Suizidversuche von Ärzten und Therapeuten bedeuten grundsätzlich auch, dass Helfer nicht in der Lage sind, sich selbst zu helfen. Sie sind damit ein markanter Weckruf, Eigentherapie jeder Art zu unterlassen.

Ärzte haben einen Nachteil, wenn sie sich zum Suizid entschließen: Aufgrund ihrer Fachkenntnisse sind 60 % der ersten Suizidversuche bei ihnen bereits erfolgreich. Mit Zynismus kann man auch sagen: Was ein Arzt wirklich will, das erreicht er auch. Zwar sind Suizidmöglichkeiten kein Inhalt des Studiums, aber das ärztliche Wissen und die Fähigkeit, sich fortzubilden, sind dabei hilfreich. Und wenn es doch nicht geklappt hat, ist die erste Reaktion des Betroffenen nicht selten Scham wegen seiner vermeintlichen Dummheit: Wie kann ich als Arzt so blöd sein, noch nicht einmal mich selbst umbringen zu können (in Myers 2017)? Hierin offenbart sich, wie erbarmungslos Mediziner sich selbst gegenüber sein können.

9.4   Studienergebnisse

Studien zum Suizid sind mit Vorsicht zu beurteilen (Myers 2017). Verleugnung, Scham, Fehlleistungen, all das kann zu unwahren oder nur teilweise wahren Aussagen bei entsprechenden Befragungen führen. Ob im Rahmen von Studien die notwendige Vertrauensbasis gegeben ist, bleibt fraglich.

Ärzte
- Ärzte folgender Fachrichtungen haben ein erhöhtes Risiko für Suizid: Anästhesisten, Psychiater, Allgemeinmediziner und Allgemeinchirurgen (Duthell et al. 2019). Genannt werden auch Radiotherapeuten, Ärzte im öffentlichen Gesundheitswesen, Radiologen, Gynäkologen und Notfallmediziner (Myers 2017).
- Die Arbeitszeit für Ärzte ist in Europa in den letzten Jahrzehnten zumindest nach offiziellen Zahlen deutlich verringert worden; ob ein Zusammenhang mit einem verringerten Selbstmordrisiko besteht, bleibt unklar, wurde jedoch vermutet (Duthell et al. 2019).
- Vier voneinander unabhängige Faktoren korrelieren mit der Suizidgefahr: die Höhe der emotionalen Erschöpfung, anhaltende eigene Gesundheitsprobleme, die Anzahl von Krankheitssymptomen und ein erniedrigter Body-Mass-Index (in Myers 2017).

- Ärzte nehmen bei ihrem Suizid(-Versuch) in höherem Maß als die Allgemein-bevölkerung antipsychotische Medikamente ein (in Raj 2019). Dabei geht es ihnen weniger um deren »highmachende« Wirkungen als vorrangig darum, emotionale und körperliche Reaktionen erträglicher zu machen.
- Tendenziell gilt, je höher der Bildungsabschluss, umso geringer ist das Risiko für Suizid. Eine Ausnahme stellen jedoch die helfenden Berufe dar (Raj 2019). Ärzte sind dabei sowohl älter als auch wahrscheinlicher verheiratet als die Ver-gleichsgruppe. Ärztinnen haben zwar ein niedrigeres Suizidrisiko als Frauen der Allgemeinbevölkerung, aber ein höheres als ihre männlichen Kollegen. Vergiftung ist bei Ärzten in Deutschland die häufigste, bei Ärzten in den USA die zweithäufigste Suizidmethode. Dort wird noch öfter (in knapp der Hälfte aller Fälle) der Tod durch eine Schusswaffe herbeigeführt (Gold & Schwenk 2013).
- Mehr als 400 Ärzte begehen in jedem Jahr in den USA Selbstmord. Eine Unter-suchung belegte, dass 14 % aller Ärzte und 10 % aller Medizinstudierenden bereits mit dem Gedanken gespielt haben, sich selbst umzubringen, und 1 % haben es bereits versucht. Suizid ist die zweithäufigste Todesursache bei Assis-tenzärzten *(resident trainees)*. Die Autoren dieser Publikation vermuten, dass eine vorhandene Depression bei Ärzten sowohl erheblich seltener diagnosti-ziert als auch behandelt wird. Als Hauptgrund für Suizid gaben Ärzte an, sich isoliert zu fühlen, Beziehungsverluste und berufliche Fehler, meist verbunden mit Schuldgefühlen (Stehman et al. 2019).
- In Norwegen gaben 51,1 % aller praktizierenden Ärzte in einer Studie an, das Leben sei immer wieder nicht lebenswert und 10,4 %, sie hätten sich ernsthaft Suizidgedanken gemacht (Hem et al. 2000).
- Die Risikofaktoren für Suizid sind landesübergreifend gleich: Frau sein, allein sein, an Depressionen leiden, sich unwohl fühlen, hohen psychosozialen Stress bei der Arbeit haben (Rosta & Aasland 2013).
- Im Vergleich zur Allgemeinbevölkerung begehen männliche Ärzte 1,41-mal häufiger Suizid. Bei Ärztinnen ist die Quote mit 2,27-mal erheblich höher – in Prozent: 130 % höher (Schernhammer & Colditz 2004).
- Von 326 finnischen Anästhesisten dachten 22,4 % über Suizid nach und 2,1 % haben ihn ernsthaft vorbereitet (in Myers 2017).
- Im Verhältnis zur Allgemeinbevölkerung ab 45 Jahren hatten Chirurgen eine um das eineinhalb bis dreifach erhöhte Quote, Suizid begehen zu wollen (Shanafelt et al. 2011). Aber nur 26 % der 130 Chirurgen mit solchen Gedanken suchten psychiatrische oder psychotherapeutische Hilfe. 60,1 % verweigerten Hilfe, weil sie Angst um ihre Zulassung als Arzt hatten. Aufgrund der Thera-piepflicht mussten auch Ärzte gegen ihren Willen zu einer stationären The-rapie gezwungen werden. Dieses Thema spielt bei Medikamentenmissbrauch und Alkoholabusus ebenso eine wichtige Rolle.

Medizinstudierende

Ein Grund für die relativ hohe Suizidquote bei Medizinstudierenden ist schlicht ihr Alter. Zwischen 15 und 34 Jahren ist Suizid die zweithäufigste Todesursache überhaupt. In dieser Zeit ist oft ein stabiles Selbstbild noch nicht aufgebaut. Wer dann wahrnimmt, dass er als Arzt vermutlich nur eine Rolle spielt, vielleicht eine Rolle, die gar nicht zu ihm passt, kann an dieser Erkenntnis verzweifeln. Wer will schon bis zu seinem Ruhestand wie ein Schauspieler einen solch ernsthaften Beruf mimen?

- Die Prävalenz für suizidale Gedanken lag laut einer Metaanalyse, in der die Daten von 21 000 Medizinstudierenden aus 15 Staaten einflossen, zwischen 4,9 bis 35,6 % (Rotenstein et al. 2016), mit einem Mittelwert von 11,1 %. Das bedeutet, jeder zehnte Medizinstudent überlegt, seinem Leben ein Ende zu setzen. Je weiter das Studium fortgeschritten ist, desto höher wird die Quote.
- Symptome von Depression und Suizidgedanken steigen bis zum Ende des Studiums und sinken dann eher wieder (Dyrbye et al. 2014).
- Mit Suizidabsichten sind 9,4 % aller Medizinstudierenden belastet, junge Ärzte (entsprechend Studierende im Praktischen Jahr und während der Anfangszeit als Assistenzarzt) mit 8,1 % und 6,6 % aller fertig ausgebildeten Ärzte. Innerhalb des letzten Jahres vor der Befragung trugen sich laut einer schwedischen Studie ein Drittel aller 813 befragten jungen Ärzte mit Suizidabsichten (Eneroth et al. 2014).

9.5   Therapie

Die Frage nach einer bestehenden Suizidalität ist meistens nicht erhellend. Wer einen Suizid plant, gibt dies in der Regel nicht zu (Berman 2015). Deshalb scheitern immer wieder Vereinbarungen zwischen Therapeuten und Patienten. Letztgenannte lügen, um sich den inneren Freiraum zu lassen und beispielsweise nicht zwangseingewiesen zu werden. Daher kommt der Spruch: Wer einen Arzt als Patienten hat, sollte seine eigenen Anstrengungen verdoppeln und in gleichem Maß seine Skepsis dem Patienten gegenüber. Niemals sollten irgendwelche Kompromisse des Therapiestandards eingegangen werden, wenn ein Arzt oder Therapeut zu behandeln ist.

Es gibt keine Form von Therapie, die für Suizidgefahr konzipiert wurde. Neben Akutinterventionen sind Therapien, die langfristig angelegt sind, sinnvoll. Auf konkrete Hinweise, wie bei Suizidgefahr von Seiten des Therapeuten oder Arztes vorgegangen werden kann, wird an dieser Stelle bewusst verzichtet, nicht jedoch darauf, Sie aufzufordern, bei entsprechenden Gedanken sich unverzüglich professionelle Hilfe zu suchen. Das größte Geschenk, das jeder von uns bekommen hat, ist das Leben an sich. Große Geschenke wirft man nicht weg.

TEIL III Sich selbst helfen

Die notwendige Neuausrichtung

Alle Welt spricht von Resilienz, als ginge es im Leben darum, immer mehr aus-halten zu lernen, von außen vorgegebene, stets steigende Leistungsanforderun-gen als alternativlos zu akzeptieren und die innere Leere weiter durch Selbstin-szenierung zu verleugnen, um nur nicht sich selbst nahe zu kommen. Um das alles geht es im dritten Teil dieses Buches explizit nicht. Ich möchte Ihnen Mög-lichkeiten aufzeigen, wie Sie sich selbst besser verstehen und annehmen lernen, wie es Ihnen gelingt, sich selbst wohlzufühlen, eine hohe, wahrhaftige Lebens-qualität zu erreichen ohne Optimierungsdrang. In diesem Sinn mögen alle fol-genden Anregungen verstanden werden.

Während der ersten, akuten Phase der Corona-Pandemie haben viele Men-schen bestimmte Erfahrungen gemacht. Der erzwungene Stillstand war ein ein-greifendes Moment und ließ einen Erkenntnisschub zu. Dessen »Geheimnis« lag in der fühlbaren und markanten Unterbrechung des über Jahrzehnte Gewohn-ten: sozusagen von 100 auf 0. Die invasive Ruptur des Alltags ermöglichte vielen erstmals, innezuhalten. Es war wie ein Schlag, wie etwas, das wachrüttelte und ihnen zeigte: Es gibt Dinge, die wir vermissen, obgleich sie völlig gewöhnlich scheinen, und es gibt andere, die wir nicht vermissen, obgleich sie längst zur Ge-wohnheit wurden. Zur ersten Gruppe gehören Alltagskontakte oder kleine Ges-ten wie Umarmungen. Zur zweiten Gruppe gehören viele kommerzielle Inhalte – materieller wie immaterieller Art. Die Menschen stellten fest, und das war eher angenehm, nahezu nichts mehr zu verpassen, weil fast nichts geschah. Das Leben war auf das Wesentliche reduziert, die erzwungene Verlangsamung und Be-schränkung tat vielen gut (Raether et al. 2020).

Verzicht als Alternative im Leben dürfte den meisten Ärzten und Therapeuten möglich sein, denn Verzicht ist von denen zu realisieren, die mehr haben als nötig. Wer darin eine moderne Möglichkeit sieht, sein Leben zu gestalten, richtet sich gegen unsere Wirtschaftsform, die nur dadurch existiert, dass Menschen Überflüssiges kaufen. Warum ein neues Smartphone anschaffen, wenn das alte noch funktioniert? Fachleuten nennen das die Anschaffungsneigung des Ver-brauchers. Diese wird mit immer mehr und immer eindringlicherer Werbung zwangsbeatmet. Vieles, das zuvor so wichtig erschien, war es in der Akutphase der Pandemie plötzlich nicht mehr. Kaufen nicht benötigter Dinge ist eben kein natürlicher Impuls, sondern ein produziertes Bedürfnis, das der Gier und dem Reichtum weniger dient und auch dem Erhalt unseres Wirtschaftssystems. Wer sein Konsumverhalten hinterfragt, entzaubert die meisten seiner bisherigen Anschaffungen. So gab mir eine Trainerin schon Anfang der 1990er Jahre den Rat: Beantworten Sie sich ehrlich vor (!) jedem Kauf die eine Frage: Muss das wirklich sein?

Manche Menschen hängen an etwas Banalem wie einer Tischdecke oder an bestimmten Kleidungsstücken. Der Grund liegt in der innerlichen und inhaltlichen Besetzung des Gegenstandes. Die Tischdecke kann nicht weggegeben oder entsorgt werden, weil sie von Tante Malwine stammte. Es ist, als würde man die Tante damit entsorgen. Wer sich dann bewusst macht, dass eine Tischdecke eine Tischdecke ist und nichts anderes sein kann, kann sie loslassen. Das gilt weit über jede Stofflichkeit hinaus. Bindungen an Dinge genauso wie Bindungen an Ideen oder Inhalte sind keine Bindungen, sondern Ersatz. Nichts kann die Bindung zu anderen Menschen wirklich ersetzen – auch nicht die zu sich selbst, um die es in diesem Buch meistens geht.

Konsum kann auch in den Kurzreisen bestehen, um Brückentage möglichst »sinnvoll« zu nutzen, in oberflächlichen Liebschaften oder im Besuch jeder neuen Theateraufführung – vieles, was sich im Lauf der Zeit verselbstständigt hat und ohne Ruptur von außen nicht mehr hinreichend hinterfragt wird. Es geht nicht darum, wie viel Konsum in einen Tag gepresst werden kann, sondern wie wenig genügt, um die Befriedigung im eigenen Sein zu erleben. Doch wenn viele Menschen nach diesem Prinzip handeln, wird etwas anderes leiden: der Kapitalismus, denn er kann ohne Konsum nicht überleben. In der ersten Akutphase der Pandemie wurden Läden und Fabriken letztlich nur für kurze Zeit geschlossen – und schon brauchte es ein Hilfspaket in Höhe von etwa eineinhalb Billionen Euro, die ein einziges Ziel hatten: das System zu retten. Alle Produkte, seien es Kreuzfahrten oder Autos, aber auch Kulturveranstaltungen und auch das Buch, das Sie in der Hand halten, dienen vorrangig dem Zweck, verkauft und dann konsumiert werden. Nichts hat bisher unser System wirklich gefährden können, weder die Umweltverschmutzung noch die soziale Ungerechtigkeit oder die fehlende Nachhaltigkeit der meisten Produkte.

Sie meinen, bei uns sei es nicht so schlimm? Es gibt eine Kennzahl, den Gini-Koeffizient, der das Gegenteil beweist. Dieser Wert misst die Abweichung der tatsächlichen Einkommen in Bezug auf eine vollkommen gleiche Verteilung der Einkommen. Würde jeder Mensch hierzulande gleich viel verdienen, wäre der Gini-Koeffizient 0. Würde ein einziger Deutscher alle Einnahmen kassieren und alle anderen gingen leer aus, läge der Wert bei 1,0. Bei uns liegt er bei 0,81. Auch wenn der Wert nicht die Struktur der Ungleichheit misst, ist für unser Land klar: Die Einkommensungleichheit heute ist höher als vor 20 Jahren – konkret besitzen hierzulande die reichsten 10 % der Haushalte 67 % der Nettovermögen (1 % der Reichsten halten 35 % des Gesamtvermögens), und die Hälfte der Bevölkerung hat nur ein geringes Vermögen, das im Durchschnitt rund 3700 € beträgt. Auch der viel beschworene Mittelstand ist kaum vermögend.

So harmlos die Frage »Brauche ich das wirklich?« klingt – sie bedroht das gesamte System. Denn der Kapitalismus ist auf unbegrenztes Wachstum ausgerichtet. Dieses hat ein medizinisches Korrelat: Krebs. Was anstünde, wäre ein angepasstes Konzept, das auch fundamentale Verbesserungen im Gesundheitswesen brächte. Vielleicht fragen Sie sich gerade, wie dies miteinander zusammenhängt. Um dies zu erkennen gehen wir für wenige Momente mehr als 2000 Jahre zurück, ins alte Griechenland, und zwar zu Aristoteles, einem Vertreter der Eudaimonie. Diese Lehre beschäftigt sich mit dem Glück, das nicht aus den Dingen kommt, sondern von innen heraus (Raether et al. 2020). Eudaimonie bezeichnet eine in sich gehaltene, ethische Grundsätze beachtende Lebensführung, die zu einem ausgeglichenen Seelenzustand führt. Ein Ideal dieser Art zu leben ist die Selbstgenügsamkeit. Was nach Verzicht aussieht, ist nichts anderes als das, was wir moderner Selbstwirksamkeit nennen, die bekanntlich entscheidend zur mentalen Gesundheit beiträgt. Es geht eben darum, sein »Glück« nicht von äußeren Faktoren abhängig zu machen, sondern in sich selbst zu finden. Immanuel Kant kritisierte diese Lebensauffassung und beschrieb die Pflicht als maßgebenden Teil sittlichen Handelns – eine Sicht, die heutigen Ärzten und Therapeuten nur allzu vertraut sein dürfte.

In einem Überblick über die mentale Gesundheit wird die mangelnde Qualität vieler Studien kritisiert (Schneider & Meigl 2018). Als gesichert gilt jedoch: Schlüsselressourcen für seelische Stabilität sind gewollte und stützende soziale Bindungen, reibungslos funktionierende Arbeitsprozesse und finanzielle sowie nichtmaterielle Belohnungen. Von Bedeutung sind auch die inneren Antreiber: Beharrlichkeit, Selbstbestimmung, Zielsetzung, positive Einstellung. Es geht darum, Herausforderungen zu meistern, indem wir mit Stolz auf das eigene, innere Wachstum blicken, sowie an etwas zu glauben, und über Kontrolle und Macht zu reflektieren. Wichtig ist auch, dass wir uns Gedanken darüber machen, welche Rolle wir innerhalb des Berufes und ganz allgemein im Leben einnehmen. All das braucht seine Zeit. Verhaltensänderungen benötigen minimal sechs Monate, üblicherweise jedoch ein bis zwei Jahre Übung (Mache et al. 2018).

Für alles, was Sie in Teil III dieses Buches lesen werden, bedenken Sie bitte Folgendes: Stellen Sie sich einmal vor, Sie erläutern einem Nichtschwimmer, wie man schwimmt. Sie erklären es genau und sind geduldig – kann Ihr Gegenüber deshalb schwimmen? Nein. Irgendwann ist es soweit und er muss ins Wasser gehen, um zu üben. Genau dasselbe gilt für die Anregungen hier. Lesen allein genügt nicht. Damit sich etwas ändert, müssen Sie es ändern, und das funktioniert ausschließlich durch Übung, Übung, Übung.

Im beruflichen und privaten Alltag werden gerade gelernte Verhaltensänderungen meistens schnell wieder aufgegeben. Es ist ein typisches Phänomen, dass Seminarteilnehmer – begeistert über die neu gelernten oder verstandenen Inhalte – Änderungen planen, sie aber nur für Tage, maximal für Wochen einhalten und dann zum ursprünglichen Verhalten zurückkehren.

Zudem ist die Individualität in unserer Gesellschaft sehr stark ausgeprägt. Das gilt natürlich auch für Ärzte und Therapeuten. Deshalb bleibt es für jeden eine sehr individuell zu gestaltende Aufgabe, in Anbetracht seiner Persönlichkeit,

Vorgeschichte und den nutzbaren Ressourcen die persönliche Balance zu erhalten. Eine Studie mit israelischen Ärzten belegte, was die meisten im Kollegenkreis beobachten können: Das Gesundheitsverhalten von Ärzten ist weit vom Optimum entfernt. Sie rauchen zwar weniger als die Allgemeinbevölkerung, wiegen jedoch zu viel. Das Übergewicht korreliert übrigens mit zu wenig sportlicher Betätigung, Verzicht des Frühstücks und Schlafmangel. Weltweit sind Ärzte als schlechte Patienten bekannt, weil sie sich weder regelmäßig untersuchen lassen noch auf ihre Gesundheit achten. Zwei Drittel aller Ärzte haben keinen eigenen Hausarzt und 82 % sagen über ihre Kollegen, diese würde eine Medizin zwischen Tür und Angel betreiben. Die Autoren schlagen zwei Stufen notwendiger Interventionen vor: Medizinstudierenden sollte mehr Wissen über gesunde Lebensführung vermittelt werden und Ärzten sollte in Kliniken gesünderes Essen angeboten werden (Miron et al. 2019). In anderen Worten: »Die Notwendigkeit, für Ärzte Angebote zu schaffen, um deren emotionale Stabilität und Ausgeglichenheit in Anbetracht der stetig wachsenden Anforderungen des Berufs zu erhalten, ist unbestritten« (Schwartz et al. 2020).

Die Datenlage für Coachingmaßnahmen für Ärzte und Therapeuten ist dürftig. In einer Studie wurden 88 Ärzte zu sechs Terminen persönlich gecoacht. Deren emotionale Erschöpfung sankt um 19,5 % deutlich, im Gegensatz zur nicht gecoachten Kontrollgruppe, deren Erschöpfung im gleichen Zeitraum um 9,8 % stieg. Die Burnoutquote verminderte sich innerhalb von fünf Monaten bei der Coachinggruppe um 17,1 % und erhöhte sich bei der Kontrollgruppe um 4,9 %. Entsprechende Ergebnisse zeigten sich für die Parameter Lebensqualität und Resilienz. Keine Wirkungen und Unterschiede wurden gemessen für die Parameter Depersonalisation, Zufriedenheit mit dem Beruf, persönlicher Einsatz und Sinnhaftigkeit der Berufstätigkeit (Dyrbye et al. 2019).

Kein Grund, nicht für sich selbst zu sorgen. Gehen wir es an!

Nicht für den Patienten, sondern für den Arzt selbst

Wir alle wissen, wie wir anderen Menschen ein Wohlgefühl bereiten – am besten durch Zuneigung, Mitgefühl und Verständnis. Dies gilt auch, wenn man sich selbst glücklich machen will (Menon & Trockel 2019). Wer sich auf die Fahne geschrieben hat, seinen Patienten gegenüber immer mitmenschlich zu handeln, sollte dies für sich selbst genauso tun. Wer sich besser versteht, dem kann es auch besser gelingen, sich selbst gegenüber Gnade walten zu lassen. Er sollte sich keine Vorwürfe machen und Verständnis dafür entwickeln, wo die eigenen Leistungsgrenzen sind. Denn wer als Arzt oder Therapeut verantwortungsbewusst handelt, muss seine eigenen physischen und psychischen Grenzen erkennen und dann auch danach handeln.

Es ist an der Zeit, dass Ärzte und Therapeuten mehr für ihre seelische Gesundheit tun und mehr auf ihr eigenes Wohlbefinden achten. Das ist die nun anstehende und aus der Not führende Ruptur.

Bevor wir ins Detail gehen, überlegen Sie jetzt, was Sie wirklich wollen. Wenn Ihnen die Beantwortung nicht möglich ist: In Abschnitt 12.3 finden Sie Hinweise, wie Sie sich Ziele verdeutlichen können.

Übung III.1: Was ich will

Setzen Sie sich in Ruhe hin und überlegen, welche Ziele Sie für Ihre Zukunft haben.
* Interessiert mich nur allgemein, was ich für mein seelisches Gleichgewicht tun kann?
* Will ich mehr innere Ruhe spüren?
* Will ich meine Fahrigkeit besser in den Griff bekommen?
* Will ich eine Beziehung beenden – oder neu beginnen?
* Will ich grundlegende Änderungen in meinem Beruf erreichen?
* Was will ich wirklich?

Es ist wichtig, sich Ziele zu verdeutlichen. Kein Arzt wird eine Operation beginnen, ohne die notwendigen einzelnen Schritte zu kennen,. Machen Sie sich auch in Bezug auf ihre seelische Gesundheit klar, was Sie eigentlich anstreben! Je genauer Sie das wissen, desto effektiver können Sie von den vielen Vorschlägen, die im Weiteren genannt werden, die für Sie passenden auswählen.

Wenngleich ich Immanuel Kants Einstellung zur Pflicht nicht zustimme, eine Form von Versöhnung. Seine Selbstzweckformel lautet: »Handle so, dass du die Menschheit sowohl in deiner Person, als in der Person eines jeden andern jederzeit zugleich als Zweck, niemals bloß als Mittel brauchest.«

Damit wird gesagt, dass man Menschen nicht instrumentalisieren sollte. Das bezieht Kant nicht nur auf andere, sondern auch auf sich selbst, auf den eigenen Körper, die eigene Seele und Persönlichkeit. Die Würde des Menschen, auch die eigene, wird verletzt, wenn er oder Anteile von ihm zu einem Mittel zum Zweck werden. Genau das geschieht, wenn – wie in vielen Studien zur Ärztegesundheit – die Autoren damit argumentieren, die Patienten hätten einen Vorteil, wenn der Arzt gesund ist und sich wohlfühlt. Mit dieser Argumentation wird der Arzt zu einer Art »Gesundheitspille für den Patienten« degradiert. Jede Ärztin, jeder Arzt, jede Therapeutin, jeder Therapeut hat vollkommen unabhängig von seiner Berufstätigkeit das Recht auf eine gute, eigene Lebensqualität.

Die ständigen Herausforderungen, die in helfenden Berufen existieren, verführen dazu, in ein reaktives Verhaltensmuster zu gleiten (Worley & Stonningen 2017), in dem die persönlichen Notwendigkeiten wie hinter einem Schleier verschwinden. Immer scheinen die Patienten und deren Rechte vorrangig. Wer fühlt, in solch einer Situation zu verharren, sollte sich in eine Ruhezone begeben und in dieser nachspüren und nachdenken, welche Motivation geholfen hat, das Studium und all die Weiter- und Fortbildungen zu meistern. Geld ist belanglos für die Sinnfindung, also wird es um etwas anderes gehen. Welche Ziele und welche Bedürfnisse haben Sie selbst? Beantworten Sie sich diese Fragen sehr ernsthaft (Shanafelt et al. 2003). Wie können Sie beides erreichen?

Diese Instrumentalisierung und Degradierung der eigenen Würde vollziehen auch Menschen, die sich der sogenannten Selbstoptimierung verschrieben haben. Wer sich selbst optimieren will, sieht sich als eine Art komplexe Maschine an und will so viel wie möglich kontrollieren, vorhersehen und planen. Wenn dann etwas Unerwartetes eintritt, wie eine Erkrankung oder Pandemie, fällt die gesamte

Konstruktion in sich zusammen. Jede Vermessung des eigenen Körpers und alle Planungen sind auf einmal nichtig. Das, was der Optimierer anstrebt, die vollkommene Kontrolle, geht unmittelbar verloren. Er muss sich bestenfalls mit der eigenen Vergänglichkeit und Verletzlichkeit auseinandersetzen. Sterblich waren bis dahin nur die anderen, die sich nicht so gut optimierten.

Aber auch eine andere Reaktion ist denkbar. Selbst einschneidende Erlebnisse wie die Corona-Pandemie werden in ihrer Bedeutung nicht wahrgenommen, sondern es wird weiter und mehr optimiert. Die plötzlich gewonnene freie Zeit, weil nicht gereist oder eingekauft werden kann, soll effektiv genutzt werden. Eine vermeintlich noch bessere Version von sich selbst steht auf dem Plan, sozusagen das Post-Corona-Optimum. Eine noch bessere Selbstdarstellung und weitere Leistungssteigerungen werden angestrebt.

In den letzten Jahren gab es unzählige Kurse und Bücher, Berichte und andere Publikationen zur sogenannten Selbstoptimierung. Als seien Menschen technische Gegenstände, man müsse nur die richtigen Stellschrauben finden und nutzen und schon läuft alles noch besser, noch effizienter. Ideen, die früher bei der Herstellungsoptimierung (wie am Fließband) verwirklicht wurden, sollen nun auch Menschen »besser« machen. Nicht nur, dass Ärzte mit entsprechend überforderten Patienten zu tun haben, auch Ärzte und Therapeuten können sich selbst nicht immer diesem Optimierungswahn der Gesellschaft entziehen.

Ob Ärzte auch heute noch als Halbgötter angesehen werden, vermag ich nicht zu beurteilen. Aber vielleicht fehlt vielen der Sinn für ihre eigene körperliche und mentale Ausgeglichenheit, weil einige Patienten ihnen Superkräfte zuschreiben. Ärzte, die im Rahmen ärztlicher Subkultur (Abschnitt 1.1.3 *Hidden Curriculum*, Kasten 1.4) irgendwann – unbewusst – davon überzeugt wurden, übermenschliche Ausdauer zu haben oder haben zu müssen, betreiben logischerweise unzureichend Selbstfürsorge. Die Balance zwischen Beruf und außerberuflichem Leben wird ebenso vernachlässigt.

In-Life-Balance

Die größte Unzufriedenheit mit dem Beruf an sich und dem Verlauf der eigenen Karriere herrscht bei Ärzten mit Burnout (in Baker et al. 2017). Auch Depression ist mit negativen Assoziationen in Bezug auf den Arztberuf verbunden (Mata et al. 2015). Dabei ist zumindest nicht spontan auszuschließen, dass der Arztberuf längst vorhandene depressive Anlagen verstärkt. Auf jeden Fall schwappen die negativ bewerteten Gefühle sowohl bei Burnout als auch bei Depression quasi über und betreffen mehr und mehr Aspekte des Privatlebens. Dann wird oft von fehlender Work-Life-Balance gesprochen. So beklagen mehr als doppelt so viele junge Ärzte mit Depression eine mangelnde Balance als die ohne Depression (in Baker et al. 2017). In einer Studie mit 1749 irischen Ärzten gaben nur 22 % eine gute Work-Life-Balance an, 29 % bezeichneten ihre eigene Arbeitsfähigkeit als eingeschränkt oder gemindert. Zugleich sagten 70,9 %, ihren Beruf gerne oder sehr gerne Beruf auszuüben (Hayes et al. 2019).

Nicht erst seit gestern geistert diese Wortkonstruktion durch die Ratgeberliteratur: Work-Life-Balance. Balance ist ein anderes Wort für Gleichgewicht. Das eine soll offenbar dazu dienen, das andere auszugleichen. Die Weltsicht dahinter ist, der Beruf muss anstrengen, die Freizeit ist notwendig, um die Kraft für den Beruf aufzubringen. Der Ausdruck Work-Life-Balance ist irreführend. Er impliziert das Bild einer Wippe, auf der einen Seite die Arbeit, auf der anderen »das Leben«. Als könne die berufliche Welt vom Leben getrennt betrachtet werden. Jeder hat erfahren, wie stark private Inhalte in die Ausübung des Berufs hineinwirken können und wie sehr berufliche Vorkommnisse das Privatleben infiltrieren. Viel sinnvoller ist es, eine ausreichende Balance zwischen Bemühungen und Anstrengungen einerseits und Erfolgen und Anerkennung andererseits innerhalb des Berufs und innerhalb des Privatlebens zu erreichen. Es geht grundsätzlich um aufkommende Konflikte zwischen Anforderungen und der tatsächlich existierenden Fähigkeit und Bereitschaft, diese zu erfüllen.

Zwischen der Arbeit und dem Leben kann kein Ungleichgewicht herrschen. Wie soll etwas, das eindeutig ein Teil des erwachsenen Lebens ist, das Berufliche, in einem Ungleichgewicht mit »dem« Leben sein? Es ist also etwas anderes mit dem Ausdruck gemeint, als er sagt; somit wird dem Unbewussten eine falsche Botschaft erteilt, nämlich dass der Beruf eigentlich nichts mit einem Leben (im Sinne von gutem Leben) zu tun hat. Gemeint ist also folgender Ausdruck: Work-Leisure-Balance. In diesem Buch geht es weder darum, noch um Work-Life-Balance, es geht um In-Life-Balance.

Machen Sie sich für Ihre Ausgeglichenheit, um Druck aus dem Kessel der stetig antreibenden Vorstellungen herauszulassen, nun einmal klar, wie viel Außergewöhnliches Sie bisher in Ihrem Leben geleistet haben. Ansonsten würden Sie dieses Buch nicht lesen. Sie gehören zu einer Gruppe von besonderen Menschen, und das ist kein Hochmut, es ist einfach wahr. Machen Sie sich jetzt bewusst, wie viel Sie fähig waren zu leisten, um so weit zu kommen, wie Sie kamen. Wenn Sie nun denken, nun machen Sie mal halblang, Herr Bergner, kann dies daran liegen, dass gerade Ärzte und Therapeuten dazu neigen, in einer tatsächlich oder vermeintlich bescheidenen Haltung die eigenen Leistungen anders zu bewerten als berechtigt ist. Sie stellen an sich selbst (und übrigens auch oft an ihre Partner oder Kinder) höchste Ansprüche und kritisieren, was nur geht. Dabei sind auch Kleinigkeiten im Alltag eben nicht selbstverständlich, sondern Anerkennung wert.

Es ist mehr als eine Kleinigkeit, wenn Sie sich nun um sich selbst kümmern. Gerade die aktuelle Krise kann uns allen die Chance bieten, zu trauern und loszulassen, um Abschied zu nehmen von Inhalten, die uns bisher bestimmt haben. Damit können wir in uns einen Raum schaffen, in dem Zuversicht und Ziele für ein anderes, besseres Leben Platz findet. Nicht mehr mit Wut oder aus Trotz versuchen, die bisherigen Verhältnisse festzuhalten – das wäre eine wahrhaftige Neuausrichtung.

10 Ressourcennutzung

Psychological well-being of its doctors should be seen as a matter of national importance (McKinley et al. 2020).

In diesem Buch verzichte ich weitgehend darauf, biologische Abläufe darzustellen. Dennoch sollten wir uns darüber klar sein, dass vermutlich alle seelischen Auffälligkeiten auch körperliche Korrelate haben. So ist Stress kein »Psychokram«, sondern vorrangig eine Körperreaktion. Auch bei Angst und Angsterkrankungen und bei Depression sind viele der ihnen zugrundeliegenden oder sie begleitenden Stoffwechselphänomene heute bekannt. Resilienz bedeutet auf somatischer Ebene, so rasch es geht, aus einem angeregten in einen Ruhestoffwechsel zu kommen. Auch gelingt es, mit mentalen Techniken wie der Meditation auf Körperreaktionen Einfluss nehmen zu können. *Mental Health* hat demnach sehr enge Anknüpfungspunkte an Physical Health. Man kann sich das wie eine sich selbst stützende Konstruktion vorstellen – kräftigt man das eine, schwingt das andere ebenfalls in die positive Richtung. Vernachlässigt man hingegen einen Bereich, wird der andere auch in Mitleidenschaft gezogen. Ein bekanntes Beispiel ist die Verbesserung einer Depression durch Sport.

In den USA gibt es längst anwendungsfähige Programme für Ärzte wie das Stress Management and Resiliency Training (SMRT) der Mayo-Kliniken. Eine Studie kam allerdings zu dem Ergebnis, nicht wissenschaftlich untersuchen zu können, ob diese Programme effektiv sind, auch weil die Interventionen sowohl, was deren Herangehensweise als auch deren Dauer, Intensität und Nachbeobachtung angeht, nicht miteinander vergleichbar sind (Venegas et al. 2019).

In diesem Buch geht es darum, welche Faktoren der Einzelne konkret kontrollieren, initiieren und beeinflussen kann. Viele Fähigkeiten werden uns nicht einfach so in die Wiege gelegt, und obschon sie im Arztberuf so wichtig sind, werden sie de facto nicht oder nicht ausreichend trainiert. Es gibt meines Erachtens sechs wesentliche Inhalte, die während des Studiums nicht ausreichend unterrichtet werden:
- Kommunikation,
- Konfliktmanagement,
- Beziehungs- und Bindungsfähigkeit,
- Empathie,
- Selbstfürsorge und
- Betriebswirtschaft.

Letztlich offenbart ein Lehrplan für Medizinstudierende auch in den 2020er-Jahren ein erschreckend mechanistisches Menschenbild, eine überaus eingeschränkte Sicht auf den Menschen und seine Erkrankungen. Noch immer scheint eine Art Militärmodell Pate gestanden zu haben, was Struktur und Umgangsformen angeht (Khan 2019). Gewiss, Respekt und Zuverlässigkeit sind wichtig im Arzt- und Therapeutenalltag und Effizienz ist ebenso bedeutsam, aber viele Inhalte, wie eine hierarchische Strukturierung, dürften langsam einmal hinterfragt werden. Dass sie das Wohlbefinden steigern, ist zu bezweifeln. Auch zum Aufbau eines starken Selbst dürfte hierarchisches Denken wenig beitragen, zeigt es allenfalls die innere Schwäche der »Führungsperson«.

Verbesserung der Lebensqualität

Es gibt wenige Studien, die versuchen, die Wirkung eines Gesamtkonzepts zur Verbesserung der eigenen Lebensqualität zu überprüfen. In einer solchen (Lyssenko et al. 2015) wurden von ursprünglich 4898 Teilnehmern die Daten von 1813 Teilnehmern als auswertbar herangezogen, davon waren 83 % Frauen. Die Faktoren Depression, Angst, Zufriedenheit mit dem Leben und Resilienz wurden analysiert. Die Teilnehmer hatten an Life-Balance-Kursen teilgenommen, um Achtsamkeit und Bewusstsein zu trainieren, zu diesem Zweck führten sie zu Hause Übungen durch. Die Ergebnisse waren teils ernüchternd, Männer fühlten sich offenbar nur wenig angesprochen, jüngere Teilnehmer fanden oft keinen Bezug zu den Achtsamkeitsübungen. Ein solches, eher allgemein gehaltenes Programm hat offenbar eine schlechtere Wirkung als Programme, die für eine bestimmte Zielgruppe konzipiert werden.

Lebensqualität ist der Grad des individuellen Wohlbefindens. Dieses setzt sich aus weit gefassten Inhalten zusammen, wie Bildung, Status, Gesundheit, Kultur und Wertesystem, eigenen Zielen, Erwartungen und Standards (Bergner 2014). Auch sauberes Trinkwasser oder ein Waffenstillstand in einem Kriegsgebiet kann stark zur Lebensqualität beitragen. Bei uns korreliert die empfundene Lebensqualität jedoch weniger mit Primärbedürfnissen wie ausreichender Ernährung, sondern mehr mit immateriellen Inhalten wie Selbstfindung oder Glück. Dabei – das zeigen akute Krisen weltweit – kann bereits ein kleines Virus alles auf den Kopf stellen, und das Mehl, das bislang zu Centbeträgen nebenbei im Einkaufskorb landete, wird zu einem wertvollen Gut. Es ist wichtig, immer wieder innezuhalten und uns bewusst zu machen, in welchem Wohlstand wir hier leben.

Wenn sich immer mehr Therapeuten und Ärzte jedoch unwohl fühlen, liegt etwas im Argen. So sollen Psychiater inzwischen aufgrund der sich ändernden Bedingungen im Gesundheitswesen als Ärzte für Ärzte mit dafür sorgen, eine neue Kultur des Bewusstseins aufzubauen (Nakagawa & Yellowlees 2019). Dazu sollten sie Gremien vorstehen, die sich für das Wohlgefühl der Ärzte einsetzen. Zuvor hätten sie jedoch die notwendigen Fertigkeiten zu lernen, um Ärzte als Patienten zu behandeln. Das ist vermutlich richtig, ansonsten könnte der Versuch wie eine Selbsthilfegruppe wirken. Es kann durchaus sinnvoll sein, sich der Führung eines professionellen Beraters anzuvertrauen, doch zunächst versuchen Sie es, wenn sie Ihre eigene mentale Gesundheit verbessern möchten, vielleicht einfach mithilfe der vielen Übungen in diesem Buch. Letztlich ist es sinnvoll und effektiv, sich daran zu orientieren, was man selbst tun kann, welche Ressourcen vorhanden sind oder verbessert werden können, welchen Lebensstil man anstrebt

und welche Kraftquellen von außerhalb man erschließen kann (nach Wright &
Mynett 2019).

10.1 Bewältigungsstrategien

Ärzte haben ein gewisses Talent dafür, wenig nutzbringende Bewältigungsstrategien zur »Verbesserung« ihrer persönlichen Situation einzusetzen. Als Beispiele
seien ihr oftmals verbesserungswürdiges Zeitmanagement sowie ihre Neigung
zur Selbstmedikation, zu Alkohol und anderen Substanzen genannt (McKinley
et al. 2020).

Im Folgenden werden die wenig effektiven oder schädlichen Bewältigungsstrategien als negativ bezeichnet, die anderen als positiv. Negative Bewältigungsstrategien sind meistens Re-Aktionen, also Antworten auf etwas. Positive Bewältigungsstrategien nehmen das Äußere als Anlass, um etwas Eigenes voranzubrin-
gen. Ein Beispiel für eine positive Bewältigungsstrategie ist für Studierende, den
Tages- und Wochenablauf gut zu planen. Diese Strukturierung des Alltags geht
mit einer Minderung der emotionalen Erschöpfung einher und sichert das Gefühl, leistungsfähig zu sein. In gleicher Weise wirkt die Strategie der (positiven)
Neuinterpretation von Sachverhalten (Shoua-Desmarais et al. 2020). »Kann man
das auch anders sehen?«, so lautet die Frage, deren ehrliche Beantwortung fast
immer »ja« lautet.

Bewältigungsstrategien sind bestenfalls daran orientiert, Probleme zu lösen
(»Wie ist es mir möglich, tatkräftig eine Herausforderung zu meistern?) und eine
positive Grundstimmung einzunehmen. Negativ sind Strategien, die emotional
fokussiert vorgehen (»Ich habe Angst und deshalb vermeide ich …«, »Ich bin in
Sorge und deshalb versuche ich …«) oder schlicht durch Aussitzen oder Suchtmittel Probleme zu lösen versuchen (»Bevor ich mich jetzt verrückt machen lasse,
genehmige ich mir erst mal ein Bierchen«).

Hohe Werte für Neurotizismus sind mit einem höheren Grad an Angst verbunden. Dabei wirkt die Angst einmal direkt als Burnoutverstärker und einmal
indirekt durch ineffektive oder sogar den Zustand verschlechternde Bewältigungsstrategien. Das bedeutet, negative Bewältigungsmethoden sind selbst ein
Risikofaktor für Angst (Zhou et al. 2016). Typische negative Strategien werden in
Kasten 10.1 (Boyle 2019) aufgelistet. Vielleicht erkennen Sie darunter bereits diejenigen, welche fester Bestandteil Ihres eigenen Repertoires sind.

Kasten 10.1: Typische negative Bewältigungsstrategien

- Auf etwas bestehen
- Denken
- Einschränken
- Fixieren, Festhalten
- Fliehen
- Kämpfen

- Konfusion beibehalten, in Unklarheit leben
- Managen
- Nachgeben
- Nachplappern
- Nett sein
- Rückzug
- Sich beschweren
- Sich sorgen
- Überprüfen
- Urteilen
- Verteidigen
- Weinen
- Widerstand leisten
- Wiederkäuen

Nun, es gibt genügend Strategien, die Sie besser ans Ziel führen, wie Kasten 10.2 belegt.

Kasten 10.2: Wirksame positive Bewältigungsstrategien

- Akzeptieren
- Eigenes Wachstum anstreben
- Entwicklung anstreben statt beharren
- Etwas gehen lassen oder sein lassen
- Freiheit für sich selbst und andere erlauben
- Frieden anstreben
- Gefühle zulassen
- Kommunizieren
- Leichtigkeit ermöglichen
- Loslassen
- Nebenwege gehen
- Offenheit für andere und anderes entwickeln
- Phasen von weniger Komfort zulassen
- Sich bewegen, auch in Richtungen, die einmal unmöglich schienen
- Sich erlauben, zu verlieren
- Sich Ruhe erlauben
- Sich verbinden
- Stillstand ertragen lernen, hinnehmen

Ein Tipp für den Alltag: Wenn Sie sich in einer Situation wie zementiert fühlen, schauen Sie in Kasten 10.1, welche Bewältigungsstrategie Sie vermutlich gerade nutzen, und dann in Kasten 10.2, welche Sie vermutlich wieder in Bewegung bringt.

Wenn Sie einen Fehler gemacht haben – und das zuzugeben, kann schon schwerfallen –, dann können Sie auch Kasten 10.3 zu Rate ziehen. In der linken

Spalte lesen Sie, was Sie vermeiden sollten, und in der rechten Spalte bekommen Sie Hinweise, wie es besser funktionieren kann.

Sie können diese Listen ebenfalls nutzen, wenn ein Konflikt gelöst werden muss. Es bringt nichts, diesem aus dem Weg zu gehen, denn Konflikte sind der Versuch, die Meinungsgleichheit wiederherzustellen. Wenn man einem Konflikt ausweicht, besteht also die Meinungsungleichheit weiterhin und man schafft bildlich einen Raum mit nebeligem Dunst aus Aggression, statt einmal richtig zu lüften.

Kasten 10.3: Copingstrategien bei Fehlern

Weniger gut	*Besser*
Statt ...	*...*
Andere bezichtigen	Sich nicht mehr selbst anlügen und andere auch nicht
Bagatellisieren	Ernst nehmen
Generalisieren	Beim konkreten Fall bleiben
Ins Lächerliche ziehen	Die wahre Bedeutung nennen
Mauern, verweigern, verschweigen	Sich öffnen für die eigene Unzulänglichkeit
Rationalisieren	Eigene Gefühle erkennen, zulassen und zugeben
Schaden anrichten	Auf weitere Schäden verzichten
Sich dumm stellen	Verstehen und Verständnis zeigen
Thema wechseln	Beim Thema bleiben bis es geklärt ist
Vergessen, verdrängen, verleugnen	Bewusst bleiben oder werden
Zu sehr ins Detail gehen	Den Kern benennen
Zu viel reden	Zuhören und schweigen

10.2   Selbstmitgefühl

Andere können wir beobachten. Wir sehen deren Gestik und Mimik, durch unsere Distanz zu ihnen sind wir fähig, deren Entscheidungen und Verhalten von einer neutraleren Position aus zu betrachten. Mit uns selbst gelingt uns das ohne Übung nicht. Übung erreichen wir durch Achtsamkeit im Alltag oder in einer Psychotherapie. Manche haben aber Angst, dabei auf etwas zu stoßen, was ihnen nicht behagt. Sie haben also Angst davor, Eigenschaften an sich selbst zu erkennen, die sie nicht mögen. Das ist berechtigt, denn Menschen neigen dazu, etwas, das sie selbst betrifft, vorrangig beim anderen zu sehen – das nennt man dann Projektion. Mit den weniger beliebten Gefühlen Hass, Neid, Eifersucht, Missgunst, Wut bei sich selbst konfrontiert zu werden, ist dennoch sinnvoll. Weshalb hat man ein großes Spektrum an Gefühlen geschenkt bekommen, wenn man sich nur auf wenige, die angenehm erscheinen, beschränkt?

Wenn man sich aber einige Zeit selbst beobachtet und mit sich selbst Mitgefühl entwickelt, empfindet man auch den anderen gegenüber Mitgefühl. Wer dieses Gefühl in sich wahrnimmt und stärkt, wird viel dafür tun, sich selbst und anderen keinen Schaden mehr zuzufügen. Nicht ohne Grund ist Mitgefühl die zentrale Fähigkeit für Empathie. Auf einmal nerven einen Patienten, die man bisher so rasch wie möglich wieder verabschiedete, nicht mehr. Man geht gelassen an irgendwelche Verwaltungstätigkeiten heran und freut sich, wenn sie erledigt sind, spart sich jedoch den sinnlosen, inneren Widerstand beim Arbeiten. Wer mit sich selbst mitfühlt, bewältigt Fehler besser, verdaut die Selbstkritik besser – oder verzichtet weitgehend auf sie – und neigt weniger dazu, sich von Rückschlägen negativ beeinflussen zu lassen. Offenbar führt Selbstmitgefühl nicht zu Passivität oder Nachlässigkeit bezüglich der Arbeitsqualität (Babenko et al. 2019). Die Eigenschaft Selbstmitgefühl ist damit verbunden, sich durch die Arbeitsanforderungen weniger emotional, geistig oder körperlich erschöpft zu fühlen. Die Helfer empfinden dann ihr Arbeitsengagement positiver, sie sind mit ihrem Berufsleben zufriedener. Gleiches gilt für Medizinstudierende, die sich stärker im Studium engagieren und sich weniger erschöpft fühlen, wenn sie hohe Werte für Selbstmitgefühl aufweisen.

Inzwischen gibt es einen Test, um Selbstmitgefühl zu evaluieren, der mit nur 12 Fragen zu validen Ergebnissen führen soll (SCS-SF = Selbst-Compassion Scale – Short Form) (Raes et al. 2011). Mit der anschließenden Übung können Sie erkennen, wie viel Mitgefühl sie haben (nach Arigliani et al. 2018):

Übung 10.1: Fragen nach einem Patientenkontakt

Beantworten Sie sich nach einem Kontakt mit einem Patienten – vielleicht sogar nach einem Erstkontakt – folgende Fragen:
- Habe ich dem Patienten wirklich zugehört?
- Habe ich mich wirklich für den Patienten interessiert?
- Habe ich sein Anliegen ganz verstanden?
- Wirkte ich vermutlich fürsorglich und mitfühlend?
- Konnte ich eine positive Ausstrahlung zeigen?
- Habe ich die Dinge verständlich erklärt?
- Ließ ich dem Patienten das Gefühl, selbst entscheiden zu können und die Kontrolle zu behalten oder zu bekommen?
- Fühlte sich der Patient angenommen und war er entspannt?
- Konnte der Patient die Fragen stellen, die er stellen wollte?

Erläuterung: Wenn Sie diese Fragen einfühlsam, also die Position des Patienten einbeziehend, weitgehend positiv beantworten können, dürfen Sie auf Ihr Mitgefühl stolz sein.

Wenn man einen anderen Menschen genauer kennenlernt, versteht man ihn, und schließlich entwickelt man ein tiefes Verständnis für ihn. Dann versteht man auch, dass es für noch so anstößiges Verhalten meistens einen Grund gibt. Wer nicht geisteskrank ist, dessen Handlungen basieren auf einer nachvollziehbaren Logik, auch wenn man diese nicht kennt. Den meisten fällt es leichter, Mitgefühl für andere zu entwickeln als für sich selbst. Aber erst, wenn wir es für uns selbst aufbringen, ist es in vollem Umfang auch für andere vorhanden. Wenn dies auch bei Ihnen der Fall ist, üben Sie sich erst einmal im Mitgefühl für andere. Damit werden Sie deren Individualität, Schrulligkeit, Verschrobenheit, Mängel, Fehler und merkwürdigen Ansichten verstehen und akzeptieren und ihnen vergeben lernen. Wenn Sie das können, nehmen Sie sich das schwierigste Objekt vor – sich selbst. Mitgefühl mit sich und andere zu haben ist eine Fertigkeit, die man erlernen und verbessern kann, kein schicksalhaftes Glück oder Pech.

  Gehen wir gemeinsam in Ihre Küche. Dort steht ein Teller einer deutschen Edelmanufaktur mit köstlichen Früchten. Sie wollen den Teller in ein anderes Zimmer tragen, da geschieht es: Der Teller entgleitet Ihnen und zerbirst auf den Küchenboden. Die roten, weichen Früchte zieren die Wände und die Küchenschränke wie ein expressionistisches Gemälde in einem Umkreis von weit über einem Meter. Statt süßer Früchte wartet saure Arbeit auf Sie. Welche Gefühle kommen in Ihnen auf? Wut, Verzweiflung, Verachtung? Vermutlich wäre es besser, mit einem gewissen Gleichmut an die Aufräumarbeit zu gehen, das Geschehene können Sie nicht rückgängig machen. Haben Sie es mit Absicht getan? Wohl kaum. Machen Sie sich klar, so schade es um den Teller mit Goldrand und die Früchte ist – es bedeutet nicht das Ende Ihres Lebens oder einer Ihnen wichtigen Beziehung. Fast alle Gefühle, die Sie entwickeln, haben mit Ihrer Bewertung der Situation und Ihres Missgeschicks zu tun, nicht mit dem Missgeschick selbst. Negativ empfundene Gefühle wie Wut oder Eifersucht entstehen meist nicht durch das, was man tut, sondern durch die eigenen Gedanken und Bewertungen. Wir selbst sind in aller Regel der Antreiber negativer Gefühle und Emotionen. Fast immer wird unser Leben nur zu einem geringen Prozentsatz davon bestimmt, was uns geschieht, und zu einem überragend hohen Anteil davon, wie wir darauf reagieren, was wir daraus machen. Deshalb können Sie die Fragen von eben nun noch einmal unter dem Gesichtspunkt des Selbstmitgefühls wiederholen; sie sind entsprechend umformuliert.

Übung 10.2: Fragen zum Kontakt zu sich selbst

- Höre ich mir selbst und meinen Gefühlen wirklich zu?
- Interessiere ich mich wirklich für mich selbst?
- Habe ich mein Anliegen in der Welt verstanden?
- Verhalte ich mich mir gegenüber fürsorglich und einfühlsam?
- Wie wirke ich auf mich selbst? Positiv?
- Erkläre ich mir Sachverhalte statt sie zu bewerten?
- Entscheide ich selbst oder gebe ich die Verantwortung dafür gerne ab – auch an »die« Umstände oder »die« Erwartungen oder Anforderungen anderer?
- Habe ich grundsätzlich das Gefühl, die Kontrolle über mein Leben zu besitzen?
- Nehme ich mich an, wie ich bin?
- Erlaube ich mir, mich zu entspannen?

Zum Selbstmitgefühl gehört nicht, eigenes Leiden zu vermeiden, sondern es zu beachten und in freundlicher, selbstachtender Weise darauf einzugehen (Neff 2003).

Eine mitfühlende Haltung sich selbst gegenüber bedeutet:
- sich selbst für Fehler vergeben,
- sich vernünftige, realistische Erwartungen setzen,
- erreichbare Ziele anstreben,
- damit, wie man ist, einverstanden sein,
- Verständnis für sich selbst aufbringen.

Wer an diesen Punkten systematisch, aber nicht im Sinne des Optimierens, sondern des Akzeptierens, arbeitet, wird Schritt für Schritt ein wenig mehr Selbstwertgefühl spüren. Wenn wir die eben aufgeführten Punkte genauer betrachten, sind es letztlich drei Fähigkeiten, die zu Mitgefühl führen (McKay & Fanning 2004), sowohl für andere als auch für uns selbst:

Verstehen

Wer etwas versteht, kann Verständnis entwickeln und damit eine neue Sicht auf einen anderen Menschen, sich selbst oder eine Situation einnehmen. Das gilt auch in Bezug auf Probleme. Selbst wenn diese für uns selbst nicht unmittelbar lösbar sind, ist es ein Fortschritt, sie in wesentlichen Teilen zu verstehen. Eine solche Situation kann vorliegen, wenn uns als Arzt oder Therapeut ein Patient gegenübersitzt, dessen Art oder Absicht wir zunächst nicht verstehen oder mögen. Gelingt es uns, hinter die Kulissen seiner Abwehr zu schauen, schaffen wir es meistens auch, ihn mitmenschlich und mitfühlend zu begleiten.

Akzeptieren

Wenn wir etwas akzeptieren, dann erkennen wir die bestehenden Tatsachen als solche an und verzichten zumindest zeitweilig darauf, irgendein Werturteil darüber zu fällen. Ein Lob ist ein Urteil und damit in dieser Kategorie der Akzeptanz unerwünscht. Wer auf Urteile verzichtet, spielt sich nicht mehr zu einem Richter auf. Auch ein Kompliment ist eine Form von Lob. Mit dem Lob stellt sich der Lobende über den Gelobten. Lob von einem Patienten zu erhalten, ist eben auch ein Urteil über Ihre Leistung – oder Ihren Geschmack, wenn das Lob sich beispielsweise auf die Einrichtung Ihrer Praxis bezieht. Wenn Sie einen Rollentausch vornehmen und überlegen, was ein Lob von Ihnen dem Patienten gegenüber darstellt, ist es vermutlich leichter nachzuvollziehen. Das Lob beinhaltet im Moment des Aussprechens immer eine Bewertung. Eine solche findet von oben nach unten statt. Es ist ein Unterschied, ob man feststellt: »Sie haben die Medikamente regelmäßig eingenommen« oder kommentiert: »Toll (oder gar: brav!), Sie haben die Medikamente regelmäßig eingenommen.«

Sollten Sie deshalb auf Lob verzichten? Wenn Sie dem Patienten auf gleicher Augenhöhe begegnen möchten, ja. Außerdem kostet es Ihre Energie, denn wer über einem anderen stehen will, braucht Kraft dafür, um sich über ihn zu erheben.

Im Kontext des Akzeptierens schlage ich Ihnen eine kleine Übung vor:

Übung 10.3: Akzeptierende Inhalte aussprechen

Sie lesen nun drei wenig mitfühlende Sätze eines Arztes. Bitte überlegen Sie sich, wie diese umzuformulieren sind, damit sie Akzeptanz der durch sie beschriebenen und bewerteten Tatsache ausdrücken.

John, ein Facharzt in eigener Praxis, Anfang 40, sagt über sich:
• Ich bin kein guter Arzt.
• Meine Patienten nerven mich oft.
• Ich verachte mich, weil ich rauche, obwohl ich meine Patienten täglich davor warne.

Erläuterung: Wie könnte John sich äußern, würde er etwas Mitgefühl für sich selbst aufbringen?

Er würde sich beispielsweise so äußern:
• Der Zuspruch meiner Praxis ist ein deutlicher Hinweis dafür, wie sehr meine Patienten meinen Rat und meine Hilfe schätzen.
• Ich akzeptiere meine Ungeduld mit meinen Patienten.
• Ich rauche, obwohl ich um die Risiken weiß. Ich bin bereit, diese Risiken einzugehen. Zugleich warne ich meine Patienten davor. Vielleicht hilft es ihnen.

Vergeben

Vergeben bedeutet, Bestrebungen nach Rache, Entschädigung oder Vergeltung aufzugeben (McKay & Fanning 2004). Wer vergibt, lässt das Geschehen los und erhöht sich damit nicht mehr moralisch über einen anderen. Damit ist eine konstruktive Hinwendung zur Gegenwart und Zukunft möglich. Vielen fällt es leichter, anderen etwas zu vergeben als sich selbst. Denen mag die Einsicht helfen, dass Vergeben nicht bedeutet, etwas zu billigen oder gutzuheißen. Eine falsche Handlung wird nicht zu einer Richtigen, wenn man sie jemandem vergibt. Fehler bleiben Fehler. Möglichst sollte man sie nicht wiederholen. Ansonsten ist das Alte in einen symbolischen Aktenordner mit der Aufschrift »erledigt« zu packen. Nur so erlangt man die Freiheit, die notwendig ist für ein zufriedenes Leben und für Entscheidungen, die auch aufgrund der früheren Fehler zu passenderem Verhalten beitragen können. Wer anderen vergibt, sieht offene Rechnungen als beglichen an. Wer sich selbst vergibt, hat keine Rechnung mehr mit sich offen oder ist nicht mehr mit sich selbst im Unreinen. Sie schulden sich (oder anderen) nichts mehr, sobald Sie vergeben haben.

10.2.1 Mitgefühl im Alltag

Mitgefühl aufzubringen fällt erheblich leichter, wenn man das Verhalten (das eigene oder das eines anderen) versteht und sich dadurch Verständnis aufbauen kann. Immer dann, wenn Reaktionen in irgendeiner Weise als problematisch empfunden werden, kann man zur Klärung drei Kernfragen stellen (McKay & Fanning 2004):

1. Welches *Bedürfnis* ist nicht erfüllt und möchte erfüllt werden?
2. Aufgrund welcher *Überzeugungen* oder Wahrnehmungen wurde das Verhalten vermutlich beeinflusst?
3. Welche *Gefühle*, insbesondere welche Schmerzen, haben Einfluss auf das Verhalten?

Sie können sich irgendeine ungewöhnliche Situation aus den letzten Tagen, die von Ihnen oder von einem anderen ausging, vorstellen und diese anhand der drei Fragen bearbeiten. Sie könnten erstaunt sein, wie leicht Ihnen auf einmal Mitgefühl gelingen kann. Ein fiktives Beispiel aus einem Therapeutenalltag:

Therapeutin Anna K. meint, ein gutes, vertrauensvolles Verhältnis zu ihrer Klientin Melissa M. aufgebaut zu haben. Melissa hat sich von ihrem Mann getrennt, der ihr gegenüber gewalttätig wurde. Gleich zu Beginn der Therapie hatten Anna und Melissa vereinbart, dass Melissa jeden Kontakt mit ihrem Noch-Ehemann vermeidet. Nun stellt sich heraus, dass sie ihn von sich aus angerufen und getroffen hat. Die Therapeutin ist sauer und kann nicht verstehen, wie sich Melissa in Gefahr bringen konnte. Nach der Sitzung beantwortet sie in Ruhe die Fragen und kommt zu folgenden Antworten:
1. Melissa konnte ihre Einsamkeit nicht aushalten. Ihr Bedürfnis war das nach Kontakt oder Liebe.
2. Viele Menschen können oder mögen nicht alleine leben. Sie wählen eher eine ungute Beziehung als die Einsamkeit. Ich, Anna, akzeptiere das.
3. Melissa ist ein Mensch, der damit zu einem Teil versucht hatte, zu überleben. Ihre Entscheidung war objektiv unglücklich, aber ich, Anna, akzeptiere diese.

Gerade das dritte Argument führt bei manchem vielleicht zur Verwunderung. Letztlich, wie an anderer Stelle besprochen, sind wesentliche Entscheidungen auf die Angst vor dem Tod zurückzuführen. Dieses Meta-Kerngefühl des Menschseins führt konsequenterweise bei den meisten Menschen zu einem Meta-Kernverhalten, dem, am Leben zu bleiben. So groß das nun klingen mag: Gerade Entscheidungen, die besonders schrill oder unverständlich wirken, haben oft mit der Angst vor dem Tod zu tun, selbst wenn diese von außen (Achtung Wertung!) unberechtigt erscheinen mag.

Ein anderes Beispiel: Vielleicht werfen Sie sich vor, eine Anamnese nicht ausführlich genug gemacht zu haben, weshalb Ihr Patient länger leiden musste, bevor die richtige Therapie eingeleitet wurde. Nutzen wir die drei Fragen ein zweites Mal, nun geht es um Selbstmitgefühl. Sie antworten möglicherweise:
1. Ich war in dem Moment völlig erschöpft, es waren zu viele Patienten vorher da. Ich wollte die Anamnese so schnell wie möglich hinter mich bringen. Mein Bedürfnis war das nach Ruhe und Entspannung.
2. Meine Überzeugung war, aufgrund der vorliegenden anamnestischen Angaben eine Diagnose stellen und eine Therapie beginnen zu können. Ich war also von einem ausreichenden Wissensstand ausgegangen.
3. Ich war ausgelaugt und sehnte mich nach einer Liege. Ich habe versucht, zu überleben.

Nun geht es noch darum, sich von dem ursprünglich Belastenden zu lösen. Das gelingt mit der Feststellung, dass es vorüber ist, so banal das klingt. Sie erheben ja nicht heute eine unvollständige Anamnese. Das Nächste ist, den Fehler korrigiert zu haben: Ich schulde deshalb niemandem mehr etwas und darf mich selbst in Zukunft mitfühlender behandeln, indem ich weniger Patienten einbestelle.

10.2.2 Reframing (Umdeutung)

Es ist oftmals sehr hilfreich, Inhalte oder Sichtweisen umzudeuten. Die zentrale Frage dafür kennen Sie schon: »Kann man das auch anders sehen?« Dadurch wird eine andere Bedeutung möglich oder auch ein anderer Sinn. So wie es mehrere Handlungsalternativen gibt, gibt es auch immer mindestens zwei, meistens noch mehr Möglichkeiten, etwas zu betrachten. Das funktioniert, indem wir unsere Fixierung auf eine Interpretation loslassen und neue Vorstellungen zulassen. Wenn es einem Therapeuten oder Arzt gelingt, das bei seinem Patienten zu erreichen, wirkt es oftmals erleichternd und klärend.

Fast alle Menschen haben dasselbe Ziel, sie wollen überleben. Wenn wir es schaffen, uns dies bei Dissonanzen oder Unverständnis anderen gegenüber zu verdeutlichen, dämpfen wir meistens die Aggression in uns oder dem anderen. Dies gelingt mit den drei Überlegungen, die dem eben erprobten Schema nahe sind:
1. Welches Bedürfnis versucht der andere zu befriedigen – warum tut oder sagt er das also?
2. Was von dem Getanen oder Gesagten bringt den anderen in eine für ihn sichere oder weniger stressige Situation – wie also will er dadurch Macht oder Kontrolle behalten?
3. Welche Überzeugungen des anderen kann ich darin erkennen?

Im Kontext des Selbstmitgefühls lauten bezüglich unserer früheren Lebensentscheidungen, besonders auf die, welche wir als Fehler bewerten, damit die Lösungssätze (McKay & Fanning 2004):
1. Es ist mir so geschehen, weil ich damals meine Bedürfnisse zu erfüllen versucht habe. Diese Bedürfnisse waren konkret …
2. Ich akzeptiere, was geschehen ist, auch weil ich damals nicht davon ausging, falsch zu handeln – oder es zumindest in der Situation nicht besser wusste. Ich wollte richtig entscheiden und handeln.
3. Ich verstehe und schätze mich als einen Menschen, der in jenem Augenblick zu überleben versuchte, und freue mich, dass es mir gelungen ist.

Wenn Sie mögen, können Sie diese Lösungssätze nutzen, um ein jedes Ereignis Ihrer Vergangenheit, mit dem Sie heute noch nicht einverstanden und nicht im Reinen sind, durchzuspielen. Bedenken Sie bitte dabei, dass Sie auf Handlungen anderer keinen Einfluss haben bzw. hatten. Sie können immer nur Ihren Part in einem »Spiel« besetzen. Ein Beispiel:

Frau Dr. Martha R. wollte immer in der Weltstadt tätig sein, kam aber über

Hintertuxenhausen nicht hinaus. Ihre Praxis dort läuft gut, sie ist anerkannt und beliebt. Die Lösungssätze für Martha sind dann beispielsweise:

1. Ich habe mich für Hintertuxenhausen entschieden, weil dort ein Kassenarzt-sitz ausgeschrieben war und die Niederlassungskosten sehr gering waren, bei ebenso geringem Risiko. Mein Bedürfnis war, ohne Angst vor wirtschaftlicher Not leben zu können.
2. Ich wollte aus diesem Bedürfnis heraus die richtige Entscheidung treffen. Das ist mir gelungen, ich hatte niemals Schulden.
3. Damit ist es mit gelungen, wirtschaftlich gut zu überleben.

Dann könnte sich Martha noch sagen: Und ab jetzt achte ich auch auf mein Bedürfnis nach der großen, weiten Welt, indem ich … Aber das überlassen wir Martha.

10.3 Selbstwirksamkeit und Selbstwert

Vielleicht haben Sie sich gewundert, warum in Teil I des Buches (Abschnitt 1.2) explizit auf das Thema der Macht eingegangen wurde. Da Selbstwirksamkeit eine besonders ausgeprägte Schutzfunktion vor Burnout, vor anderen mentalen Miss-ständen und vor Unzufriedenheit bietet, sie aber nur mit Macht errungen werden kann, hat Macht (nicht Missbrauch von Macht) viel mit *Mental Health* zu tun.

Wer die eintretenden Ereignisse meistens als Resultat der eigenen Handlungen wahrnimmt, empfindet Eigenbestimmtheit oder Selbstwirksamkeit, er hat eine internale Kontrollüberzeugung. Das Gegenteil von ihr ist das Gefühl, fremd-bestimmt zu sein. Diese im Fachausdruck als externale Kontrollüberzeugung bezeichnete Wertung ist wissenschaftlich nachgewiesen ein konsistenter Risiko-faktor für die Entstehung von psychischen Störungen. Hierher gehört die Opfer-position, die einer Verantwortungsabschiebung gleichkommt. Sobald man diese Position innehat, kann das Gefühl, selbstwirksam zu sein, sich kaum entwickeln.

Mentale Gesundheit basiert auf einem Konglomerat von Fähigkeiten. Neben der Selbstwirksamkeit sind dies die Fähigkeiten, die eigenen Gefühle ausrei-chend zu regulieren, die Realität zu akzeptieren, optimistisch und kreativ zu sein, passende Ziele zu verfolgen und soziale Netzwerk zu bilden. Im ärztlichen und therapeutischen Bereich werden diese Fähigkeiten grundsätzlich eingeschränkt. Erkrankungen haben oft einen schicksalshaften Verlauf und sind fast ein Lehr-buchbeispiel für Fremdbestimmung. Zumindest oft genug bieten sie dem Arzt oder Therapeuten keine Chance, Selbstwirksamkeit zu erleben. Gewiss, palliative oder leidensmindernde Wirkungen sind erzielbar, aber fundamentale Änderun-gen sind das meist nicht. Das Gefühl, Einfluss auf das Geschehen zu haben, kann somit nur schwer entstehen.

Die Lösung: Wenn Ihnen etwas im Beruf verwehrt bleibt, gehen Sie ein priva-tes Projekt an, bei dem Sie Ihre Selbstwirksamkeit spüren und kräftigen können. Es geht um das Erleben, aktiv Prozesse initiieren und voranbringen zu können. Wenn Sie ein Liebhaber von Malerei sind, warum nicht selbst malen? Wenn Sie einen grünen Daumen haben, warum nicht ein neues Beet planen? Wenn Sie sich für Mechanik interessieren, warum nicht die alte Armbanduhr selbst reparieren? Wenn Sie schon immer lyrische Texte mochten, warum nicht mit eigenen beginnen? Es gibt unzählige Möglichkeiten, im Privatbereich Projekte anzugehen. Das Wesentliche ist, die Hürden dafür so niedrig wie möglich zu gestalten. Wenn Sie keine Ahnung davon haben, wie Sie ein Ölgemälde aufbauen, kümmern Sie sich um einen Anfängerkurs an der Volkshochschule. Es muss nicht gleich ein neuer van Gogh aus Ihnen werden, Hauptsache, Ihnen gefällt, was Sie tun, und Sie erleben, dass Sie etwas bewirken können. Dabei sind kleine Schritte sinnvoll, um nicht in die Überlastungsfalle zu tappen. Außerdem ermöglichen sie die Entwicklung von Gewohnheiten. Lieber 15 Minuten täglich etwas Leichtes tun, was nach einigen Monaten wie von selbst geht, als sich einmal pro Woche einen halben Tag abmühen. Es geht darum, letztlich automatisierte Prozesse zu bilden, weil diese im Weiteren kaum Anstrengung erfordern. Je eher etwas wie ein Ritus abläuft, desto weniger Willenskraft muss dafür aufgewendet werden. Eine Gewohnheit ist in der Regel erst nach sechs bis zwölf Monaten innerlich gefestigt; manchmal dauert es noch länger. Um zu einem solchen Ziel zu gelangen, überlegen Sie sich zunächst, welches private Projekt Sie schon immer verwirklichen wollten. Wenn Sie das geklärt haben, gelten drei Dinge:

1. Sie sollten ein absolutes Minimum definieren, was Sie für Ihr Ziel tun und das wirklich leicht erreichbar ist. Kein Minimum ist albern oder sinnlos.
2. Niemals ganz aufhören – jeden Tag wenigstens das Minimum machen.
3. Je weniger Sie Ihren Willen einsetzen müssen, umso besser.

Sie sollten deshalb niemals ganz aufhören, weil es das Risiko birgt, sich schuldig zu fühlen. Es geht also weniger darum, aus der Übung zu kommen, sondern um Ihre Gefühlswelt.

Wenn Sie Ihr Ziel erreichen, haben Sie zugleich Ihre Selbstwirksamkeit bewiesen. Das stärkt Ihr Selbstwertgefühl, auch wenn das Ziel nichts mit Ihrem Beruf zu tun hatte. Zudem bedeuten private Ziele ein Leben außerhalb des Arzt- oder Therapeutenseins und damit eine Wertschätzung der eigenen Person und nicht nur Ihrer beruflichen Funktion.

Die Selbstwirksamkeitserwartung ist die subjektive Meinung, Anforderungen aus eigener Kraft bewältigen zu können. Wer in ein Auto steigt und zuversichtlich ist, sein Ziel unfallfrei zu erreichen, erlebt also schon ein gewisses Maß an Selbstwirksamkeit. Sie entwickelt sich an Erfolgen, die man der eigenen Kompetenz zuschreibt. Auch positive Bewertungen durch andere spielen eine Rolle (beachten Sie dabei, was einige Seiten zuvor unter »Akzeptieren« zum Lob gesagt wurde). Das bedeutet, prinzipiell ist Selbstwirksamkeit durch positive Lernerfahrungen zu verbessern. Selbstwirksamkeit sorgt für ein positiv bewertetes Gefühl, mit dem sich Schwierigkeiten oder Stressoren leichter zu Herausforderungen umdefinieren lassen. Wer an seine Selbstwirksamkeit glaubt, hat ein größeres Durchhaltevermögen und fühlt sich durch Traumata weniger belastet. Er schätzt seine Verletzlichkeit geringer ein und die Bedrohung durch andere ebenso. Somit kommen diese Menschen seltener in Situationen, in denen sie sich hilflos fühlen. Sie sagen sich: »Ich schaffe es.« Sie sagen sich auch: »Ich schaffe es trotzdem«, wenn sie sich zunächst von einer Situation überfordert fühlen. Selbstwirksamkeit erleben wir auch dann, wenn wir etwas planen – das ist ein Verhaltensvorsatz – und diese Planung verfolgen. Das bedeutet in keiner Weise, ab jetzt jede Minute seines Lebens zu verplanen, sondern sich im Bewusstsein über das, was man erreichen möchte, sehr ausgewählt Ziele zu setzen.

10.3.1 Prokrastination und Perfektionismus

Ärzte sind meistens fleißige Menschen, dennoch gibt es auch bei ihnen das Phänomen der Prokrastination oder Aufschieberitis. Die ärztliche und therapeutische Tätigkeit am Patienten erlaubt das kaum, Verwaltungtätigkeiten, wie Briefe zu diktieren, werden hingegen recht oft verschoben; und letztlich haben die meisten auch noch buchhalterische Aufgaben zu erledigen, was nicht alle zu Begeisterungsausrufen veranlasst. Wer gerne aufschiebt, ist entweder Perfektionist oder arbeitet bevorzugt unter Druck.

Perfektionisten zeichnen sich dadurch aus, niemals zu einem Ende zu kommen (siehe Abschnitt 3.2.3). Menschen, die Druck brauchen, schaffen ihn sich selbst. Wie kommen Sie aus der Falle? Zuerst, indem Sie sich klarmachen, dass sich durch das Aufschieben die Arbeit stapelt und dadurch irgendwann zu einem unangenehmen, mahnenden Zeigefinger wird, der Sie ständig an Ihre fehlende Aktivität erinnert. Das bedeutet, die Arbeit bestimmt dann über Sie und nicht mehr Sie über Ihre Arbeit. Das ursprünglich nur ein wenig Unangenehme wird zu einer schier aussichtslosen Sache. Um es nicht dazu kommen zu lassen, müssen Sie stückeln. Das bedeutet, Sie definieren das Maß an der unangenehmen Arbeit, welches Sie heute sicher und ohne Druck ausführen können. Beispielsweise definieren Sie: Ich diktiere jeden Tag 20 Minuten lang Befundberichte. Das Entscheidende: Sie diktieren dann genau 20 Minuten, aber nicht 21. Sie müssen sich selbst untersagen, das Zeitmaß zu überschreiten. Ansonsten besteht die Gefahr, dass Sie erneut das Gefühl bekommen, die Arbeit diktiert Ihnen, was zu tun ist, und nicht Sie bestimmen darüber. Auch in der zeitlichen Beschränkung liegt eine Chance für Selbstwirksamkeit.

10.3.2 Wille und Widerstand

Wir entscheiden nicht über unser Schicksal, aber mit unserem Willen haben wir ein mächtiges Instrument zur Verfügung, maßgeblich an unseren Erfolgen und Zielen zu arbeiten. Der Wille dient zur Realisierung der Intention und stellt dabei unsere Fähigkeit dar, Ziele gegen Widerstände bei der Realisierung weiterverfolgen zu können. Deshalb ist der Wille ein Instrument, um Konflikte zu lösen oder Schwierigkeiten zu überwinden (Bergner 2013b).

Was ist Ihr Lieblingsessen? Nehmen wir an, es sei eine frisch gebackene Pizza. Wenn Sie hungrig sind und nicht abnehmen wollen, spielt Ihr Willen keine Rolle, um eine zu essen. Ihr Bauch (Gefühl: Hunger) schwingt gleich mit Ihrem Kopf (Ziel: Pizza essen). Egal, ob Sie eine Pizza zu Hause zubereiten oder in ein Lokal fahren: keine Widerstände, kein Willen nötig. Wenn Sie hingegen etwas abspecken wollen und der Hunger überkommt sie (»Bauch« = Gefühl: Hunger), geraten Sie in einen Konflikt mit Ihrem Kopf (Ziel: Ich muss/will abnehmen). Schon benötigen Sie Ihren Willen, um die Salatgurke aus dem Kühlschrank zu holen, diese genussvoll mit langsamen Kaubewegungen zuzuführen und auf Pizza zu verzichten.

Der Wille als der Antrieb, um unsere Schwierigkeiten zu überwinden, hilft uns deshalb bei inneren Barrieren wie Hemmungen, Scham, Unlust, Antriebsschwäche oder Krankheitsgefühl. Hier liegt das Risiko: Ärzte und Therapeuten haben in der Regel einen starken Willen, anders konnten sie weder ihre Ausbildung erfolgreich absolvieren noch ihren Beruf ausüben. Deshalb nutzen viele von ihnen ihren Willen, um weiterzuarbeiten, obgleich ihr »Bauch« ihnen längst sagt, dass es genug ist. Der Wille führt dann zur Prolongation der Erkrankung oder der Erschöpfung. Dabei funktioniert er wie ein Muskel: Wird er zu viel genutzt, erschöpft er und damit erschöpfen wir selbst. Aber auch wenn er fast nie eingesetzt wird, muss man ihn trainieren. Das erreichen wir durch maßvollen, wiederkehrenden Einsatz.

Wille hilft uns aber ebenso bei Schwierigkeiten, die von außen auf uns einwirken. Wenn Ihr Staubsauger versagt (Bauch: »So ein Mist aber auch, wo ich doch Staubsaugen so liebe!«) und Sie keine Ahnung von dessen Wirkweise haben, können Sie nur willentlich eine Lösung herbeiführen. Ihre Motivation in allen Ehren, aber die bezog sich auf das Staubsaugen an sich; mit der reparieren Sie keinen Staubsauger. Aber mit Ihrem Willen können Sie sich inmitten des liegengebliebenen Staubes mehrere Internetvideos zur Reparatur von Staubsaugern ansehen, was bis zu diesem Zeitpunkt nicht in Ihrer Tagesgestaltung eingeplant war. Sie können auch in den nächsten Elektromarkt fahren und einen neuen kaufen, obwohl Sie eigentlich lieber auf dem Liegestuhl im Garten das gute Wetter hätten genießen wollen.

Das unterscheidet den Willen von Motivation: Motivation hilft nicht bei Schwierigkeiten, die von außen auf uns zukommen. Wenn wir keine Motivation spüren, brauchen wir unseren Willen. Wenn wir motiviert sind, spielt der Wille keine maßgebliche Rolle. Der Wille ist auch deshalb eine mächtige Instanz, über die ausschließlich Menschen verfügen, weil er unsere Angst, Ziele nicht zu erreichen, im Zaum hält. Wir können deshalb gegen unseren »Bauch« handeln. Somit gilt: Nicht der Glaube versetzt Berge, sondern der Wille. Der Wille ist eine wirkstarke Kontrollinstanz, zumindest kurzfristig können wir mit ihm unsere Absichten, unsere Empfindungen und unsere Motivation kontrollieren. Er dient auch dazu, Gefühle zu steuern – meist, indem wir sie unterdrücken.

Es gibt Aufgaben, die stellen eine absolute Routine dar und werden deshalb automatisch und ohne Hinterfragen ausgeführt. Dann gibt es Aufgaben, die machen einem Spaß – man braucht keinen Willen, um sie zu erledigen – wir sind halt motiviert. Und wenn doch einmal unser Willen notwendig ist, bringen wir ihn gerne auf. Ein Problem stellen die Aufgaben dar, für die der Wille kaum oder nicht ausreicht. Es sind Aufgaben, bei denen der innere Widerstand größer ist als die Disziplin.

Widerstände werden ausgelöst, wenn
- uns etwas zu sehr anstrengt (körperlich oder seelisch),
- uns etwas zu lange dauert,
- wir ohnehin schon erschöpft sind,
- etwas negative Emotionen in uns auslöst oder
- uns der Schwierigkeitsgrad zu hoch erscheint.

Es ist sinnvoll für uns zu klären, was genau den Widerstand in uns ausmacht. Das ist erst einmal zu akzeptieren. Dann können wir uns überlegen, wie das mit wichtig und dringend aussieht (siehe Abschnitt 11.2.2). Außerdem sollten wir uns selbst wertschätzen, indem wir uns zugestehen, auch den eigenen Bedürfnissen nach Ruhe, Entspannung oder Alleinsein folgen zu dürfen. Erst dann steht an, eine funktionierende Herangehensweise zu wählen, wie diejenige, Schritt für Schritt voranzugehen.

10.3.3 Alternativlosigkeit

Wer nur einen Weg aus einem Problem heraus sieht, läuft mit Scheuklappen herum, die sehr beengend wirken. Es gibt den Spruch: Wenn auch Plan B nicht funktioniert, macht das nichts – wer soll uns verbieten, einen Plan C oder D oder Z zu entwickeln? Leider gibt es Situationen wie die einer infausten Diagnose, in denen es keine wirkliche Alternative mehr gibt. Jedoch sind das erfreulicherweise nur wenige Situationen. Wir haben sehr häufig die Wahl und die Behauptung, etwas sei alternativlos, ist meistens gelogen. Es geht nicht um fehlende Alternativen, sondern um etwas ganz anderes, um den Preis von angeblich nicht existenten Alternativen. Wer behauptet, etwas sei ohne Alternative, schummelt in der Regel und will nur nicht sagen, dass er für die Alternative(n) nicht bezahlen will. Ein typisches Beispiel: der Arzt, der sich vor Patientenansturm nicht mehr retten kann und deshalb täglich viel mehr arbeitet als seiner Gesundheit zuträglich wäre. Durch dieses Verhalten ersehnt der Arzt in gewisser Weise den seelischen oder körperlichen Zusammenbruch herbei, der ihm die Verantwortung dafür abnimmt, Patienten abzuweisen. Der Zusammenbruch, ein nahezu schon primärer und nicht mehr sekundärer Krankheitsgewinn, beweist die endlose Hilfsbereitschaft des Arztes und zugleich ermöglicht er ihm, nun Opfer sein zu können. Täter wäre er, würde er strikt Patienten abweisen, weil er sie kräftemäßig nicht mehr betreuen kann.
Noch etwas zu Alternativen:
Kommt ein Mann zur Direktorin eines psychiatrischen Krankenhauses.
»Frau Professor, wie entscheiden Sie, wer hier als Patient aufgenommen wird?«
»Das ist einfach. Wir machen einen Test. Wir füllen eine Badewanne voll Wasser und bieten einen Kaffeelöffel, eine Rührschüssel und einen Eimer an. Dann fragen wir, womit die Wanne am besten zu leeren ist. Für was würden Sie sich denn entscheiden?«
»Natürlich für den Eimer.«

»Ah ja, die meisten würden eher den Stöpsel ziehen. Möchten Sie ein Zimmer mit oder ohne Balkon?«

Wofür hätten Sie sich entschieden?

Dieser Witz kann sehr eindrücklich demonstrieren, wie uns Alternativen vorenthalten werden, indem sie einfach nicht vorgeschlagen werden. Wer dann nicht selbst überlegt, wer sein Wissen und seine Kreativität brachliegen lässt, wählt eines der vorbereiteten Angebote aus. Und das wird bei weitem nicht immer das Beste sein.

10.4   Resilienz

Alter Wein in neuen Schläuchen? Resilienz! Es handelt sich bei der seelischen Widerstandskraft gewiss nicht um eine Neuentdeckung menschlicher Ressourcen. Jede alte griechische Tragödie beinhaltet auch die Beschreibung von Resilienz: Der Held geht auf die Reise, hat eine oder mehrere Krisen zu durchstehen und geht am Ende gestärkt aus dieser Kraftanstrengung hervor – eben wie Phönix aus der Asche. Auch Märchen haben grundsätzlich einen solchen Aufbau. Ob es die böse Schwiegermutter bei Rapunzel oder die böse Hexe bei Hänsel und Gretel sind: Sie stehen für die Anforderungen des Lebens, die mit Schläue und Durchhaltevermögen, mit Willen und Kreativität gemeistert werden können. Womit schon grundsätzlich klar ist, worauf Resilienz basiert: Auf Kreativität, Flexibilität, Willenseinsatz, Erfahrung und Aktivität. Aber der Reihe nach: Jedes normale Leben besteht letztlich aus einer Aneinanderreihung von Problemen, die gelöst werden müssen. einmal werden sie offenkundig wie bei wirtschaftlicher Not oder einer drohenden Trennung vom Partner, einmal sind sie so selbstverständlich (Was koche ich heute? Muss ich den Geschirrspüler wirklich ausräumen?), dass sie einem kaum auffallen. Gewiss, es gab eine Phase im Leben, in welcher wir es schafften mit lauten Bekundungen über unseren misslichen Zustand, Probleme zu lösen, weil sie andere für uns lösten. Nur, diese Probleme waren Hunger oder eine volle Windel. Ab dem Moment, in dem Menschen sich als Individuum fühlen (etwa mit eineinhalb Jahren), gibt es Inhalte, die sie selbst lösen können. Später, als Erwachsene, breiten sich die Herausforderungen – oder Probleme – noch mehr aus, weil sie nicht nur das Privatleben, sondern auch den Beruf betreffen. Es gibt Berufe, deren Problemstellungen überschaubar bleiben wie der des Bäckereifachverkäufers. Und es gibt Berufe, die täglich ernste und teils fast unlösbare Probleme aufzeigen wie der des Arztes und der des Therapeuten. Gut, wer dann resilient ist? Der Ausdruck stammt ursprünglich aus der Materialforschung und beschreibt die Fähigkeit eines Materials, auf äußere Einwirkungen flexibel zu reagieren, und nachdem die Einwirkung aufgehört hat, in die alte Form zurückzukehren. Vielleicht kennen Sie Viskoschaumstoff? Der ist resilient. Er verformt sich bei Druck und kehrt dann sanft in seine Ausgangsform zurück. Resilienz bedeutet in Bezug auf die Psyche die Fähigkeit, unsere seelische Gesundheit während auftretender Widrigkeiten aufrechtzuerhalten oder zumindest nach deren Abklingen schnell wiederherzustellen. Es handelt sich also um unsere psychische Widerstandsfähigkeit. In die Ausgangslage kommt der Viskoschaumstoff nur dann, wenn der äußere Druck wegfällt. Hier sehen wir ein Hindernis, das sich gegen Resilienz stellt: Solange der Druck aufrechterhalten bleibt, kann der Ursprungszustand nicht eingenommen werden. Übertragen auf den Beruf bedeutet das: Wenn die Anforderungen über dem individuell erträglichen Maß bestehen bleiben, ist eine *Restitutio ad integrum* auch bei vorhandener Resilienz nicht möglich.

Resilienz ist ein Konglomerat von einzelnen Fähigkeiten, also keine einzelne »Superfähigkeit«, sozusagen kein Powerfood oder Superfood der Seele. Resilienz ist ein Kunstbegriff, der verschiedene, bekannte mentale Stärken zu einer »neuen« Fähigkeit zusammensetzt. Der Ausdruck geht auf die Entwicklungspsychologin Emmy Werner zurück, die im Jahr 1955 eine auf mehr als 40 Jahre angelegte Studie begonnen hatte, um herauszufinden, warum manche Menschen trotz widriger Ausgangsbedingungen während ihrer Kindheit im Erwachsenenleben erfolgreich sind und andere Menschen die ungünstige Konstellation nie verlassen können. Nur etwa ein Drittel derjenigen, welche in diesem Sinn eine ungute Kindheit hatten, sind als Erwachsene seelisch stabil, körperlich gesund und haben Erfolg. Auch der gesamte psychotherapeutische Ansatz von Viktor Frankl, also die Logotherapie und die Existenzanalyse, basiert auf Phänomenen der Resilienz. Sie ist zudem ein Konzept, das ebenfalls mit dem Soziologen Antonovsky verbunden ist. Er überprüfte, wie es Überlebende aus Konzentrationslagern geschafft hatten, trotz ihrer Traumata später ein sinnvolles Leben zu führen. Antonovsky führte vier Faktoren ein, welche für Resilienz stehen: Manageability, Meaningfulness, Comprehensibility und Sense of Coherence, also Handhabbarkeit, Bedeutung, Nachvollziehbarkeit und Kohärenzsinn.

Infolge der geschichtlich von Anbeginn nicht trennscharfen Definition des Begriffs Resilienz werden inzwischen Myriaden von Fähigkeiten und Inhalten dort hineininterpretiert (Kasten 10.4 nach O'Dowd et al. 2018 und Charney & Southwick 2012 und Kästen 10.5 bis 10.7):

Kasten 10.4: Das Universum der Resilienz

Die Natur der Belastbarkeit: Resilienz
- An Schwierigkeiten wachsen
- Flexibilität: sich an die Umstände anpassen
- Leistungsfähig bleiben
- Schwierigkeiten bewältigen
- Sich von Schwierigkeiten erholen
- Weitermachen trotz Schwierigkeiten
- Wohlbefinden und Glück erhalten
- Zähigkeit beweisen

Resilienzstrategien (Einstellungen)
- Akzeptanz und Realismus bewahren
- An sich und seine Fähigkeiten glauben

- Die guten Dinge schätzen
- Selbstbewusstsein und Reflexivität einsetzen
- Ziele kennen und verfolgen

Resilienzstrategien (Schutzpraktiken)
- Balance zwischen Beruf und Privatleben schaffen
- Eigene Grenzen gegenüber Patienten wahren
- Freizeitaktivitäten planen
- Für sich selbst einstehen
- Individuelle »gesunde Gewohnheiten« beibehalten wie Sport
- Priorisieren und Delegieren
- Professionelle Unterstützung holen
- Professionellen Arbeitsansatz wählen
- Um Hilfe bitten, wenn es nötig ist
- Unterstützung von Kollegen erhalten
- Unterstützung von Familie und Freunden erhalten

10.4.1 Nutzen und Ziel

Es genügt nicht, irgendwann erfreut festzustellen, sich kaum mehr gestresst zu fühlen oder gesund zu sein. Wohlbefinden ist mehr als die Abwesenheit von Negativinhalten. Resilienz, einmal erlernt, wirkt wie ein Schutzschild, dessen Existenz eine innerliche Ruhe schenken kann, auch wenn man diese seelische Widerstandsfähigkeit im Moment nicht benötigt (Zautra et al. 2010). Sie ist ein Mittel zur adaptiven Bewältigung schwieriger Situationen, das den empfundenen Stress durch die Nutzung von wirksamen, kognitiven Gewohnheiten verändert. Auf Achtsamkeit basierende Interventionen verbessern die Resilienz (Abschnitt 10.5), was für viele Berufsgruppen außerhalb der Ärzteschaft nachgewiesen wurde, beispielsweise für Spezialeinheiten der Polizei oder für Spitzensportler. Es geht darum, das momentane Bewusstsein für die Gedanken, Gefühle und Empfindungen zu entwickeln, daraufhin eine Reaktion auf die gesetzten Reize zu vermeiden und aufkommenden Gedanken zu kontrollieren. Es geht also um ein Training darin, nicht zu reagieren, auch wenn schwierige, belastende oder unangenehme Gedanken, Ereignisse oder Gefühle auftreten (Lebares et al. 2019).

Studium und Motivation

In einer Publikation wurden Medizinstudierende als Risikogruppe herausgestellt, die zugleich besonders perfekt sein wollen, sich nicht körperlich betätigen und sich nicht ausreichend von anderen abgrenzen können. Es wurde gefordert, bereits während des Medizinstudiums Maßnahmen zur Resilienzsteigerung anzubieten und angemerkt, dass aus dem deutschen Sprachraum kaum aussagekräftige Studien existieren (Kötter 2019).

Jede Ausbildung und jede Berufstätigkeit dient auch der Selbstbestimmung und der Befriedigung grundlegender psychologischer Bedürfnisse. Wenn die

Lernumgebung der Medizinstudierenden deren Grundbedürfnisse unterstützen, ist dies mit einer Steigerung ihres psychischen Wohlbefindens verbunden. Gewinnen sie das Gefühl von mehr Kompetenz, korreliert dies mit der Zunahme ihrer seelischen Widerstandsfähigkeit. Das bedeutet, bereits Medizinstudierende brauchen Motivation und Erlebnisse, mit denen sie ihre eigene Kompetenz wahrnehmen.

Resilienz oder seelische Belastbarkeit als die Gabe, Schwierigkeiten zu widerstehen und sich von einer stressreichen Erfahrung rasch zu erholen, bezieht sich auf die Fähigkeit eines Individuums zur Aufrechterhaltung, Wiederherstellung oder Verbesserung des eigenen Wohlbefindens angesichts der Herausforderungen des Lebens. Resilienz ist sowohl ein Prozess als auch ein Ergebnis. In kürzester Form bedeutet Resilienz: »Ich kann.«

Motivation hingegen bedeutet: »Ich möchte.« Sie ist eine grundlegende Energie für die Ausdauer, Kreativität und das Wohlbefinden einer Person. Somit ist sie gerade für Medizinstudierende von hoher Relevanz. Um wirkstarke Motivation aufzubauen, müssen drei grundlegende psychologische Bedürfnisse erfüllt sein: Autonomie (z. B. freiwilliges Handeln), Kompetenz (z. B. das Gefühl, die Herausforderungen zu meistern) und Beziehungserfüllung (z. B. sich anderen verbunden zu fühlen).

Die Ergebnisse einer Studie zeigten, dass ein erheblicher Teil des psychischen Wohlbefindens von Medizinstudierenden durch die Befriedigung dieser psychologischen Grundbedürfnisse nach Motivation erreicht werden kann. Darüber hinaus ist Resilienz ein Schlüsselfaktor für das Wohlbefinden. Psychisches Wohlbefinden basiert darauf, Erfolg zu haben, Widrigkeiten zu überwinden, sinnvolle Ziele zu verfolgen, als Individuum zu reifen und sich dadurch zu entwickeln sowie qualitativ hochwertige Beziehungen zu anderen aufzubauen (Kann 2019, Neufeld & Malin 2019). Es geht dabei auch um weitergehende Aspekte, wie sich dem Lebenssinn zu nähern, sich selbst zu akzeptieren, wie man ist, das Gefühl, Wichtiges im Griff zu haben sowie autonom agieren zu können.

Das Gefühl, die Herausforderungen wirklich zu bestehen, kompetent im eigenen Betätigungsfeld zu agieren, ist wesentlich – nicht nur für Studierende. Das Gefühl schwingt im Gleichklang mit dem Gefühl der Zufriedenheit, einem wichtigen, wenn nicht dem wichtigsten Schutz vor Burnout.

Optimismus

Auf Optimismus wird in Abschnitt 12.1.1 noch detaillierter eingegangen, aber da er die Resilienz unterstützt, auch hier einige Bemerkungen dazu: Manche würden zwar auch noch einen Apfelbaum pflanzen, wenn die Welt morgen sicher unterginge, die meisten vermutlich nicht. Dabei tut ein wenig Selbstbeschiss durchaus gut. Wenn wir die Welt stetig realistisch einschätzen, hat das nicht unbedingt aufbauende Wirkung auf uns. Optimismus ist nicht naiv, sondern eine gute Methode, um es sich etwas angenehmer zu machen – und was sollte schon dagegensprechen? Optimismus ist genauso wie Pessimismus einseitig. Der Optimist verzerrt die Realität ein wenig in der Weise, die seiner seelischen und körperlichen Gesundheit zugutekommt. Da im Praxisalltag durchaus gilt: »Was wirkt, hat Recht«, ist es nützlich, sich dem Optimismus zu öffnen. Wer es alleine nicht schafft – auch dafür gibt es heute Apps für das Smartphone. Verglichen mit einer Kontrollgruppe zeigten Teilnehmer einer Studie, die mit einer solchen App ihre Resilienz zu steigern versuchten, ebenso wie diejenigen, die ein persönliches Training für Mindfulness-based Resilienz bekamen, positive Effekte bezüglich ihres Wohlbefindens. Aber nur die Menschen, die von einem anderen Menschen trainiert wurden, litten weniger unter Stress und emotionaler Erschöpfung (Mistretta et al. 2018). Eine App alleine bringt es offenbar doch nicht.

Das Gießkannenprinzip

In Ratgeberbüchern tauchen meistens folgende Elemente auf, die Resilienz ausmachen sollen und mit denen man sie erreichen kann. Vielleicht nutzt Ihnen der eine oder andere Satz als Motivationsstütze:
- *Akzeptanz*: Ich nehme an, was ist, und verzichte darauf, mir zu überlegen, was alles hätte sein können.
- *Optimismus*: Ich vertraue darauf, dass es besser wird.
- *Selbstwirksamkeitsüberzeugung*: Ich bin fähig, neue Aufgaben zu bewältigen, und gehe mit Mut voran.
- *Eigenverantwortung*: Ich bin immer für meine Entscheidungen selbst verantwortlich und in der Regel auch für das, was mir geschieht.
- *Soziales Netz*: Ich achte auf stabile, mich wertschätzende und unterstützende Sozialkontakte – oder baue sie auf. Dafür pflege ich sie und stehe anderen in gleicher Weise zur Verfügung.
- *Lösungsorientierung*: Ich gehe Probleme aktiv an und konzentriere mich dabei auf das, was vermutlich funktioniert.
- *Zukunftsorientierung*: Ich habe ein oder mehrere Ziele, denn ich weiß, was ich will.

Viele empfehlen das Gießkannenprinzip, was Resilienz fördernde Maßnahmen am Arbeitsplatz angeht, da man nicht vorher wissen kann, was dem Einzelnen hilft. Vier Maßnahmen werden für ärztliche Resilienz empfohlen (Howard et al. 2019):
- *Arbeit an Einstellungen und Perspektiven*: die richtige Rolle einnehmen.
- *Balance und Priorisierung*: genug Auszeit nehmen.
- *Effektives Management*: effiziente Arbeitsorganisation.
- *Unterstützende Sozialkontakte*.

Ebenfalls werden empfohlen:
- *Zeitmanagement*: Wofür will ich meine Zeit nutzen (bedeutet auch, den Unterschied zwischen dringend und wichtig einzubeziehen)? Das setzt achtsame Selbstwahrnehmung voraus. Und das berühmte Nein, das tue ich nicht!
- *Diversifikation*: So schön der Beruf ist, er ist nicht das Leben. Letzteres besteht auch aus schönen, anderen Dingen, wie: Beziehungen, Hobbys, Sport, Kultur, Reisen und vieles andere mehr.

- *Selbsterkenntnis*: Es ist von Bedeutung, wesentliche Verletzlichkeiten der eigenen Biografie zu kennen, zumindest von ihnen zu ahnen. Daraus kann man als erwachsener Mensch rückschließen, was für einen selbst vermutlich weniger gut geeignet ist. Damit sind eigene Grenzen besser zu ziehen und eigene Ziele genauer zu treffen. Wie weit kann ich gehen – bis wohin reichen meine Ressourcen? Was sollte ich tunlichst vermeiden?
- *Wirksamkeit in der Gestaltung von Beziehungen* – zu Vorgesetzten, Kollegen, Mitarbeitern und auch im privaten Umfeld. Je kompetenter man seine Beziehungen gestalten kann, umso höhere Resilienz liegt meistens vor.

Und was tun nun die Menschen mit Sozialphobie, früher einmal die Schüchternen genannt? Nun, sie können sich anderen Schüchternen anschließen. Es sind nicht alle Menschen Beziehungsknallbonbons.

Hier noch eine zusammenfassende Übersicht von Maßnahmen, die zur Steigerung von Resilienz gerade für Ärzte und Therapeuten sinnvoll sein sollen (Kasten 10.5):

Kasten 10.5: Resilienz steigernde Maßnahmen

- Am Leid und Leiden nicht zerbrechen
- Auf ein erfüllendes Sozialleben achten
- Ausreichend Feedback geben
- Beratung anbieten und annehmen
- Beschränkung der Arbeitsbelastung
- Eigene Gefühle wahrnehmen und ernstnehmen
- Eigene Grenzen erkennen und beachten
- Eigenen Verantwortungsbereich definieren
- Fachgerecht und empathisch handeln
- Genug Urlaub bekommen und auch antreten
- Lachen erhalten (Humor)
- Lebensfreude erhalten
- Sich mit Hobbys beschäftigen
- Sich nicht selbst therapieren, sondern Hilfe annehmen
- Sich Unterstützung vom Partner holen und diese auch geben
- Sinnhaftigkeit nicht anzweifeln – und sie definieren
- Übungen in Achtsamkeit und Selbstreflexion durchführen
- Unterstützende Arbeitsumgebung aufbauen (Netzwerk)
- Verantwortlichkeiten verteilen
- Verantwortung maßvoll anderen abgeben

Wer beim Lesen dieser Zusammenstellung noch nicht aufgegeben hat, dürfte bereits jetzt ein ausgeprägtes Maß an Resilienz besitzen. Der benötigt vielleicht noch nicht einmal die folgende Auflistung von positiven Wirkungen der seelischen Widerstandsfähigkeit (Kasten 10.6; Wolrey & Stonnington 2017):

Kasten 10.6: Was Resilienz bewirkt

- Fokussierte Aufmerksamkeit bei gleichzeitiger Gelassenheit üben
- Lieber aktiv sein als reagieren
- Menschen und Dinge wertschätzen
- Offen und bereit sein für menschliche Begegnung
- Passende Rollen werden übernommen
- Sich eher an etwas herantrauen als etwas vermeiden: sich Befürchtungen stellen
- Verantwortung für das eigene Wohlbefinden wird übernommen
- Zugleich einen optimistischen wie auch realistischen Blick wahren

10.4.2 Studienergebnisse

- Resilienz wird durch vier Hauptfaktoren definiert: durch die individuellen Einstellungen und Sichtweisen, durch die Fähigkeit, Balance zu halten, auch mittels korrekter Priorisierungen von Inhalten (was ist wichtig, was nicht), durch die Fähigkeit, auch den Alltag wie ein geübter Manager zu meistern, sowie durch den Aufbau von unterstützenden Beziehungen (Jensen & Trollope-Kumar 2008).
- Als fünf grundlegende Inhalte der persönlichen Resilienz wurden an anderer Stelle genannt: persönliche Spiritualität ausüben (was der Einzelne auch immer darunter verstehen mag), Achtsamkeitstechniken anwenden, für gute Schlafqualität sorgen, das Gute im Privaten wahrnehmen, im beruflichen Kontext eine offene Kommunikation pflegen (Watson et al. 2019).
- Resilienz wurde als Mechanismus definiert, welcher den Menschen in die Lage versetzt, mit Stressfaktoren mit möglichst geringen, negativen Auswirkungen umzugehen und zugleich persönliches Wachstum zu erleben (Wright & Mynett 2019). Das kann wie ein sich selbst unterstützender Kreislauf verstanden werden, der zur Entwicklung neuer Bewältigungsmechanismen beiträgt.
- Eine andere Definition besagt, berufsbezogene Gratifikationen zu erhalten, die Freizeit aktiv zu gestalten, die Arbeitszeit zu begrenzen sowie sich stetig beruflich fortzubilden, dies sei die Basis für Resilienz. Zudem gehören Eigenschaften wie die eigenen persönlichen und beruflichen Grenzen einzuhalten, sich auf die positiven Seiten des Berufs zu konzentrieren und die Fähigkeit zur Selbstreflexion dazu (Zwack & Schweitzer 2013).
- Resilienz wird gestärkt durch menschliche Kontakte, die sich durch gegenseitigen Respekt auszeichnen. Ein unterstützendes Netzwerk und eine ausreichende Zahl von unterstützten und unterstützenden Beziehungen scheint eines der wichtigsten Merkmale für resiliente Helfer zu sein (Wagner & Pather 2019).
- Viele der für mentale Gesundheit wichtigen Fähigkeiten und Eigenschaften unterstützen einander. Sowohl Resilienz als auch ein gesundes Schlafverhalten korrelieren mit Achtsamkeit und Selbstmitgefühl (Kemper et al. 2015).

- Resilienz steht in einer umgekehrten Korrelation zur Depression. Das gilt auch in Bezug auf Angsterkrankungen, allgemein für das seelische Wohlbefinden und für die eigene Zufriedenheit (Hu et al. 2015).

Dabei sind die Herausforderungen des Arzt- und Therapeutenberufs mannigfaltig, für die Resilienz hilfreich sein mag (Kasten 10.7):

Kasten 10.7: Wobei Resilienz Helfern hilft

- Androhung von Rechtsstreitigkeiten
- Arbeiten ohne ausreichende Fähigkeiten oder Kenntnisse (im Einzelfall)
- Erwartungen von Patienten und ihren Familien
- Grundbedürfnisse, die unverzichtbar sind
- Hohe Verantwortung
- Komplett einnehmende Arbeit
- Komplexe und emotional anstrengende Krankheitsverläufe
- Lange Arbeitszeit
- Mangel an Kontrolle oder Unvorhersehbarkeiten im Beruf
- Negative Arbeitskultur oder -stimmung
- Schichtarbeit
- Unvereinbarkeit von Beruf und Familie
- Unzureichende organisatorische Ressourcen
- Wissen und Fähigkeiten erhalten oder entwickeln
- Zwischenmenschliche Interaktionen mit Kollegen

Einen Kommentar an dieser Stelle: Es ist unschwer erkennbar, wie vollkommen überfrachtet das Resilienzkonzept heute ist. Deshalb möchte ich die Auflistung dieser der Resilienz zugeordneten Inhalte hier auf Sie wirken lassen. Vielleicht mögen Sie sich gezielt mit wenigen der hier beschriebenen Inhalte näher auseinandersetzen, die Ihnen erfolgversprechend erscheinen.

10.4.3 Zum guten Schluss

Wie viele andere seelische Faktoren hängt Resilienz mit der frühen, prägenden Zeit zwischen Geburt und Vorschulalter zusammen. Seelisch widerstandsfähige Erwachsene neigen bereits als Säuglinge dazu, zu lächeln und aktiv Kontakte zu suchen. Wer vor der Einschulung selbstständig handelt und später in der Schule durch hohe Problemlösungskompetenz auffällt, wird hohe Resilienz entwickeln. Ein weiteres Indiz aus der Kindheit, das zentrale für Resilienz: Resiliente Menschen haben in ihrer Kindheit mindestens eine stabile Bezugsperson, einen Menschen, dem sie blind vertrauen können und der das Vertrauen rechtfertigt. Vertrauen ist die Zuversicht in Vereinbarungstreue. Eine Vereinbarung, implizit geschlossen zwischen Säugling und Bezugsperson (in der Regel die Mutter) lautet: »Wenn ich schreie, geht es mir nicht gut und du schaust, wie du mich aus der Situation befreist. Fehlt mir Liebe, dann gib sie mir, fehlt mir Nahrung, dann füttere mich, fehlt mir Sauberkeit, dann wickle mich.« Die Bezugsperson hat parallel zur kindlichen Entwicklung immer neue, erweiterte Aufgaben zu übernehmen, konkret das Kind an die Welt, wie sie ist, behutsam heranzuführen.

Zutiefst wissen wir Menschen, niemals alleine überleben zu können – und das Gefühl, jemand steht uns bei, jemand, dem wir zu Recht vertrauen, ist die Basis von Urvertrauen, das sich später zu Vertrauen und noch später zu Selbstvertrauen hin entwickelt und eine wesentliche Basis von Resilienz bildet. Kaum ein Zitat fasst so treffend zusammen, welche Bedeutung eine Bezugsperson in der Kindheit für die Selbstsicherheit im Erwachsenenalter hat:

Als ich ein Kind war, sagte meine Mutter zu mir: »Wirst du Soldat, so wirst du General werden. Wirst du Mönch, so wirst du Papst werden.« Ich wollte Maler werden und ich bin Picasso geworden.

Resilienz hat viel mit Tatkraft und unter diesem Gesichtspunkt mit Aktivität und Mut zu tun. Mut entspricht dem alten Ausdruck der Traute. Dieser wiederum hängt eng mit Ver-trau-en zusammen. Vertrauen entwickelt sich am Grundmodell, am Urvertrauen der ersten Bezugsperson gegenüber. Damit ist die Bindung zu einer Person eine Kernnotwendigkeit für Resilienz.

Es gibt keine Methode, die sicher Resilienz steigert. Es ist immer zu testen, welche Auswirkungen Verhaltensänderungen individuell haben, oder auch nicht.

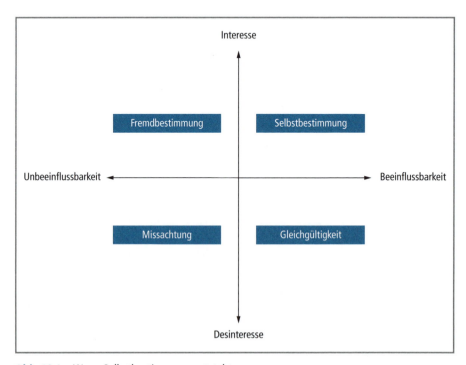

Abb. 10.1   Wann Selbstbestimmung entsteht

Resilienz basiert zu einem Gutteil auf einer positiven Selbstwirksamkeitserwartung, auf der Überzeugung, aus eigener Kraft sein Leben meistern zu können. Das ist letztlich nichts anderes als Optimismus in Verbindung mit kreativem Einsatz seiner Intelligenz. Es gibt also ein zentrales Moment, das uns seelisch widerstandsfähig macht – es ist das Gefühl, etwas selbst in der Hand zu haben, das Gefühl von Kontrolle. Empfundene Selbstbestimmung wirkt schützend. Der Unterschied von Selbstbestimmung zur Selbstwirksamkeit besteht darin, dass sich letztgenannte auf die Auswirkung des eigenen Tuns bezieht, Selbstbestimmung liegt zeitlich vorher – sie bezieht sich auf die Absicht. Abbildung 10.1 beschreibt die vier Quadranten, die zwischen vorhandener und fehlender Beeinflussbarkeit unseres Tuns einerseits und unserem Interesse an etwas andererseits bestehen (Bergner 2017). Das bedeutet, Selbstbestimmung erfordert auch unser Interesse für etwas, ansonsten landen wir in der Gleichgültigkeit, die zu Langeweile führen kann und unsere mentale Gesundheit nicht fördert.

Schauen wir an, worum es dabei prinzipiell geht, dann kommen wir rasch auf den Anfang des Buches zurück: Es geht darum, die Macht in der Hand zu behalten. Gleich, was außen geschieht: Wer sich genügend davon abgrenzen kann und dabei zukunftsgerichtet auf seine eigene Stärke vertraut, bleibt widerstandsfähig. Dabei gilt das Gleiche wie bei Materialprüfungen: je flexibler, desto resilienter. Als in den 1960er Jahren japanische Autobauer in den Markt drängten und dabei vom hemmungslosen Kopieren westlicher Produkte profitierten, übersahen sie bei den Auspuffanlagen ein kleines Detail. Sie befestigten die Auspuffe starr an der Karosserie mit der Folge, dass diese massenweise nach kurzer Fahrstrecke brachen. Ein Auspuff muss flexibel befestigt werden, dann hält er. Genauso wie Menschen ihre Flexibilität erhalten und ausbauen sollten; diese wirkt ebenso schützend.

Wer jetzt noch nicht erschöpft ist, dem empfehle ich folgende Übung:

Übung 10.4: Resilienz-Quick-Check

Überprüfen Sie jetzt, ganz spontan, ob Ihr Leben genügend der folgenden Elemente aufweist. Finden Sie dazu mindestens drei Beispiele für jeden der vier Bereiche:
1. Entspannung finde ich durch/bei: …
2. Aufbauende Faktoren in meinem Leben sind: …
3. Folgendes gibt mir Halt: …
4. Zufriedenheit erreiche ich bei/mit Folgendem: …

Was in einem Menschen steckt, kommt nicht einfach so zu Tage: Gerade Resilienz braucht quasi eine Lebenskrise, um offenbar und wirksam zu werden. Fehlen solche fundamentalen Stresssituationen, kann kein Test Resilienz beweisen – und auch keine Übung sie wirklich stärken. Weil man nicht weiß, was man konkret benötigt oder ob überhaupt, ist es müßig, es zu trainieren. Man kann einfach nicht wissen, ob ein Mensch Fahrrad fahren kann, ohne ihm ein Fahrrad zur Verfügung zu stellen.

Resilienz hatte es im Jahr 2015 in die hohe Politik geschafft: »Wir schaffen das« war die Resilienzvermutung der Kanzlerin für das deutsche Volk. Der sich entzündende Zorn war letztlich nichts anderes, als eine Opferposition einzunehmen, um in dieser lautstark proklamieren zu können: »So stark sind wir nicht!« Erst als der Druck der in das Land hineinströmenden Flüchtlinge abebbte, beruhigte sich die Mehrheit der Bevölkerung: Resilienz setzt erst ein, wenn das Trauma vorbei ist – das gilt auch im Großen.

Obwohl in vielen Studien keine klaren oder wissenschaftlichen Kriterien standhaltende Ergebnisse herauskommen (Fox et al. 2018), kann man für sich selbst versuchen, etwas mehr seelische Widerstandskraft zu erlangen. Schaden wird man sich damit nicht.

Resilienz aufzubauen mag eine Chance sein, um die Verletzlichkeit als Medizinstudent und als Arzt zu vermindern (National Academy of Medicine 2018). Vielleicht sollte man dabei Folgendes beachten: Ein Schicksalsschlag trifft uns schwer. Die Schwere wird uns durch nichts genommen. Auch Resilienz hilft dabei nicht. Sie kann helfen, später einmal, wenn die Wunden geschlossen sind, besser mit dem Schicksal fertig zu werden und rascher an die ursprüngliche Kraft anschließen zu können. Opfer kann man werden, aber man darf es nicht bleiben. Opfer zu sein als Lebensentscheidung – dafür braucht man keine Resilienz.

Jeder Mensch kennt aus seiner eigenen Vorgeschichte Krisen, die er bewältigt hat. Sich daran zu erinnern, keine Pusteblume zu sein, die durch einen zarten Windstoß des Schicksals bereits zerstört wird, mag mehr helfen, als nach »Skills« zu trachten, die Resilienz steigernd wirken (sollen).

Wofür Resilienz? Als Optimierungstool? Um noch mehr leisten zu können? Um dem Unternehmen (der Krankenkasse, dem System) höhere Gewinne zu ermöglichen? Sicher nicht. Bei Resilienz kann es nur um eines gehen: um Ihre eigene Kraft, um das Selbstvertrauen, auch zukünftig Ihren eigenen Weg selbstbestimmt gehen zu können. Auch wenn Resilienz heute geradezu den Ruf eines Schutzschildes vor der bösen Umwelt innehat, ist mit ihr meist eine eher etwas gröber gestrickte Persönlichkeit verbunden. Menschen, die etwas schneller aus dem Gleichgewicht zu bringen sind, dürften zugleich sensibler und kreativer sein. Beides sind Fähigkeiten, die in helfenden Berufen Gutes beitragen. Resilienz in Helferberufen ist somit ein zweischneidiges Schwert. Viele Helfer brauchen nicht mehr Widerstandkraft, um noch mehr aushalten zu können, sondern sollten mehr an sich selbst denken. Resilienz hat deshalb so viele Anhänger, weil die Leistungsgesellschaft mehr Belastbarkeit, mehr Leistung, weniger Ausfälle und mehr Rationalität will; letztlich nicht für den resilienten Helfer und auch nicht für den Patienten, sondern für die wirtschaftlichen Bilanzen der Krankenkassen und Gesundheitskonzerne. Grundsätzlich dürfen sich Ärzte und Therapeuten, die Jahre oder Jahrzehnte ihren Beruf ausüben, ohnehin selbst auf die Schulter klopfen ob ihrer Resilienz.

10.5   Achtsamkeit

Einen großen Teil unseres Lebens denken wir über das Leben nach, statt es zu leben. Das Leben ist schwer, und zwar für jeden. Einen Tag gänzlich ohne negative Gefühle oder Gedanken kann man sich im Kalender rot anstreichen, wenn es ihn denn gibt. Viele unserer Gedanken, Gefühle und Entscheidungen hängen mit unseren Erfahrungen spätestens seit unserer Geburt zusammen. Das macht einen guten Teil unserer Individualität aus. Wenn irrationale oder selbstzerstörerische Elemente im Erwachsenenleben einen zu großen Raum bekommen, ist Achtsamkeit gefragt, die uns helfen kann, in ruhigeres Fahrwasser zu gelangen.

Ein Gutteil Ihres Lebens und auch einen wesentlichen Teil Ihrer beruflichen Zeit werden Sie aller Wahrscheinlichkeit nach in einer Art Automatikmodus verbringen. So effektiv und Kräfte sparend das in Standardsituationen sinnvoll sein mag (Glucose im Serum erhöht gleich Blutzuckerbelastungstest; unregelmäßiger, schwarzer Fleck gleich Dermatoskopie; jahrelange Schmerzen in der Hüfte gleich Röntgenaufnahme), hat es einen Nachteil: Ihnen kann damit auch Wesentliches entgehen – zumindest in Ihrem Privatleben.

Unser Gehirn wertet von etwa 11 Millionen Impulsen, die es pro Sekunde erhält, wenige Dutzend aus, welche ins Bewusstsein gelangen müssen und dürfen (Bergner 2013b). Es ist neben einem Steuerungszentrum auch ein Bewertungsspezialist. Ohne diese Bewertungen können wir nicht eine Minute leben. Da der Beruf des Arztes und des Therapeuten ohne stetige, fundierte Bewertungen nicht auskommt, scheint alles in Ordnung. Ein Problem entsteht jedoch bei all den Bewertungen über uns selbst und über andere Menschen oder Situationen, die überhaupt nicht notwendig wären. Sie erst einmal zu erkennen und dann auf sie zu verzichten, ist eine das Leben sehr erleichternde Methode. Etwas zu bewerten, das definitiv nicht zu ändern ist, ist müßig. So ist die Persönlichkeit eines Menschen nahezu unveränderbar. Was wir selbst und andere ändern können, ist das Verhalten. Bewerten, um kritisieren zu können, ist meist unnötig. Jede Bewertung schränkt ein, den Wertenden und erst recht den, der bewertet wird. Viel besser ist es, etwas wahrzunehmen, nichts zu vermuten, sondern zu wissen. Machen wir uns klar: Wenn wir jemanden bewerten, sagt das vorrangig etwas über uns selbst aus. Denken ohne werten ist erkennen.

Ein anderes Problem entsteht, wenn wir die falsche der zwei Bewertungsmethoden wählen, zu denen wir fähig sind. Die eine zerteilt etwas, schaut genau nach und noch genauer. Wir nennen sie Analyse. Die andere versucht, das Grundsätzliche oder Allgemeine zu erkennen und vereint eher. Es sind die Intuition und auch der affektive Anteil der Empathie. Nun gibt es vieles, das nicht intuitiv gelöst werden kann, beispielsweise alles, was mit Zahlen und Rechnungen zu tun hat. Laborwerte müssen analysiert und nicht intuitiv erfasst werden. Und es gibt vieles, das nur intuitiv gelöst werden kann. Ein Beispiel ist die mit zunehmender Erfahrung wachsende intuitive Fähigkeit eines akademischen Helfers, zu spüren, dass bei einem Patienten etwas »nicht stimmt«, dass er eine schwerwiegende Erkrankung hat (Choudry et al. 2005). Unsere Achtsamkeit können wir mittels meditativer Praxis verbessern.

10.5.1 Grundlagen

Inzwischen wurden zahlreiche, im zentralen Nervensystem stattfindende Prozesse identifiziert, die durch Meditation initiiert werden. Diese brauchen hier nicht weiter beschrieben zu werden – nur so viel: Es gibt sie zahlreich.

Meditationen haben mehrere Vorteile: Sie zu erlernen, ist kein Hexenwerk, man braucht keine spezielle Ausrüstung – die schlummert schon in jedem – und man kann sie an jedem Ort und zu jeder Zeit nutzen. Das Einzige, was man braucht, ist der Willen, sie zu erlernen, und Übung und nochmals Übung. Die später folgenden Hinweise haben vorrangig die Absicht, Ihnen Achtsamkeitsmeditationen mittels ihrer Basisschritte nahezubringen.

Zunächst einige, wenige Bemerkungen zu einer Art Seitenzweig der Meditation – Yoga. Dieses nutzt sehr ähnliche, meditative Elemente wie Achtsamkeitsübungen, kombiniert sie jedoch mit körperlichen Übungen. Dabei ist mentale Gesundheit ein Hauptziel von Yoga, es geht also nicht um sportliche Höchstleistungen (Taspinar et al. 2014). Es gibt für Anfänger eine recht unüberschaubare Anzahl verschiedener Formen von Yoga. Grundsätzlich kann man unterscheiden zwischen Yogaformen, die wenig körperliche Fitness erfordern, solchen, die mehr Aktivität voraussetzen, sowie Formen für wirklich Trainierte. Die »milden« Formen fokussieren sich mehr auf die Achtsamkeit und weniger auf die Beweglichkeit. Dazu gehören das erholsame Yoga und Yin Yoga. Während einer 90-minütigen Klasse werden meist zwischen sieben und zehn verschiedene Formen eingenommen. Es geht also vorrangig um Roborierung und Entspannung. Keine Position soll sich unbequem anfühlen, so wenig körperliche Missempfindungen wie möglich werden angestrebt. Für das aktive Yoga stehen Iyengar oder Hatha Yoga. Hier geht es auch um körperliche Straffung und Flexibilität. Viele der Übungen werden im Stehen ausgeführt, mit Dehnung und Drehungen. Vermutlich werden diese Yogaformen am häufigsten angewendet, sie lassen sich mit wenig Übung auch von sonst wenig Sportbegeisterten meistern. Etwas anders sieht es bei den »heftigeren« Formen aus wie Vinyasa Yoga, die ohne ausreichende Sportlichkeit eher zu Frustrationen führen können (Smith 2018).

Nun aber zur Achtsamkeit »in Reinform«. Diese Mediation hat ihre Ursprünge vor mehr als 2000 Jahren in der buddhistischen Theravada-Tradition, wobei einige Elemente des Zen und des Tibetanischen Buddhismus einfließen. Die westliche, buddhistische Vipassana-Mediation entwickelte sich daraus, was die »Mindfulness-Bewegung« aufgriff. Das für viele Wesentliche ist die Befreiung von jeglichem religiösen Anschein (wie das Fehlen von Gelübden oder Riten und Zeremonien) (Smith 2019). Achtsamkeitstechniken weitgehend von religiösen Inhalten »losgelöst oder geklärt« und sie damit quasi zur wissenschaftlichen Untersuchung »freigegeben« zu haben, ist das Verdienst von Kabat-Zinn. Damit wurde es möglich, ohne weltanschauliche Verquickungen die Technik der Meditation an sich zu nutzen. Ein neues Verständnis zwischen Medizin und Spiritualität, befreit vom Religiösen, wurde möglich (Kopel & Haberma 2019).

Das vorrangige Ziel ist, innere Ruhe und eine klare Sicht zu finden. Das gelingt, indem man das, was ist, ohne Wertung betrachtet, und indem man voll und ganz präsent ist, wenn man etwas tut. Wertungsfreies Da-Sein und Handeln – vielleicht klingt das erst einmal banal und mancher mag sich sagen, so schon immer zu leben, aber in der Tat ist es nicht ganz einfach. Zu oft sind wir in Gedanken an einem anderen Ort oder in einer anderen Zeit oder anderen Handlung als in Wirklichkeit. Unsere Gedanken haben die Neigung, auf die Wanderschaft zu gehen – und wie wir sie in eine angenehme Ruheposition bringen, darum geht es.

Je mehr wir die Gegenwart achtend leben, umso näher kommen wir uns selbst. Präsent zu bleiben, gleich welche Gedanken, Gefühle oder Empfindungen um Aufmerksamkeit buhlen. Das funktioniert durch Fokussierung und Konzentration und auch durch Eliminierung aller Ablenkungen. Es wird gefördert durch Ziele wie Mitgefühl, Liebe und Akzeptanz (für einen selbst und für andere) und durch die Aufgabe von Kritik, Angst, Bewertung und Hass.

Ein gebräuchlicher Ansatz für Psychotherapie ist, sich Ursprung und Umstände von Problemen anzuschauen. Das bedeutet, sie ist zu einem Teil vergangenheitsbezogen. Gleiches gilt für die somatische Medizin, die meist dann helfen muss, wenn bereits etwas Krankhaftes schwelt. Meditation hingegen führt in die Gegenwart. Das ist deshalb von Bedeutung, weil die meisten Probleme, die uns gedanklich belasten, mit der tatsächlichen Gegenwart des Moments nicht unbedingt zu tun haben. Auch haben viele emotionale Belastungen mit dem, was ganz aktuell stattfindet, nichts zu tun, zumindest nicht vom Ursprung her, finden darin allenfalls den Anlass. Es geht darum, mit dem zu sein, was tatsächlich *ist*, Moment für Moment. Es ist, was ist, und was nicht ist, ist nicht.

Das klappt, wenn man sich der eigenen Gedanken, Gefühle und Empfindungen bewusst ist, ohne sie weiter zu bewerten und ohne sie ändern zu wollen. Grundlage für Achtsamkeit ist, sich selbst ernst zu nehmen. Erst dann kann man sich selbst auch wahrnehmen und sich Schritt für Schritt näherkommen. Alles in allem gibt es drei Komponenten der Achtsamkeit:
1. die eigenen Gedanken bewertungsfrei beachten,
2. der Gegenwart ohne Bewertung Aufmerksamkeit schenken,
3. das Ziel, Akzeptanz und Selbstmitgefühl zu fördern.

Achtsamkeit ist das bedingungslose Dasein im Augenblick. Jeder kennt solche Momente, und oft haben sie überhaupt nichts mit irgendwelchen fernöstlichen Gurus oder Mönchen zu tun, die auf ihrem Gebetsteppich in einer Meter Höhe schweben. Mir gelingt es regelmäßig beim Rasenmähen. Da bin ich voll und ganz bei der Sache, nichts anderes geht mir durch den Kopf. Früher war es so beim Klavierspielen, und meistens schaffe ich es, wenn ich abends auf meiner Lieblingsinsel sitze und in der Ferne den Untergang der Sonne hinter dem Tramuntana-Gebirge erlebe.

Wann haben Sie Momente, in denen Sie voll und ganz in der Gegenwart sind und an nichts denken, einfach nur da sind? Überlegen Sie es sich einen Moment, dann können Sie vielleicht fühlen, wie erlösend Achtsamkeit wirkt. Sie bedeutet nicht, freie kreative Ideen zu haben, sondern sich auf den gegenwärtigen Augenblick zu konzentrieren und – so nötig – das zu tun, was die Situation verlangt. Wie Sie an den genannten Beispielen erkennen können, handelt es sich um Alltagssituationen, nicht um irgendwelche »Events«. Das Gefühl, das dabei entsteht, ist tiefer, innerer Frieden. Das Wort kommt nicht von ungefähr im Gefühl der Zu-frieden-heit vor.

Wenn Sie sich nun denken: »Ist doch alles sinnlos«, »So einfach kann es nicht sein«, »Habe ich schon probiert. Wirkt bei mir nicht«, »Kenn ich schon. Na ja«, dann urteilen Sie bereits. Das entscheidende Moment ist jedoch, urteilsfrei zu bleiben. Das gelingt manchen besser, wenn sie aus der aktuellen Situation heraustreten und versuchen, den Augenblick wie ein Fremder zu betrachten. Wenn Sie etwas bewerten, dann können Sie sich auch sagen: »Ich bewerte es. Ich lasse es sein.«

Die achtsame Haltung hat somit letztlich nur zwei Herausforderungen: Auf Wertungen zu verzichten (diese setzen immer etwas in Bezug zu etwas anderem und richten sich damit grundsätzlich in die Vergangenheit) und ausschließlich in der Gegenwart zu bleiben. Wie ein Kind, das sich wie selbstvergessen mit etwas beschäftigt, oft auch lange Zeit.

Achtsamkeit ist wie ein Werkzeug, mit dessen Hilfe wir klarer und intensiver wahrzunehmen lernen. Sie ist aber auch eine Haltung, etwas, das wir unserer Umgebung entgegenbringen und was zugleich einer Wertschätzung entspricht. Sobald wir etwas annehmen wie es ist, ohne es zu werten, haben wir nicht nur eine Basis für Akzeptanz geschaffen, sondern auch für mögliche Änderungen. Ein Mensch, der sich angenommen und verstanden fühlt, ist viel eher bereit, Änderungen zu akzeptieren, als einer, dessen Einstellungen oder Verhalten abgelehnt werden. Eine Übung besteht darin, etwas längst Bekanntes zu versuchen, wie ein junges Kind zu betrachten, das erstmals damit Kontakt hat. Es wird nicht sofort einteilen in ekelig oder hübsch, in mag ich oder mag ich nicht. Es geht um die Wahrnehmung, das bedeutet ja nichts anderes, als das Wahre zu nehmen. Und das Wahre ist, wie es ist. Hier schließt sich der Kreis. »Ich habe mich damit abgefunden« ist etwas anderes als »Es ist, was ist«. Das eine entspricht einer Resignation, das andere der Akzeptanz der Realität. Diese wiederum ist nicht gleichzusetzen damit, alles auf Dauer bedingungslos zu akzeptieren. Im Gegenteil, erst wenn die Realität akzeptiert wird, kann fundiert über Änderungen nachgedacht werden. Akzeptanz meint eben auch, die Aufmerksamkeit darauf zu richten, was sich ändern sollte (Pintado 2019).

Übung 10.5: Ein Augenblick Achtsamkeit

Haben Sie sich schon jemals ganz genau in Ihre eigenen Augen geschaut? Sind Ihnen die vielen Farben und Formen, die Ihre Iris ausmacht, bewusst? Wenn nicht, gehen Sie jetzt zu einem Spiegel und betrachten diesen kleinen Teil Ihres Körpers vorurteilsfrei. Werten Sie nicht, was Sie sehen, nehmen Sie es einfach wahr und versuchen Sie das, was Sie wahrnehmen, in wertungsfreie Worte zu fassen.
Auch das sind Sie, einmalig.

Der Abstand zu eigenen Gefühlen

Wie erkennt man, in einer Bewertungsfalle zu sein? Indem man etwas vermutet, interpretiert, mit eigenen Vorstellungen versieht, sich Gedanken über etwas (oder jemanden) macht, Urteile fällt. Jedem Urteil liegt eine Entscheidung zugrunde, eine Trennung und damit auch eine Form von Ablehnung der Inhalte, die man ausschließt oder negativ sieht. Besser ist es, etwas zu beobachten, nicht zu urteilen, keine Bedeutungen finden zu wollen, offen zu bleiben und interessiert und sich keine Gedanken über etwas zu machen.

Wozu sollte man trainieren, auf Bewertungen seiner Gedanken und Gefühle zu verzichten? Weil diese nichts ändern, aber eher zementieren. Innerliche Überzeugungen wie »Das sollte ich jetzt nicht denken«, »Ich sollte mich schämen, so zu fühlen«, »Ich werde das nicht aushalten können« haben keinerlei positive Auswirkungen. Effektiv ist es, Abstand zu den eigenen Gefühlen zu lernen. Wer diese zu nah an sich heranlässt, lässt sich von ihnen diktieren, was zu tun ist. Erst ein ausreichender Abstand schafft Wahlfreiheit und die Chance, Alternativen zu sehen und zu verfolgen. Das steht nur scheinbar im Widerspruch dazu, negative Gefühle nicht zu unterdrücken. Innere Distanz ist immer dann notwendig, wenn Sie sich zu sehr mit etwas beschäftigen, ruhelos oder schlaflos werden.

Können sich Gefühle täuschen? Gewiss doch. Genauso wie Gedanken. Wenn man sich darin trainiert hat, einen gewissen Abstand zu beidem einzuhalten, kann einem das klar werden. In diesen Momenten ist es von besonderer Wichtigkeit, sich nicht selbst vorzuwerfen, was man bislang gefühlt oder gedacht hat. Auch hierbei gilt: Wertungsfrei annehmen, mehr ist es nicht. Wie schafft man konkret diese Distanz? Indem man seine Gedanken und Gefühle freundlich begrüßt wie einen Gast, der willkommen ist, dem man aber genauso gestattet, zu gehen, wenn er gehen mag. Der Platz bei einem ist ihm gewiss und genauso gut ist es, wenn er sich verabschiedet. Das kann man mit folgenden Sätzen üben: »Hallo Gefühl! Dass ich dich hier treffe! Wenn du magst, bleibe, und wenn du magst, gehe wieder.« Oder: »Hallo Gedanke! Es ist in Ordnung, wenn du da bist. Es ist genauso in Ordnung, wenn du wieder gehst.«

Selbstachtsamkeit

Selbstachtsamkeit bedeutet, nicht über sich zu urteilen, freie Gedanken zuzulassen, zu beobachten statt zu bewerten, alles daran zu setzen, alte Wunden wie alte Verletzungen heilen zu lassen, statt sie wieder und wieder neu zu beleben, in der Gegenwart zu sein und sich in den Prozess des eigenen Lebens einzufinden. Dazu gehört auch, eine Form von Demut aufzubringen, weil vieles einfach ist und bleibt, wie es ist.

In der Gegenwart verweilen wir leichter, wenn wir uns angewöhnen, in der Gegenwart zu sprechen; zu äußern, wie wir uns fühlen, nicht (irgendwann) fühlten, welche Empfindungen wir spüren und was sie für uns im Moment bedeuten – und indem wir auf das Wort »man« verzichten und uns angewöhnen, »ich« zu sagen. »Man« als Verallgemeinerung ist in Ordnung, »man« als Ablenkung von sich selbst ist unangebracht. Spüren Sie den Unterschied zwischen den folgenden Sätzen:

- Wenn man abends nicht runterkommt, kann man mit einem Glas Wein nachhelfen.
- Wenn ich abends nicht runterkomme, helfe ich mit einem Glas Wein nach.

Vermutlich werden viele die Wirkung der Ich-Sätze anders wahrnehmen als die der Man-Aussagen.

10.5.2 Studienergebnisse

Zunächst die Studien mit eher negativem Ausgang für Achtsamkeitsübungen:
- Eine Studie wies keine Effekte für MBSR (Mindfulness-Based Stress Reduction: Achtsamkeits-basierte Stressverminderung) bezüglich der Verminderung von emotionaler Erschöpfung nach (Verweij et al. 2017).
- Obwohl man positive Effekte auf die Empathie vermutet, sind bislang keine eindeutigen Effekte von MBSR-Interventionen auf emotionale Fähigkeiten nachgewiesen. Studien, die entsprechende Wirkungen behaupteten, basierten bislang auf Selbstbeschreibungen, deren Objektivität bezweifelt werden muss. Selbst die Studien, welche einer kritischen Überprüfung standhielten, konnten nicht klären, ob MBSR die affektiven oder kognitiven Inhalte von Empathie beeinflussen (Lamothe et al. 2016).

Die positiven Berichte dominieren jedoch:
- MBSR-Programme wurden zunächst für chronische Schmerzpatienten entwickelt, um deren Umgang mit ihrem Leiden zu erleichtern. Im Laufe der Zeit haben Studien gezeigt, welche anderen Wirkungen davon ausgehen: MBSR vermindert auch Angst und Depression, hat positive Wirkungen auf die Selbstfürsorge und Achtsamkeit (Khoury et al. 2015).
- Achtsamkeitsinterventionen können Ärzten dazu dienen, wirksame Fertigkeiten für ihren Umgang mit Stress zu entwickeln (Ireland et al. 2017).
- Durch Achtsamkeitsübungen finden im Serum nachweisbare Änderungen von Entzündungsmarkern wie CRP und Interleukin-6 statt (Creswell 2017).
- Die erhöhte Stressresistenz geht einher mit mehr Zufriedenheit im Beruf. Die Resilienz wird besser, während messbare Zeichen für Depression sich vermindern (McConville et al. 2017).
- Positive Auswirkungen wurden auch für Posttraumatische Belastungsstörungen beschrieben sowie bei Angsterkrankungen. Nicht zuletzt können Achtsamkeitsübungen hilfreich sein für befriedigendere Partnerschaften und gesteigerte Selbstfürsorge.
- Achtsamkeit hat zwar seine Ursprünge im Buddhismus, ist aber von religiösen Konzepten frei. Ihre Wirksamkeit hat sie in klinischen Studien bewiesen, bei Depression, Abhängigkeitserkrankungen und auch bei Essstörungen (Creswell 2017).
- Achtsamkeit steigert die Resilienz von Ärzten (Epsetin & Krasner 2013).

- Achtsamkeit kann Menschen dabei helfen, ein grundsätzliches Dilemma zu bewältigen (Siegel 2011): Es gibt Höhen und Tiefen in jedem Leben und statt dieser Realität einen Widerstand entgegenzusetzen, versetzt Achtsamkeit Menschen in die Lage, obwohl sie sterbliche Wesen sind, die nach Lust streben und Leid vermeiden wollen, gut in der Welt leben zu können, die beides bietet. Das funktioniert mit der richtigen inneren Haltung ihren Erfahrungen und Erlebnissen gegenüber, die unabhängig davon ist, worin die Erfahrungen und die Erlebnisse bestehen.
- Die Notwendigkeit, Verhaltensänderungen über einen ausreichend langen Zeitraum zu üben, zeigte eine Studie, in welcher die Teilnehmer acht Wochen Achtsamkeitstrainings lernten. Bis zu sechs Monate danach verminderte sich das persönlich empfundene Stresslevel signifikant. Die Selbstreflexion hingegen war nur direkt nach den acht Wochen verbessert, nach einem halben Jahr war der Effekt verpufft (Van Wietmarschen et al. 2018).
- Die kommunikativen Fähigkeiten und emotionalen Kompetenzen eines Arztes werden als besser bewertet, wenn er achtsam ist (Beach et al. 2013).

Die zahlreichen positiven Auswirkungen allein genügen, um sich der Methode zuzuwenden. Da zudem mittelbar Gewinne für Patienten (siehe Kasten 10.8; Grepmair et al. 2007) nachgewiesen sind, handelt es sich um eine Win-win-Situation.

Kasten 10.8: Auswirkungen der Achtsamkeitsübungen von Ärzten auf deren Patienten

- Abnahme von Krankheitssymptomen allgemein
- Abnahme von paranoiden Symptomen
- Abnahme von Phobien
- Mehr Ausgeglichenheit
- Weniger Somatisierungen
- Weniger soziale Ängste

Studien zur Achtsamkeit 2.0

Das ursprüngliche Setting von Kabat-Zinn sah acht Wochen lang Gruppentreffen mit je zwei Stunden Dauer vor, einen Tag (sechs Stunden) praktische Übung sowie 45 Minuten täglicher Arbeit für sich und die Einweisung in die drei Techniken Achtsamkeitsmeditation, Körperscannen (bewusstes Wahrnehmen von Körperzeichen) und Yoga (Kabat-Zinn 2013). Das erweist sich oft als schwer durchführbar.

Inzwischen gibt es Internet- und Smartphone-basierte Programme, die auf der Methode von Kabat-Zinn beruhen. Ihnen fehlt die persönliche Einweisung, welche nach meiner Erfahrung für meditative Übungen überaus hilfreich ist. Mehr und mehr werden Smartphone-Apps genutzt, Fitness-Tracker und Programme, die über das Internet laufen. Das Angebot ist unüberschaubar; eine Auswahl findet sich bei Worley und Stonnington (2017). Digitale Interventionen müssen mit dem gleichen Maßstab beurteilt werden, was deren Qualität angeht, wie alle anderen Hilfen. Diese sogenannten E-Mental-Heath-Anwendungen werden vom Bundesinstitut für Arzneimittel und Medizinprodukte (BfArM) bewertet. Es arbeitet an einem Verzeichnis für digitale Gesundheitsanwendungen mit dem Kürzel DiGA. Sobald diese dort gelistet sind, können sie von Ärzten verschrieben werden, und die Kosten werden von den (gesetzlichen) Krankenversicherungen übernommen. Dennoch, Fachleute raten zu professionell begleiteten Anwendungen, weil diese wirksamer sind und weniger von Abbrüchen belastet. Auf keinen Fall können digitale Produkte eine korrekte persönliche, ärztliche oder therapeutische Diagnostik ersetzen. Auch sollte wegen des Risikos eines Suizids bei Erkrankungen wie schwerer Depression keine Selbsthilfe versucht werden. Wegen der hohen Fluktuation auf diesem »Markt« werden hier keine Hinweise auf konkrete Apps gegeben.

• Auch Smartphone-Apps mit verbalen Anweisungen zu Achtsamkeitsmeditationen können bei Medizinstudierenden deren empfundenen Stress verringern (Yang et al. 2018).

• Achtsamkeitsübungen werden im Regelfall in Gruppen erlernt, weil man dabei besser lernen kann, sich auf sich selbst und auf den Moment zu konzentrieren. Dennoch erfreuen sich App-basierte Trainings zunehmender Beliebtheit, da sich so Selbstoptimierung ohne die »lästigen« Mitmenschen erleben lässt (Möltner et al. 2018). In Pandemiezeiten stellen diese Apps allerdings tatsächlich eine sinnvolle Hilfe im ausgehbeschränkten Alltag dar.

• Inzwischen wurden Kurzzeitinterventionen entwickelt, beispielsweise drei Tage lang 20-minütige Einheiten. Auch diese sollen bereits zu positiven Auswirkungen führen (Zeidan et al. 2010) wie u. a.
   - geringere Schmerzempfindlichkeit,
   - weniger Angst und
   - gesteigerte Achtsamkeit.
   Nun, eine dauerhafte Wirkung von insgesamt 60 Minuten Übung darf bezweifelt werden.

• Für Angsterkrankungen konnte nachgewiesen werden, dass Achtsamkeitsübungen über einen Zeitraum von zwei Monaten eine bessere Wirksamkeit aufwiesen als ein Stress-Management-Training (Hoge et al. 2013).

• Die Akzeptanz langfristiger Angebote bei Ärzten ist oft nicht sehr hoch. Von fünf angebotenen Einheiten für ein Achtsamkeitstraining nahmen nur 18 % aller Teilnehme alle Termine wahr, 94 % einen oder zwei. Ärzte als Klienten zu gewinnen und zu behalten, ist wohl schwieriger als andere (Minichiello et al. 2020).

Es muss halt passen – nur wenn nichts passt, dann sollte man sich die Frage beantworten, ob man überhaupt eine Änderung anstrebt oder nur so tut.

10.5.3 Grundlagen der Meditation

Der Ansatz von Achtsamkeit unterscheidet sich fundamental davon, wie Ärzte und Therapeuten üblicherweise handeln. Sie suchen nach der Ursache und danach, das Problem des Patienten oder Klienten zu verstehen, um es dann lösen zu können. Diese Vorgehensweise ist in solchen Kontexten berechtigt und bewährt, aber achtsame Meditation hat nicht das Ziel, die Probleme von anderen zu lösen, sondern zu sich selbst zu kommen.

In der Praxis funktioniert Meditation wie gesundes Essen: umso regelmäßiger, desto besser. Meditation ist nicht die Pille, die man bei Bedarf einnimmt, sondern eine Umstellung im Verhalten, das kein Ende kennt. Sie ist ein Prozess, kein Ziel. Die Mehrzahl der Meditierenden bevorzugen den Morgen dafür, ideal sind täglich 15 bis 30 Minuten. Es macht Freude, den Tag in Ruhe und für sich selbst zu beginnen – im weiteren Tagesablauf kann man sich immer klarmachen, bereits etwas für sich selbst getan zu haben. Andere empfinden ihre Mediation als wundervollen Übergang in den Schlaf und meditieren abends.

Was innerhalb der Meditation gilt – beobachten, nicht bewerten –, gilt auch für die Zeiten dazwischen. Am besten ist es, ohne Erwartungen zu meditieren und nicht zu bewerten, ob die heutige Meditation »gut« war oder nicht. Je länger man sie praktiziert, umso rascher taucht man tief in den meditativen Zustand ein und umso weniger wird man von äußeren Faktoren wie Ruhe oder Zeitdruck abhängig. Gerade zu Beginn ist es nicht das Ziel, während der Meditation nicht zu denken. Das zu erreichen, braucht meistens lange. Die zumindest anfangs passende Position ist sitzend, mit geradem Rücken, aber nicht angespannt, und dabei so natürlich wie möglich zu atmen. Für alle außer der Gehmeditation ist es gleich, ob man einen Stuhl nutzt oder einen Schneidersitz einnimmt. Es muss bequem sein (lockere Kleidung) und nichts sollte aufgrund der eingenommenen Position schmerzen. Das Grundprinzip ist dann, sich auf etwas zu fokussieren. Viele nutzen ihren Atem und konzentrieren sich darauf, wie er kommt und geht, wie er fließt. Als Ziel der ersten Übungen wird der Atem seit Jahrtausenden geschätzt; was sich so lange widerspruchsfrei bewährt hat, dürfte funktionieren. Der Atem wird als primäres Meditationsobjekt genutzt, weil er ein Teil von uns ist, genauso wie Gefühle oder Gedanken oder auch das Leben an sich kommt und geht. Unser Atem kann uns ins Bewusstsein bringen, wie selten Momente in unserem Leben sind, die nicht von geistiger Aktivität verschattet werden. Man könnte sagen: *Mental Health* bedeutet, den Geist und die Seele zu beruhigen. Aber jeder andere Fokus wie der eigene Körper, durch den man gedanklich reist, oder irgendetwas im Raum, das man anschaut, ist geeignet. Die Gedanken werden wieder und wieder vom Fokus wegwollen, sie mögen es einfach, genau dorthin zu wandern, wo der Fokus nicht ist.

Für die Gesamtdauer einer Meditation sind anfangs zwischen 3 und 5 Minuten ein gutes Ziel, dann sollte man unterbrechen und erneut wenige Minuten meditieren. Im Lauf der Zeit sollten die Unterbrechungen wegfallen; eine Dauer von bis zu 30 Minuten ist üblich, aber keine Vorschrift. Wer geübt ist, kann auch stundenlang meditieren.

Achtsamkeit wird mittels Meditationen trainiert – wie bei jeder Übung, stellen sich Erfolge meist nicht sofort ein. Die ersten Erfolge sind nach 5 bis 8 Wochen Training zu erwarten (Burkhard 2011). Man merkt dies meist in einer Form von Umkehrschluss, zum Beispiel daran, wieder einmal zu essen und zugleich auf einen Bildschirm zu starren oder ungewollt hektisch zu atmen. Der Bewusstseinsmoment sagt uns also meistens: Achtung, du bist gerade nicht achtsam! Dabei bleibt es nicht. Zunächst nutzt unser Geist seine Waffen: Er will uns immer wieder ablenken, um uns scheinbar aus der Langeweile zu befreien. Wenn wir durchhalten, stellen wir irgendwann fest, wie sich der Geist zurückzieht, uns dabei uns selbst überlässt – mit der entlastenden Folge innerer Gelassenheit, die uns Situationen und Entscheidungen erheblich klarer einordnen lässt.

Auf dem Weg dorthin werden uns Momente bewusstwerden, während denen wir gerade nicht achtsam sind. In diesen Augenblicken sollten wir uns liebevoll betrachten, denn immerhin ist uns schon klar, dass gerade etwas nicht so abläuft wie es für uns und unsere Umgebung gut wäre. Zudem bedeutet der Gedanke, wieder zu denken, vorher vielleicht nicht gedacht zu haben. Da wir bereits verstanden haben, dass Hindernisse vorrangig in unserem geistigen Raum entstehen, können wir nun mit Achtsamkeit diese Hindernisse wertungsfrei anschauen und möglichst auch wieder loswerden.

Fast jeder Mensch denkt ständig an irgendetwas, stört sich an Körperempfindungen oder fühlt sich nicht wohl. Bei Achtsamkeit geht es nicht darum, irgendeine Meisterschaft zu erlangen oder gar eine Erleuchtung. Viel wichtiger ist es, selbst ruhig zu werden und immer gelassener. Das hat nichts mit Abwehr, Verdrängung, Selbstbetrug oder Nachlässigkeit zu tun. Wenn Sie sich tatsächlich auf den Weg zu mehr Achtsamkeit begeben wollen, tun Sie dies bitte ohne jede Erwartung. Sie würde den Nährboden für den nächsten Stress bereiten. Das würde das Ziel konterkarieren, wirksame Kontrolle über sich selbst – und im nächsten Schritt über die Situation – zu erlangen. Sobald man diese Kontrolle schafft, verschwinden die Zweifel in einem und die nächsten Schritte werden klar. Mit der Zeit entsteht eine stabile, innere Ruhe (Burkhard 2011), die nicht mehr jeder Ablenkung, jedem Impuls folgen muss, gleich ob dieser aus uns selbst entsteht oder von außen hereinbracht wird.

Meditation ist ein sehr langer Weg, schnelle Effekte sind kaum zu erwarten. Sie dient vorrangig dazu, sich nicht mehr in den eigenen Gedanken und Gedankenschleifen zu verirren, um die Gedanken begleitenden oder initiierenden Gefühle mit ausreichend Distanz betrachten zu können. Es geht darum, sich nicht mehr von ihnen vereinnahmen zu lassen – und das ist ein hartes Stück Arbeit. Meditation erfordert einerseits Geduld und andererseits fast immer eine Form von Leiden an der Welt. Nur dann streben wir nach Veränderungen und sind bereit, uns auf einen neuen Weg zu begeben. Das einzig Stabile im Leben sind Veränderungen. Niemals bleibt etwas so, wie es war. Das werden viele leidvoll in privaten Beziehungen erlebt haben, und es gilt ganz allgemein. Dem widerstrebt unser Beharrungswunsch. Die meisten mögen keine Veränderungen, insbesondere nicht, wenn bisher das meiste gut ablief. Ein Veränderungsbedürfnis entspringt insofern fast immer einem persönlichen Leiden.

Wer meditiert, muss irgendwann erkennen, welchen Charakter das Internet, Fernsehen oder Computerspiele haben: Sie lenken ab vom Wesentlichen. Wer auf sie verzichtet oder deren Einfluss im eigenen Leben zurückdrängt, ist auf sich selbst zurückgeworfen, und das kann erst einmal eine ungewohnte, sogar Angst auslösende Situation sein.

Wer wirkliches Verständnis für sich und seine Welt erlangt, kann dies auch dem anderen gegenüber vertreten und hat genug Gleichmut, um sich mit Bedacht durch das eigene Leben zu bewegen. Es geht immer darum, Gefühl und Verstand in eine Balance zu bringen, weder nur dem Bauch noch nur dem Kopf zu folgen, sondern beiden ihr Recht zu lassen, um intuitiv und intellektuell passende Entscheidungen zu treffen.

10.5.4 Übungen, Teil 1

Bevor Sie mit Meditationsübungen beginnen, können Sie sich mit folgenden Übungen (Bergner 2014) an ähnliche Inhalte herantasten, ohne gleich die Form der Meditation zu nutzen. Um achtsam mit sich selbst umzugehen, kann es helfen, wenn Sie sich folgende Fragen selbst beantworten:

Übung 10.6: Achtsamkeit mit dem Kopf

- Was geschieht gerade mit mir?
- Welche Gedanken habe ich?
- Welche körperlichen Symptome nehme ich bei mir wahr?
- Wie fühle ich mich?
- Worauf wollen mich meine Gefühle und Gedanken hinweisen?
- Ahne oder befürchte ich etwas?
- Kann ich ins Zwiegespräch mit meiner inneren Stimme gehen? Was will sie mir mitteilen?
- Kann ich mein(e) Gefühl(e) konkret benennen? Sind diese Gefühle im Einklang mit der aktuellen Situation?

Bewertungsfreie Wahrnehmung

Der übliche Modus, der im ärztlichen und therapeutischen Berufsalltag sinnvoll ist, lautet: Erkennen, Bewerten, Denken und Reagieren. Damit stellt er das Gegenteil dessen dar, was bei bewertungsfreier Wahrnehmung notwendig ist: Wahrnehmen, Bewertungen unterlassen und Annehmen. Das ist deshalb sinnvoll, weil negativ empfundene Gefühle meistens die mentale Aktivität erhöhen, weil unser Körper entwicklungsgeschichtlich gelernt hat, auf dann drohende Gefahren so effektiv wie möglich zu reagieren. Bewertung von etwas zunächst Negativem unterhält in aller Regel das Gefühl von Angst – ein Teufelskreis, den Menschen mit Angsterkrankungen zu gut kennen –, das ist der Vorgang, wenn Angst vor der Angst wirkt.

Bewertungsfreies Wahrnehmen reguliert hingegen die psychophysiologische Erregung herunter. Es entsteht, wenn wir innerlich einen Schritt zurücktreten und unvoreingenommen schauen, was gerade geschieht. Diese Wahrnehmung bezieht nur das ein, was im Moment tatsächlich vorgeht, weder Erfahrungen aus der Vergangenheit noch Befürchtungen für die Zukunft haben Platz. Die Wertungsfreiheit bezieht das Gefühl selbst mit ein, das in uns entsteht. Wer beispielsweise auf einer Bühne steht, um mit einem Vortrag zu beginnen, und spürt Angst, bewertet in aller Regel diese Angst selbst und zusätzlich den Auslöser wie das gespannt wartende Publikum. Die Wertung, dass diese Angst peinlich sei oder nicht sein dürfe, unterstützt sie noch.

Wahrnehmen bedeutet nichts anderes als etwas zur Kenntnis zu nehmen – mehr nicht. Wer ausschließlich wahrnimmt, wertet nicht. Der nächste Schritt, um etwas anzunehmen, ist zunächst, es zu benennen. Das gilt für beides, unsere Gefühle und unsere Gedanken. Wenn wir sie korrekt benennen, ist nicht selten bereits dadurch etwas Druck abgebaut oder Klarheit gewonnen, auch weil man sich dann konkret entscheiden kann, das Gefühl oder den Gedanken sein zu lassen. Mit dem sprachlichen Ausdruck schaffen wir eine Form von Distanz, die uns ermöglicht, nicht sofort und wie ein Roboter auf etwas zu reagieren. Oftmals ist es besser, nicht zu reagieren, oder erst, nachdem man darüber geschlafen hat. Es ist von entscheidender Bedeutung für Achtsamkeit und Gelassenheit, den Automatismus zwischen Gefühl oder Gedanken und Handlung zu unterbinden.

Viele von uns werden einmal in ihrem schulischen Deutschunterricht die Aufgabe bekommen haben, etwas wie einen Tisch oder eine Pflanze zu beschreiben. Das bedeutet, es sprachlich korrekt abzubilden und dabei möglichst auf Vergleiche und insbesondere auf Wertungen zu verzichten. Das ist anfänglich ziemlich herausfordernd und braucht meistens einiges an Übung, bis es klappt. So ähnlich ist es, wenn wir etwas, das in uns wirkt, mit ausreichender Distanz beschreiben wollen. Eine kleine Übung dazu:

Übung 10.7: Bewertung oder Beobachtung?

Bitte entscheiden Sie spontan, ob es sich bei den folgenden sechs Sätzen um eine Bewertung oder eine Beobachtung (Beschreibung) handelt:
1. Der Patient vorhin war ohne Grund sauer auf mich.
2. Meine Schwester klagt immer, wenn ich mit ihr telefoniere.
3. Mein Partner ist ein guter Mensch.
4. Heute früh hat sich meine Tochter beim Frühstücken am Hintern gekratzt.
5. Ich arbeite zu viel.
6. Mein Vater hat mir oft gesagt, ich sei sehr lieb.

Auflösung: Aussagen 4 und 6 sind Beobachtungen, wobei in Aussage 6 eine Bewertung (»lieb sein«) steckt. Alle anderen Aussagen sind Bewertungen: Sie können nicht wissen, ob ein Patient ohne Grund auf Sie sauer ist, Sie können noch nicht einmal sicher sein, ob das, was Sie als »sauer« wahrnehmen, in der Tat nicht Traurigkeit, Scham oder noch ein anderes Gefühl war. »Klagt immer«, »ein guter Mensch« und »zu viel« erachte ich als bewertend.

Viele haben ein großes Problem, überhaupt noch zu spüren, was sie entspannt. Dabei kann eine kleine Übung helfen:

Übung 10.8: Entspannung

Begeben Sie sich in einen ruhigen Raum und lassen Sie Ihre Gedanken so frei wie nur möglich fließen, um sich ohne jede Anspannung, ohne Druck, zu erinnern, was Ihnen früher dabei half, zur Ruhe zu kommen und sich zu entspannen. Das kann schon Jahrzehnte vorbei sein, und es kann dennoch auch heute wirken.
Machen Sie sich eine kleine Liste, wie Sie früher Ihre Freizeit verbracht haben:
● War es Musik, die Sie entspannte, oder musizierten Sie vielleicht selbst?
● Fühlten Sie sich in der Natur ganz eins?
● Brauchten Sie Kommunikation – und wenn, mit wem?
● Konnten Sie kontemplativ Kunstwerke betrachten?
● Oder lasen Sie einfach so, zur Freude und Entspannung, Belletristik, keine Fachbücher?

Machen Sie sich bewusst: Was einmal war, kann wieder sein. Reaktivieren Sie die Methoden, welche früher wie automatisch zu Ihrer Entspannung und Freude beitrugen. Das wird nicht eins zu eins gehen, manche Inhalte haben sich für Sie mit Sicherheit überholt. Aber andere werden wieder so funktionieren wie früher.

10.5.5 Übungen, Teil 2

Meditation

Nun geht es um Übungen, die »klassisch« meditativ ausgerichtet sind. Für den Anfang können Sie versuchen, sich mit etwas Alltäglichem wie den Geräuschen, die um Sie herum wahrnehmbar sind, zu befassen.

Vor fast jeder der nun vorgestellten Übungen sollten Sie sich um zweierlei kümmern: einen Platz, an dem Sie sicher nicht gestört werden, und eine Stoppuhr (auf jedem Smartphone verfügbar, ein alter Küchenwecker geht ebenso). Denn Sie sollten vor jeder Übung deren Dauer festlegen und sich das Ende akustisch anzeigen lassen.

Übung 10.9: Die Aufmerksamkeit fokussieren

Fürs Allererste genügen 5 Minuten, mehr nicht.
Wenn Sie eine bequeme, aufrechte Position eingenommen haben, entscheiden Sie selbst, ob Sie die Augen offenlassen oder schließen. Die Übung besteht darin, Ihre Aufmerksamkeit ausschließlich auf die Geräusche, die Sie wahrnehmen können, zu richten.
Nehmen Sie die Geräusche wahr. Was kommt, darf kommen, und es darf auch wieder verschwinden. Bewerten Sie keines der Geräusche. Nehmen Sie sie einfach wahr. Wenn Sie merken, dass Ihre Gedanken abschweifen, kehren Sie ohne Selbstvorwürfe zu den Geräuschen zurück.

Wenn Ihnen Gefühle oder ein Gedanken bewusstwerden, können Sie sich innerlich Folgendes sagen: »Aha, ich fühle … (Heiterkeit, Traurigkeit usw.)« oder »Aha, ich denke … (an Tante Erna, an die ausstehenden histologischen Befunde, an die KV usw.).«
Wenn Sie das getan haben, wenden Sie sich mit Ihrer ganzen Aufmerksamkeit wieder den Geräuschen zu.
Nachdem Sie diese Übung ausprobiert haben, werden Sie vermutlich zweierlei feststellen: Fünf Minuten können verdammt lang sein, und immer wieder schweifen Ihre Gedanken von der eigentlichen Aufgabe ab. Das ist normal so, wird aber, je länger Sie sich in Achtsamkeit üben, immer weniger. Unser Gehirn produziert ununterbrochen Gedanken, Ideen, Wertungen, Vorstellungen, die ganze Palette seines Potenzials wird stetig erprobt.
Bei dieser Übung können Sie erkennen: Sie müssen weder Ihren Gedanken noch Ihren Gefühlen sofort folgen, unabhängig ob sie angenehm oder unangenehm sind. Zudem erleben Sie, wie unangenehme Gedanken und Gefühle auch wieder verschwinden, wenn Sie sich wirklich auf den Augenblick konzentrieren.

Genauso wie Sie während der Übung keines der Geräusche werten sollten, sollten Sie auch nichts werten, was in Ihnen selbst vorgeht – damit üben Sie eine annehmende Haltung. Sie bedeutet, die Dinge so, wie sie sind, anzunehmen, mit all ihren Vor- und Nachteilen. Es geht also nicht darum, etwas weniger Gutem einen falschen Mantel überzustülpen oder etwas Gutes in eine neutrale Ecke zu stellen. Ungerechtigkeiten, Schmerz, Krankheiten, Leiden, Elend, alles sind Inhalte unserer Welt, ebenso Liebe, Mitmenschlichkeit, Hingabe und vieles andere. Bewerten Sie auch nicht, dass Sie vielleicht dazu neigen, alles weniger Gute ändern zu wollen. Annehmende Haltung bedeutet, erst einmal alles so zu nehmen, wie es ist. In der Tat werden Sie vermutlich anders handeln. Dazu gehört auch, stets in die Vergangenheit oder die Zukunft abzuschweifen. Lebten Sie in der Jetztzeit, dann wären Sie beim Patienten, wenn Sie bei ihm sind, oder bei der Dokumentation, wenn Sie diese ausfüllen. In der Regel ist es anders: Bevor Sie die Türe öffnen, hinter der ein Patient auf Sie wartet, haben Sie schon die Akte angeschaut und sich überlegt, was nun kommen könnte. Wenn er Ihnen sein Problem berichtet, schweifen Ihre Gedanken schon zum Rezept ab, das Sie gleich ausstellen werden, wenn er noch etwas anderes berichten will, denken Sie daran, welche Wartezeiten schon wieder bestehen, wenn er sich verabschiedet, sind Sie innerlich schon im nächsten Raum.

Eine grundlegende Achtsamkeitsübung ist die Reise durch den Körper, heute Bodyscan genannt, ein Ausdruck, der mich an die Flughafensicherheitskontrolle erinnert. Es geht darum, den eigenen Körper gedanklich zu durchwandern (Jansen 2020).

Übung 10.10: Reise durch den Körper

Es empfiehlt sich, einen ruhigen Ort aufzusuchen und – wie üblich – mit einem Wecker die Gesamtdauer einzustellen. Anfangs empfehlen sich 5 bis 10 Minuten. Sie können sich auch den folgenden Text (in der Ich-Form) auf ein Smartphone oder ein Diktiergerät aufsprechen, mit einer möglichst ruhigen Stimme, und abspielen, so dass Sie eine eigene Anleitung haben, der Sie folgen können.

Legen Sie sich hin, versuchen Sie zu entspannen. Dann beginnen Sie damit, auf Ihre Atmung zu achten. Beobachten Sie Ihre Atmung, wie sie kommt und geht, wie die Wolken am Himmel. Versuchen Sie möglichst, Ihre Atmung nicht zu ändern. Einfach beobachten.

Atmen Sie in den Bauch oder eher in die Brust? Ist Ihr Atmen tief oder flach? Atmen Sie schnell oder ruhig – gleichmäßig oder unregelmäßig? Achten Sie einfach darauf, wie er kommt und wieder geht.

Lenken Sie nun Ihre Aufmerksamkeit auf die Füße. Sind sie entspannt oder spüren Sie einen Schmerz? Vielleicht mussten Sie viel gehen in letzter Zeit.

Lenken Sie Ihre Aufmerksamkeit ganz auf den linken Fuß, dort auf die Zehen und gehen Sie dann weiter über den Fußrücken bis hin zur Ferse.

Tun Sie nun das Gleiche mit Ihrem rechten Fuß.

Richten Sie nun langsam Ihre Aufmerksamkeit auf Ihre Unterschenkel. Liegen Sie weich auf der Unterlage auf oder drückt es irgendwo? Spüren Sie Ihre Muskulatur, die Ihnen hilft beim Vorankommen.

Gehen Sie nun mit Ihrer Aufmerksamkeit ganz hin zu Ihren Knien. Sie dienen Ihnen bei jeder Fortbewegung.

Nun gehen Sie weiter über Ihre Oberschenkel hin zu Ihrem Gesäß. Wie es gleichmäßig auf dem Boden liegt und die Härte mancher Oberfläche mildert.

Richten Sie nun Ihre Aufmerksamkeit hin auf Ihren Rücken. Spüren Sie ihn? Tut er Ihnen manchmal weh? Vielleicht ist es mühsam, immer aufrecht im Leben zu bleiben.

Wandern Sie mit Ihren Gedanken nun nach vorn, zu Ihrem Bauch und Ihrer Brust. Bewegen sich beide mit Ihrem Atem? So wie es ist, ist es gut.

Nun gelangt Ihre Aufmerksamkeit in Ihre Beckenregion. Welch angenehme Gefühle von ihr ausgehen können.

Gehen Sie nun weiter mit Ihrer Aufmerksamkeit in Ihre Oberarme, dann langsam weiter in die Unterarme und schließlich in Ihre Hände. Was alles können Sie damit bewegen.

Spüren Sie nun, wie sich Ihr Hals und Ihr Nacken anfühlen. Wie beide sowohl für Bewegung als auch für Haltung sorgen.

Nun richten Sie Ihre Aufmerksamkeit auf Ihren Kopf. Nehmen Sie die Schädeldecke wahr, die Ihnen Schutz bietet und zugleich nach oben weist, zum Himmel.

Wandern Sie dann zum Gesicht, über die Stirn hinab zu den Augen, den Wangen und den Mund.

All das sind Teile von Ihnen.

Achten Sie nun darauf, wo Ihr Körper verspannt ist, und wo er sich ganz der Unterlage anvertraut hat und entspannt. Nehmen Sie nur wahr, was im Moment ist. Belassen Sie es dabei.

Wenn Ihre Gedanken abschweifen wollen, dann richten Sie diese wieder in voller Aufmerksamkeit hin zu Ihrem Körper. Bleiben Sie dort für einen Moment.

Und wenn es an der Zeit ist, räkeln und strecken Sie sich.

Freuen Sie sich darauf, diese Übung morgen schon wieder machen zu können.

Nun kommt die Beschreibung einer gebräuchlichen Meditation, einem leckeren Grundteig für Plätzchen gleich, aus dem Sie hunderte Variationen kreieren können. Drei der möglichen Alternativen werden danach beschrieben:

Übung 10.11: Grundmeditation

1. Finden Sie eine bequeme, sitzende Position an einem Platz, an dem Sie nicht gestört werden und wo Sie sich auf die Übung für möglichst 10 bis 15 Minuten konzentrieren können (Wecker stellen!).
2. Halten Sie Ihren Rücken gerade, aber nicht angespannt, sondern entspannt.
3. Wenn Sie Ihre Augen schließen mögen, können Sie das tun. Es ist genauso möglich, sie geöffnet zu lassen.
4. Atmen Sie wie sonst auch – wenn möglich, durch die Nase.
5. Fokussieren Sie sich nun auf den Atem und beachten, wie Ihr Atem ein- und wieder ausströmt.
6. Versuchen Sie, mit Ihren Gedanken ganz bei Ihrem Atem zu bleiben. Wenn Ihre Gedanken wandern, kehren Sie innerlich zu Ihrem Atem zurück.
7. Bleiben Sie ganz bei Ihrem Atem. Wenn wieder Gedanken kommen, bewerten Sie sich und diese nicht und konzentrieren Sie sich erneut auf Ihren Atem, wie er fließt, ein und aus, ein und aus.
8. Nach etwa 3 Minuten können Sie sich eine kurze Pause gönnen, um dann für vielleicht 5 Minuten die Übung zu wiederholen. Wenn Sie bei den ersten Malen auch noch eine dritte »Runde« mit 5 Minuten schaffen, ist es gut. Wenn nicht, ist es auch gut.
9. Gratulieren Sie sich und gehen Sie nun weiter in Ihren Tag.

Die Grundmeditation können Sie wieder und wieder ausüben und zeitlich ausdehnen. Die nun folgenden drei Übungen sind kleine Fortschritte, die Sie erst angehen mögen, wenn die Grundmeditation auch ohne Unterbrechungen klappt.

Die Punkte 1 bis 5 der Grundmeditation sind Ihre Einleitung. Dann schließen sich folgende Änderungen an:

Übung 10.12: Meditation zur Grundmeditation: Das Denken entdecken

6. Betrachten Sie Ihre Gedanken und schenken Sie ihnen Aufmerksamkeit. Welche Gedanken kommen, worum kreisen Sie? Geht es um Alltägliches? Wechseln sie ständig? Was macht Ihre Gedanken aus?
7. Haben Sie eine Idee, woher Ihre Gedanken kommen? Versuchen Sie, Ihren Geist hinter den Gedanken zu erkennen. Das wird vermutlich nicht beim ersten Mal gelingen. Wenn doch, ist es gut, wenn nicht, ist es auch gut. Betrachten Sie Ihre Gedanken so, als würden Sie diese von außen anschauen können.
8. Sitzen Sie noch eine Weile und achten Sie nun wieder auf Ihren Atem. Wenn Sie wieder ganz bei Ihrem Atem sind, bleiben Sie für eine Weile dabei und verabschieden Sie sich dann für den Moment von Ihrer Meditation.

Übung 10.13: Meditation zur Grundmeditation: Auf Bewertungen verzichten

Diese Meditation wird vermutlich eher etwas länger dauern.

6. Konzentrieren Sie sich auf Ihre Gedanken. Wovon handeln sie?
7. Werden Sie sich Ihrer Gedanken bewusst. Welche Urteile stecken darin? Sind es Urteile, die Sie über sich selbst treffen? Oder beurteilen Sie andere damit? Oder beides? Gibt es Gedanken, die Ihnen unangenehm sind? Welche Gefühle werden in Ihnen dadurch ausgelöst?
8. Ist es Ihnen möglich, die Gedanken auch ganz ohne Urteil zu haben? Wenn Sie bemerken, welche Bewertungen und Urteile darin stecken, versuchen Sie, darauf zu verzichten. So machen Sie aus einer Bewertung eine Beobachtung. Wenn es Ihnen nicht gelingt, konzentrieren Sie sich erst einmal auf Ihren Atem und versuchen Sie dann erneut, einen Gedanken ohne Wertung zu betrachten. Wenn Sie sich nun selbst bewerten, stoppen Sie damit und kehren Sie zu Ihrem Atem zurück.
9. Bleiben Sie nun sitzen und lassen Sie Ihren Atem weiter fließen. Ein und aus. Ein und aus.
10. Beenden Sie nun die Meditation.

Übung 10.14: Meditation zur Grundmeditation: Angst vermindern (Variante 1)

Für diese Meditation brauchen Sie Schreibzeug in Griffnähe.

6. Denken Sie nun an Ängste und Sorgen, die Sie über die Zukunft haben. Geht es dabei um Ihre Gesundheit, um eine Beziehung, um die Arbeit, um Geld, oder um was?
7. Versuchen Sie nun herauszufinden, welche Ihrer Sorgen Sie am meisten belastet.
8. Schreiben Sie nun Ihre wesentliche Sorge(n) und Angst/Ängste auf. Nehmen Sie danach wieder die aufrechte, entspannte Meditationsposition ein.
9. Konzentrieren Sie sich zunächst auf Ihren Atem und versuchen Sie dann, die Sorgen oder Ängste erneut zu spüren. Atmen Sie dabei fokussiert weiter. Bleiben Sie dabei und bleiben Sie bei sich. Betrachten Sie sich: Ändern sich Ihre Gefühle?
10. Fokussieren Sie sich wieder auf Ihren Atem. Dann nehmen Sie wahr, wie Sie sich klarer und beruhigter fühlen. Wie geht es Ihnen nun, wenn Sie daran denken, was Ihnen in Ihrer Zukunft lieber wäre als das, was Ihnen Sorgen und Ängste bereitet?
11. Fühlen Sie, wie es ist, wenn die Zukunft nach Ihren Wünschen abläuft, statt Sorgen und Ängste zu vermeiden zu versuchen. Wenn Sie mögen, schreiben Sie das später auf.
12. Fokussieren Sie Sie sich ein weiteres Mal auf Ihren Atem. Betrachten Sie nun, welcher erste Schritt sinnvoll ist, um Ihre Zukunft so zu gestalten, wie Sie es mögen.
13. Vielleicht merken Sie etwas: Es ist Ihre Wahl, ob Sie sich fürchten und ängstigen wegen einer Zukunft, die Sie nicht mögen, oder ob Sie aktiv und kreativ Ihre Zukunft so gestalten, wie sie Ihnen gefällt.
14. Kehren Sie ein letztes Mal zu Ihrer Atmung zurück und kommen Sie langsam von der Meditation zurück in das, was Sie umgibt.

Eine andere Übung, um mittels Achtsamkeit bei Angst eine Hilfe zu erfahren, ist die folgende. Sie nutzt den Atem und ein Blatt Papier. Es kann auch irgendetwas anderes sein, das vier Ecken hat.

Übung 10.15: Angst vermindern (Variante 2)

Sie schauen das Viereck vor sich an, es sollte auf einer festen Unterlage liegen, die Beine ge-
nügen. Führen Sie nun ihren Zeigefinger in die linke obere Ecke des Vierecks (also z. B. des
Papiers). Während Sie den Finger *langsam* an der oberen Kante entlang in die rechte obere
Ecke führen, atmen Sie langsam ein (nur ein, nicht aus) und zählen dabei bis vier, wobei Sie
dem eigenen Finger sehend folgen.
Nun führen Sie den Finger an der rechten Kante entlang nach unten in die rechte untere Ecke
und halten dabei den Atem an, während Sie zugleich bis vier zählen.
Den Finger beobachten Sie weiter, und während er an der unteren Kante entlang in die linke
untere Ecke wandert, atmen Sie langsam aus und zählen wieder bis vier dabei.
Nun halten Sie wieder den Atem an, zählen bis vier, und gleichzeitig wandert Ihr Finger an die
Ausgangsstelle links oben.
Diese Wanderung entlang des Viereckrands wiederholen Sie, bis Sie sich beruhigt haben.

Sie können Achtsamkeitsübungen gut in den Alltag integrieren, und zwar in
praktisch jede Situation. Drei Beispiele:

Übung 10.16: Achtsames Händewaschen

Helfer waschen ihre Hände jeden Tag zigmal. Das ist eine Chance, um Achtsamkeit in den All-
tag zu integrieren. Konzentrieren Sie sich darauf und achten Sie auf das Geräusch des Wassers.
Welche Temperatur hat es?
Wie fühlt es sich an, wenn es Ihre Haut berührt?
Hat es Gewicht?
Wie empfinden Sie das Wasser im Moment?
Betrachten Sie es, wie es fällt. Wenn Ihre Gedanken woanders hinwandern, zum Patienten von
eben oder zu dem, der als Nächster kommen wird, ist das in Ordnung. Sie erkennen es und
lenken Ihre Aufmerksamkeit wieder hin zum Wasser. Beachten Sie den Geruch der Handseife,
ihre Textur und wie sie sich auf Ihrer Haut anfühlt. Wenn Ihre Gedanken erneut wandern –
es ist in Ordnung, konzentrieren Sie sich wieder auf das Wasser (Hlubocky et al. 2017).

Übung 10.17: Achtsames Treppensteigen

Vorbemerkung: Eine gewisse Meditationserfahrung sollten Sie vor dem ersten Mal haben,
wenn Sie diese Achtsamkeitsübung ausprobieren, denn es geschehen schon genug Unfälle
beim Treppengehen – übrigens mehr beim Hoch- als beim Heruntergehen.
1. Konzentrieren Sie sich für wenige Minuten auf Ihren Atem, während Sie am unteren Ende
   einer Treppe stehen.
2. Nutzen Sie den Handlauf und gehen Sie langsam die Treppe hoch. Beachten Sie dabei, wie
   Sie Fuß vor Fuß setzen, und konzentrieren Sie sich weiter auf Ihren Atem.
3. Wenn Sie eine Pause machen wollen, tun Sie es und betrachten Sie, wie Sie sich dabei fühlen.

4. Gehen Sie bis zum Ende der Treppe und atmen für wenige Minuten, dort stehen bleibend, achtsam weiter.
5. Nun drehen Sie sich um und gehen Sie die Treppe in gleicher Weise achtsam hinunter. Achten Sie darauf, sich festzuhalten und sich nicht zu sehr nach vorne zu neigen. Achten Sie darauf, wie Sie Ein- und Ausatmen und wie Ihre Füße wieder den Weg gehen. Spüren Sie Ihr Gewicht, und wie es der Schwerkraft folgt. Wenn etwas schmerzt, nehmen Sie es wahr und verzichten Sie auf jede Bewertung.
6. Nehmen Sie sich die Zeit, die Sie brauchen, und spüren Sie wie es ist, wenn Sie wieder unten ankommen.
7. Atmen Sie für einige Minuten achtsam weiter.

Übung 10.18: Achtsames Essen

Es gibt viele Möglichkeiten, Achtsamkeitsübungen in den Alltag zu integrieren, ohne dass es ein anderer mitbekommen muss. Dafür bieten sich beim Essen folgende Übungen an:
Vorschlag 1: Essen Sie mit Ihrer nicht dominanten Hand. Das bedeutet, tauschen Sie Messer und Gabel. Der Vorteil: Da die meisten nicht beidhändig gleich geschickt sind, essen Sie automatisch langsamer.
Vorschlag 2: Legen Sie Ihr Besteck (gleich ob Löffel oder Gabel oder Messer) nach jedem Bissen auf Ihrem Teller ab. Lassen Sie es dort, und wenn Sie zu ungeduldig sind, zählen Sie langsam einundzwanzig, zweiundzwanzig. Nehmen Sie es erst dann wieder zur Hand.
Vorschlag 3: Führen Sie erst wieder Essen in den Mund, wenn dieser wirklich leer ist und Sie alles heruntergeschluckt haben. Stopfen Sie sich also nicht.
Vorschlag 4: Schweigen Sie beim Essen. Wenn das Ihre Kollegen oder Familie nicht mitmachen, halten Sie sich zumindest weitgehend zurück und insbesondere sprechen Sie beim Essen keine schwierigen Themen an. Dass Fernseher, Smartphone, Computer, Radio beim Essen ausgeschaltet sind, haben Sie längst verinnerlicht.

Es ist wichtig, Übungen zur Achtsamkeit in den Alltag einzubauen und sie täglich zu trainieren, damit Ihr Gehirn lernt, anders zu denken. Dennoch, einige Minuten täglich für eine Übung nur der Übung willen, die nichts mit dem Alltag zu tun hat, ist sinnvoll. Wenn Sie bereits einen definierten Ritus ausüben, wie jeden Tag eine bestimmte Nachrichtensendung zu schauen, können Sie das miteinander verbinden – ob Sie Ihre Achtsamkeitsübung vor oder nach der Sendung als festen Termin etablieren, ist gleich.

Wenn Sie ein eher unsteter Typ sind und sich weiterhin hetzen wollen, ist dies ein Grund, zumindest die Sekunden zwischen all dem, was Sie alltäglich tun, zu nutzen:

Übung 10.19: Achtsamkeit kurzgefasst

Vorschlag 1: Wenn Sie in Zukunft eine Türklinke in die Hand nehmen, um die Türe zu öffnen, bleiben Sie bewusst stehen, halten inne, und nehmen drei tiefe, gleichmäßige Atemzüge. Erst dann öffnen Sie die Türe.

Vorschlag 2: Bei jedem Anruf, den Sie tätigen, und auch bei jedem, den Sie entgegennehmen wollen, warten Sie einen Moment, halten inne und nehmen zwei tiefe, gleichmäßige Atemzüge. Erst dann telefonieren Sie.

10.5.6 Zum guten Schluss

Das Prinzip der Achtsamkeit besagt, dem gerade stattfindenden Moment alle Aufmerksamkeit zu schenken und dabei jede Wertung zu vermeiden und zu akzeptieren, das ist, was ist, ohne dabei auf Mitgefühl zu verzichten. Dieser Zustand wird als »ganz im Sein« bezeichnet.

Abgesehen vom Mitgefühl ist es ziemlich das Gegenteil dessen, was im Rahmen einer üblichen ärztlichen und auch therapeutischen Konsultation erfolgt. Akademische Helfer müssen die Vorgeschichte, also die Vergangenheit, abfragen und kennen, dabei jedes Detail bewerten und dann eher nicht den jetzigen Zustand akzeptieren (sonst wäre der Patient ja nicht da).

Leiden kommt in jedem Menschenleben vor. Es hat fast nichts mit unseren Schwächen zu tun, sondern ist eher Zufall. Deshalb ist es besonders wichtig, mit unserem Denken unser Leiden nicht auch noch zu verstärken. Gerade unsere Wertungen sind es, die vom Leid nicht loslassen und damit neues Leid erzeugen.

Es ist die Pflicht jedes Helfers, für sich selbst zu sorgen. Nicht nur, weil er damit die Kraft erhalten kann, die im Beruf für die Umsorgung anderer notwendig ist, sondern auch weil Menschen, die so viel vom Menschen an sich wissen, dessen Wert schätzen sollten, auch den eigenen. Achtsamkeit hilft dabei, das Bewusstsein für den eigenen Körper und das Gefühl für sich selbst zu schärfen (Pintado 2019). Wichtig ist, sich selbst zu verstehen und daraus »Verständnis-volle« Schlussfolgerungen zu ziehen. Das bedeutet, es sind immer höchst individuelle Interventionen oder Maßnahmenkombinationen notwendig, um Verbesserungen zu erzielen.

Es ist nachvollziehbar, dass wir versuchen, den Schmerz zu minimieren und die Lust zu maximieren – doch das führt unweigerlich dazu, dass wir viel von dem Reichtum des Lebens unterdrücken oder herausfiltern. In gleicher Weise wirkt es, wenn wir verbissen Zielen folgen, statt uns ab und zu treiben zu lassen. Wir verpassen dann wichtige Dinge, die gerade geschehen, wir werden achtlos. Selbstachtung ist hingegen eine Form der Achtsamkeit. Sie vermindert die gerade bei Helfern weitverbreitete Neigung zur Selbstkritik und schafft Nähe zu sich selbst.

11 Integration von Lebensstilfaktoren

11.1 Grenzziehung und -wahrung

Manchmal nutze ich bei Seminaren eine Übung mit einem Seil. Die Teilnehmer bilden Zweiergruppen, einer von beiden bekommt ein sehr langes Seil. In einem großen Raum sucht er sich zunächst einen Platz für sich selbst. Dann legt er das Seil um sich herum, um damit seinen eigenen Raum zu definieren. Manche glauben, ihnen genüge ein Kreis im Durchmesser von etwa einem halben Meter, andere können gar nicht genug Platz beanspruchen. Viele legen das Seil sehr symmetrisch, also kreisförmig, einige brauchen zu irgendeiner Seite viel mehr Platz als zur anderen. Schließlich kommt der Partner bei der Übung ins Spiel. Während beide Personen schweigend Augenkontakt halten, nähert er sich zunächst von vorn, dann von verschiedenen Seiten und auch von hinten dem im Seil stehenden Teilnehmer bis dieser jeweils »Stopp!« ruft oder ein Stopp-Schild hochhält. Manche lassen einfach zu, wenn die vorab markierte Grenze überschritten wird, andere stoppen den Partner sehr abrupt, wenn dieser noch weit entfernt ist. Während dieser Übung fühlen die meisten Teilnehmer, wie wichtig für sie die Beachtung ihrer Grenzen ist und wie unangenehm es sich anfühlt, wenn sie überschritten werden. Ihr »Stopp« signalisiert eines der wichtigsten Wörter für mentale Gesundheit: das Nein.

11.1.1 Das Nein

In jedem Hotelzimmer gibt es ein Schild, das man außen an den Türgriff hängt. Die wesentliche Seite ist die rote, auf der steht: Bitte nicht stören. Genau ein solches Schild sollten Sie sich für Ihren Raum anschaffen, damit Sie sicher vor Störungen sind. Konzentriertes Arbeiten ist nicht möglich, wenn ständig jemand hereinkommt und etwas von Ihnen will. In der eigenen Praxis sollte eine solche Abschottung möglich sein – vielleicht müssen die medizinischen Fachangestellten sich nur an die neue Sitte gewöhnen. In einer Klinik kann das schwieriger sein und Absprachen im Kollegenkreis erfordern; für mögliche Notfälle müssen gewiss andere Bedingungen besprochen werden. Schaffen Sie sich entsprechende Räume, in die keiner ungefragt eindringt.

Wer bewusst durch seinen Arbeitstag geht, wird sich praktisch ununterbrochen Situationen ausgesetzt sehen, welche ein »Nein« erfordern. Sei es, dass ein Patient ein Rezept verlangt, dessen Ausstellung nicht indiziert ist, oder dass der Fachangestellte um ein verlängertes Wochenende bittet, die Personalsituation aber ohnehin schon schwierig ist. Oder ein Kollege will nur einmal eben kurz abends vorbeischauen, um rasch etwas abklären zu lassen, dabei möchte man selbst am Abend etwas unternehmen.

Vielen Menschen fällt es schwer, das Nein auszusprechen. Es scheint für sie eine Art Lose-lose-Situation zu sein. Denn entweder bekommt der andere das Nein zu hören, oder aber man sagt zu sich selbst und den eigenen Überzeugungen Nein. Denn wer, um beim Beispiel zu bleiben, einem Angestellten ein verlängertes Wochenende genehmigt, wird sich selbst (und den anderen in der Praxis) mehr Arbeit damit aufbürden, agiert also gegen sich selbst.

Warum fällt das Neinsagen so schwer? Ich könnte nun lange herumschreiben, etwas von Glaubenssätzen berichten wie »Ich muss immer lieb sein« – aber ich mache es kurz: Erstens, weil wir alle geliebt werden wollen und deshalb Angst haben, dass unser Nein unsere Beziehung zum Patienten, zum Angestellten oder zum Kollegen belastet. Zweitens, weil wir glauben, wenn wir anderen einen Gefallen tun, »Liebe« in Form von Anerkennung, Zuneigung oder Zuspruch zu erhalten. Beides trifft nicht zu, dennoch wirkt es in uns. Man kann sagen: Um der Angst, verlassen oder nicht geschätzt zu werden, zu entkommen, verzichten wir auf Selbstmitgefühl oder Selbstfürsorge. Angst ist ein Gefühl, das Selbstfürsorge erschweren oder verhindern kann. Dieses Vorgehen hat einen noch ganz anderen Aspekt. Indem wir einen anderen nicht vor den Kopf stoßen wollen, also in ihm kein ungutes Gefühl erzeugen wollen, tun wir so, als seien wir für die Gefühle des anderen verantwortlich – dabei schert der sich offenkundig nicht um unser eigenes Gefühl, wenn er etwas fordert, das wir nicht erfüllen sollten. Zu sich selbst zu stehen, kann eine individuelle Herausforderung bedeuten.

Es ist unter empathischen Gesichtspunkten wichtig, dem anderen gegenüber (der vermutlich ähnliche Muster nutzt) verbindlich zu bleiben. Das funktioniert, indem wir eine Alternative bieten, die uns selbst guttut und mit der der andere zurechtkommt.

Um das anfängliche Beispiel wieder aufzugreifen: Es wäre eine Möglichkeit, dem Kollegen anzubieten, am nächsten Tag vor dem Beginn der allgemeinen Sprechstunde vorbeizuschauen. Man sollte also darauf achten, dass ein Nein zum Wunsch des anderen nicht nur ein Ja zu den eigenen Interessen bedeutet, sondern man dem anderen einen Kompromiss vorschlägt.

11.1.2 Grenzen

Wer anderen helfen möchte, muss zuvor bewerten: Braucht der andere Hilfe und wenn ja, welche? Was geht in ihm vor und wie kann ich ihm die Hilfe zuteilwerden lassen? Das ist in aller Regel automatisiert und kein bewusst ablaufender Vorgang. Zugleich gehört zur Grenzwahrung als Helfer, den Patienten oder Klienten nicht zu bewerten, also weder sein Verhalten noch seine Einstellungen oder Meinungen innerlich oder unmittelbar zu kommentieren. Daraus kann eine Spannung im Arzt oder Therapeuten erwachsen, die sich nicht selten dadurch entlädt, dass er doch bewertet, tendenziell abwertet: »Wenn Sie sich weiter so wenig bewegen, nehmen Sie noch mehr zu«, »Für Ihr Herz ist nicht gut, dass Sie rauchen«, »Warum in aller Welt haben Sie die Tabletten nicht regelmäßig genommen?«.

Gerade bei der verbalen Kommunikation ist es sehr schwer, stets die Grenzen des anderen zu wahren. Ärzte und Therapeuten sind spätestens mit ihrem Studium Grenzüberschreitungen gewöhnt. Vielleicht ist dies ein Grund, weshalb sie in ihrem Beruf oft auch selbst widerstandslos Grenzüberschreitungen, die sich gegen sie richten, hinnehmen. Fachlich vorgeschriebene Fortbildungen, Beachten von Leitlinien, intensivierte Dokumentationspflichten, Einschränkungen dessen, was sie verordnen dürfen, rigide wirtschaftliche Vorschriften (Abrechnung nach Gebührenordnung) sind nur wenige Beispiele dafür, wie die freie Ausübung des Berufes in den letzten Jahrzehnten Schritt für Schritt eingeschränkt wurde.

Grenzen werden auch durch die Unbeeinflussbarkeit von Erkrankungen und durch unzureichende Compliance von Patienten gesetzt. Insofern kann die Berufstätigkeit als ein zu enges Korsett empfunden werden. Aus demselben Grund ist es wichtig, sich selbst Grenzen zu setzen und seinen Patienten diese auch zu vermitteln: Bis hierhin und nicht weiter, lieber Patient.

Denn nur wer als Therapeut und Arzt Grenzen setzt, wird so handeln, dass er seine körperliche, geistige und seelische Kraft erhält, mit der er auf Dauer anderen helfen kann.

Es gibt verschiedene Ansätze, um mittels Fragen und Antworten Belastungen zu vermindern, indem man eine etwas distanzierte Position einnimmt. Es sind quasi die mentalen Hilfskrücken zur Wahrung eigener Grenzen in belastenden Situationen (Bergner 2018b). Beantworten Sie sich in belastenden Zeiten folgende Fragen:

Übung 11.1: Kognitive Hilfe bei Belastungen

Distanzierung
- Was würde ich einem mir lieben Menschen sagen, wenn er in einer gleichen Situation wäre?
- Was würde mir dieser Mensch raten?
- Welcher Mensch käme mit der Situation besser zurecht als ich? Und wie schafft er das? Was sagt er zu sich selbst?

Entkatastrophisieren
- Was geschähe im schlimmsten Fall?
- Wie hoch ist die Wahrscheinlichkeit für den schlimmsten Verlauf, das schlimmste Ergebnis?
- Gäbe es etwas, das noch schlimmer wäre?
- Wie eingreifend wäre das tatsächlich für mich?

Gedankenkontrolle
- Was macht der Gedanke mit mir?
- Trägt er etwas dazu bei, die Situation gut zu meistern?
- Hilft er mir, dass ich mich fühle wie ich mich fühlen möchte?
- Wenn nicht, welcher Gedanke täte das?

Realitätsprüfung
- Ist es wirklich so, wie ich es bisher einschätze?
- Was konkret spricht dafür?
- Gibt es andere Möglichkeiten, selbst wenn diese weit hergeholt scheinen, um die Situation zu bewerten?
- Gibt es irgendetwas, das dabei auch einen guten Aspekt bildet?
- Stimmten meine bisherigen Erwartungen? Oder waren sie zu hoch oder falsch?

Sinnorientierung
• Was kann ich aus der Situation lernen oder mitnehmen?
• Gibt es Aufgaben, die sich mir deshalb stellen?
• Auch wenn es schwer sein mag: Welchen Sinn hat das alles?

Temporale Relativierung
• Ich stelle mir vor, es ist 10 Jahre später. Wie werde ich rückblickend die Situation einschätzen?
• Wie werde ich in einem Jahr darüber denken?
• Und: Spielt das alles auf meinem Sterbebett noch eine Rolle?

11.1.3 Reframing zum Zweiten

Repetitio est mater studiorum: Immer wieder werden wir mit den eigenen Widerständen konfrontiert. Ein banales Beispiel ist, sich über das Wetter aufzuregen; ein anderes, sich über einen Patienten aufzuregen – sind Sie für dessen fehlende Herzensbildung oder für dessen unzureichende Compliance verantwortlich, sofern Sie ihm freundlich, fachgerecht und verständlich erläutert haben, worum es geht? Doch wenn man etwas nicht ändern kann, bringt es auch nichts, sich darüber aufzuregen. Wichtig ist, sich korrekt zu verhalten. Statt Energie mit eigenem Widerstand zu verbrauchen, sollte man sich besser einverstanden damit erklären, es nicht ändern zu können (oder nur mit unverhältnismäßig hohem Aufwand).

Es ist der Weg vom
Ich mag oder will das nicht
über das
So ist es nun einmal
hin zum
Es ist, wie es ist, und so ist es in Ordnung
bis zum
Wie mache ich das Beste aus der Situation?

Wenn man sich mit etwas einverstanden erklärt hat, erwirkt man mittels der inneren Freiheit für sich selbst das Beste.

Es gibt erheblich mehr Gefühle, die wir als negativ empfinden als solche, die uns angenehm sind, denn Gefühle sollen uns warnen und schützen. Es ist meistens sinnlos, gegen seine negativen Gefühle anzugehen, besser ist, wirkungsvoll mit ihnen umzugehen. Dabei hilft die Umformulierung, die durch die schlichte Frage, ob ein Sachverhalt auch anders eingeschätzt werden kann, möglich wird:

Nehmen wir den Satz: »Mein Beruf wäre so schön, gäbe es die Patienten nicht.« Dahinter können sich gewiss verschiedene Inhalte verbergen, meistens zeigt ein solcher Satz, genervt oder erschöpft zu sein, sich vom Verlangen der Patienten bedrängt zu fühlen. Begeben wir uns nun in eine Metaposition, zeigt der Satz in seiner ersten Hälfte immerhin, dass der Beruf schön sein kann. Insofern geht es um den zweiten Halbsatz. Arzt oder Therapeut zu sein, ohne Patienten behandeln zu müssen, ist aber nicht möglich – außer man wechselt beispielsweise in den Medizinjournalismus oder in eine Unternehmensberatung. Dann hilft, sich zu überlegen, was konkret an den Patienten nicht gut ist: Vermutlich geht es um einzelne Patienten oder um die zu hohe Gesamtzahl. Was konkret stört? Gibt es nicht doch zumindest einen einzigen Patienten, der angenehm ist? Wohl schon. Je mehr man die Situation betrachtet, umso eher wird dann klar, um was es wirklich geht: darum, sich nicht genügend abzugrenzen und »den« Patienten nicht die Grenzen, die man als Arzt oder Therapeut hat, aufzuweisen. Eine Umformulierung ist deshalb:

»Mein Beruf ist schön und wertvoll, deshalb achte ich ab jetzt meine eigenen Grenzen, indem ich …« Der Satz kann vollendet werden mit: »… ab jetzt weniger Patienten einbestelle, … mehr Pausen einlege, … auf unberechtigte Forderungen der Patienten bestimmt und klar reagiere.«

Jedes negativ empfundene Gefühl hat seine Berechtigung, ebenso unsere Unlust, es auf Dauer zu ertragen. Wir können die Wirkung dieser Gefühle zu verringern versuchen. Wer unter Zeitdruck steht, kann dennoch kurz innehalten und sich überlegen, woher der Zeitdruck stammt – oder eine der weniger aufwendigen Achtsamkeitsübungen durchführen (Abschnitt 10.5). Sind es zu viele Patienten, die um Rat suchen? Dann bedeutet dies auch, beliebt und anerkannt zu sein. Wer sich das sagt, statt sich dauernd über die Zeitnot zu ärgern, kann etwas Druck aus seiner Gefühlswelt nehmen. Das entbindet niemanden davon, ein funktionierendes Zeitmanagement zu betreiben.

Wer sich über auszufüllende Formulare ärgert, kann seinen Blick darauf richten, was nach deren Erledigung Schönes möglich ist, und es deshalb in froher Erwartungshaltung so rasch wie möglich hinter sich bringen. Wer sich über einen Patienten geärgert hat, dem er Einhalt geboten hat, kann sich für seine Durchsetzungsfähigkeit oder Klarheit gratulieren. Denn auch heute gilt eine knapp 2000 Jahre alte Erkenntnis: »Es sind nicht die Dinge selbst, die uns beunruhigen, sondern die Vorstellungen und Meinungen von den Dingen« (Epiktet, etwa 50–138 n. Chr.). Unsere Bewertungen sorgen für das Problem und damit stellen sie das eigentliche Problem dar.

11.2 Gesundes Verhalten

11.2.1 Beziehungen

Nicht alle angenehmen Gefühle sind gleichermaßen nützlich und nicht alle unangenehmen Gefühle sind gleichermaßen schädlich für das allgemeine Befinden des akademischen Helfers. Wird ein Arzt durch positive Emotionen seines Patienten aktiviert, wirkt das offenbar effektiver als positiv empfundene Emotionen anderen Ursprungs. Es zeigt damit die innere Verbundenheit zwischen Helfer und Patient. Umgekehrt gilt dies auch, wenn der Patient gestresst ist, überträgt sich dies auf den Arzt (Weilenmann et al. 2018). Zweierlei Bedeutung haben diese Erkenntnisse: Emotionen sind ansteckend, in beide Richtungen und unabhängig von deren Qualität. Noch wichtiger: Einem Arzt oder Therapeuten ist es nicht möglich, alles, was ihn aufbauen könnte, außerhalb seines Berufs zu finden. Auch in seinem Beruf muss es positive, ihn stärkende Inhalte geben.

Gelungene Beziehungen vermindern das Stressempfinden. Sie stabilisieren und helfen uns. Wir fühlen uns meistens besser, wenn wir nicht alleine sind. Außerdem geben sie uns die Chance, um Hilfe nachzufragen, wenn wir Hilfe brauchen. Aber wenn die Beziehung selbst Anlass zu Stress gibt, formt sich das alles um und sie selbst wird zur Belastung, die sich auch in körperlichen Symptomen ausdrücken kann. Unbefriedigende Beziehungen, oder gar Beziehungen, in denen Gewalt herrscht, sollten beendet werden – gleich, wie lange sie schon bestanden haben. Nicht wenige Klienten kommen zu mir und klagen zuerst über ihre Praxis und geben dann schließlich sich selbst gegenüber zu, dass das größere Problem privater Natur ist.

11.2.2 Das Mini-Einmaleins des Zeitmanagements

Ganz allgemein sind das Ausmaß und die Beständigkeit der eigenen Zufriedenheit ein recht sicheres Maß für die empfundene Lebensqualität. Was Lebensqualität für den Einzelnen bedeutet, hat mit ihm selbst zu tun. Fragen Sie sich in einem ruhigen Moment, welche Bedingungen erfüllt sein müssen, damit Sie Ihr Leben als lebenswert empfinden:

● Was konkret bedeutet für Sie hohe Lebensqualität?
● Und: Halten Sie sich an das, was Sie darüber wissen?

Die Zeit ist ein Faktor, der maßgeblich über Lebensqualität entscheidet. Je freier man über seine Lebenszeit verfügt, umso höher ist meistens die persönliche Zufriedenheit. In diesem Kontext ist es hilfreich, sich in Erinnerung zu rufen, dass kein Mensch Zeit besitzt, sondern man sie sich immer nehmen muss. Das bedeutet: Wer sich für etwas Zeit nimmt, muss sie irgendwo anders wegnehmen. Beim Zeitmanagement geht es deshalb immer auch darum, Prioritäten zu setzen – was will ich am liebsten tun und was muss deshalb entfallen? Auch das Gefühl, über die Zeit ausreichend Macht zu haben, stärkt das Gefühl der Selbstwirksamkeit.

Dringend oder wichtig?

Vielleicht kennen Sie die Eisenhower-Matrix. Letztlich geht es darum, sich klarzumachen, was im (beruflichen oder privaten) Leben dringend ist und was wichtig. Dinge, die weder wichtig noch dringend sind, sind zu erkennen und abzustellen. Dazu können unnötige E-Mails genauso gehören (dafür gibt es den »Löschen«-Button) wie Blättern in Zeitschriften oder Internetsurfen. Und Dinge, die wichtig und zugleich dringend sind, müssen sofort angegangen werden. Im Beruf sind dies beispielsweise die echten Notfälle. Aber seien wir ehrlich: Wer nicht in einer Notfallambulanz, als Notfallmediziner, als Anästhesist oder Notfallseelsorger arbeitet, wird auch Tage ohne solche Patienten kennen. Nun gibt es noch zwei Kategorien: Wichtig und nicht dringend kann erheblich mehr Bedeutung für uns selbst besitzen, als man denken mag. Inhalte, die dringend und nicht wichtig sind, haben hingegen oftmals eine Macht über uns, die ihnen nicht zusteht.

Zu Letzterem: Dringend erscheinen viele der nicht originär ärztlichen Tätigkeiten wie Verwaltungsarbeiten oder Dokumentationspflichten. Unter medizinischem Gesichtspunkt sind sie für das konkrete Patientenwohl nicht wichtig. Während ein Patient einen anaphylaktischen Schock hat, ist es vollkommen egal, dass dieser laut ICD-10 mit T 78.2 zu codieren ist. In diese Kategorie unwichtig/dringlich fallen nahezu alle Aufgaben, an welchen sich akademische Helfer reiben, welche sie mit Widerwillen ausführen. Wenn ein Klient zu mir kommt, kann ich geradezu darauf warten, wann er seinen Unmut über Versicherungsanfragen oder Dokumentationspflichten äußert. Solange für diese Arbeiten, die kein aufwendiges Studium verlangen, keine Lösung für alle erreicht wird, bleibt nur die Möglichkeit des späten Einverstandenseins (siehe unten). Ansonsten ist dies die typische Kategorie der Inhalte, die man delegieren sollte.

Was tun, wenn uns etwas nicht passt? Die meisten machen dann trotzdem und widerwillig mit, gegen ihre eigenen inneren Widerstände. Das ist eine schädliche – uns schädigende – Anpassung, die unsere Kraft kostet, weil wir wie gegen einen Strom schwimmen müssen. Dabei gibt es täglich Dinge, die uns nicht gefallen, ich nenne sie die Unveränderlichen (Bergner 2018a). Andere Menschen und deren Verhalten, eine Pandemie, der Stau auf unserer Wegstrecke, der im Weg parkende Lieferwagen, Frustrationen jeglicher Art, Träume, die unerfüllbar bleiben – bei all diesen Themen bleibt uns der Easy-Way-of-Life meistens verwehrt. Das wäre der *Weg der sofortigen Zustimmung*. Irgendetwas in uns bäumt sich auf. Der nächstliegende wäre der *Weg des Verlassens* – nur wie soll man das Wetter verlassen oder den parkenden Lieferwagen wegbeamen? Dieser Weg ist dennoch durchaus gangbar, beispielsweise durch den Wechsel einer belastenden Arbeitsstelle. Wenn wir diesen Weg zu häufig gehen, strengt es an, und dann sollten wir uns fragen, warum wir so wenig Konstanz leben können. Wer Burnout hat, kommt hingegen auch eine zu lange Zeit nicht auf die Idee, diesen Weg zu wählen. Nach dem Motto: Besser das bekannte Schlechte als das Unbekannte. Dabei ist es immer möglich, eine Situation zu verlassen. Hier geht es um den Preis für diese Alternative, der zu hoch erscheint. Trotzdem, wer wieder und wieder Kompromisse eingeht, die ihn stark belasten, wird irgendwann die Last nicht mehr tragen können. Wiederholtes Handeln gegen die eigenen Überzeugungen schwächt – entweder wird dies dann als Opportunismus oder als Hoffnungslosigkeit zu werten sein.

Es gibt eine Wahlmöglichkeit, die als Königsweg bezeichnet werden darf: Der *Weg des späten Einverstandenseins*. Spät deshalb, weil er uns meistens nicht als Erstes in den Sinn kommt. Dieser Weg bedeutet: Wir stellen uns konstruktiv auf das (im Moment) Unveränderliche ein. Wir investieren unsere Energie dort, wo sie wirkt. Wir machen mit, ohne Wenn und Aber, und sind einverstanden. Wir wachsen an den notwendigen Reibungen und sind stolz auf uns selbst. Wir gewinnen mehr als das Unveränderliche uns je hätte abverlangen können. Das ändert nichts daran, darauf zu achten, dass die Dinge so kommen, wie sie uns passen. Nur, das geschieht eben nicht immer.

Akzeptanz, Realitätssinn, Wertschätzung, Stellungbeziehen, Zu-sich-selbst-Stehen – das ist die zentrale Auswahl der Einstellungen, die uns den Weg zum späten Einverstandensein ebnen.

Die für *Mental Health* besonders spannende Kategorie ist die der wichtigen Inhalte, die sich nicht als dringend in den Vordergrund drängen. In ihnen liegen meistens Lösungen versteckt, die ein besseres Leben ermöglichen. Für diese Kategorie sollten Sie sich Zeit und Muße nehmen, indem Sie mit folgender Übung beginnen:

Übung 11.2: Was ist das Wichtigste für mich?

1. Was will ich wirklich tun?
2. Wo möchte ich in wenigen Jahren beruflich und privat stehen?
3. Was möchte ich *nicht* mehr tun? Und wie kann ich mich davon lösen?
4. Was würde ich irgendwann bereuen, nicht getan zu haben?

Wir bereuen viel eher das, was wir nicht getan haben, als etwas, das wir getan haben und sich später als wenig passend herausstellte.

Gerade die letzte Frage, oftmals als sogenannte Sterbebettaufgabe bezeichnet, haben andere, die kurz vor ihrem eigenen Ende standen, für sich so beantwortet (in Bergner 2013a):

1. Ich hätte mich glücklicher sein lassen sollen – das bedeutet Achtsamkeit sich selbst gegenüber.
2. Ich hätte weniger arbeiten sollen – hierbei geht es um (zeitliche und inhaltliche) Grenzen.
3. Ich hätte mich mehr um meine Freunde kümmern sollen – hier geht es um die sozialen Kontakte, heute Netzwerk genannt.
4. Ich hätte ein Leben führen sollen, das mir entspricht – hier geht es um Wahrhaftigkeit.
5. Ich hätte meine Gefühle besser zeigen sollen – hier geht es um emotionale Intelligenz.

Gute Chancen für mentale Gesundheit haben Sie, wenn Sie sich ehrlich beantworten, was Sie wirklich tun wollen, und dies dann auch gemäß den Richtlinien über Ihre Ziele (Abschnitt 12.3) angehen und stetig verfolgen.

Zeitfresser

Zeitfresser können Ihnen Zeit stehlen. Sie sind so weit wie möglich aus dem Leben zu verbannen (Bergner 2018a). Ein heute überaus häufiger Zeitfresser ist das Surfen im Internet. Daneben gibt es zahlreiche andere wie

- Störungen von außen (Mitarbeiter kommen ungefragt in den Raum),
- zu lange Anfahrtszeit zur Arbeitsstelle,
- Schwierigkeiten zu Hause, die ungeklärt vor sich hin schwelen,
- dem eigenen Redefluss nicht ausreichend Einhalt gebieten können,
- zu viele Kontakte mit Patienten ohne ausreichende Pause zwischendurch.

Das Wesentliche ist, sich der Zeitfresser bewusst zu werden, vorher können sie nicht verabschiedet werden. Oftmals haben sich Verhaltensweisen so eingeschliffen, dass deren Nutzlosigkeit kaum erkannt wird.

Prioritäten

Wie setzt man Prioritäten?

Hierfür gibt es fünf Kategorien.

Kategorie 1: *Ich muss es sofort tun.* Das kennen Sie von eben als zugleich dringend und wichtig.

Kategorie 2: *Ich lasse es.* Auch das hatten wir auch schon – es ist der Weg des Verlassens, der bedeutet: Ich tue es gar nicht. So leicht es klingt, so schwer ist das für manche in der Realität. Denn es geht darum, etwas loszulassen, und vielleicht auch darum, sich nicht vorzuwerfen, es bislang immer getan und damit kostbare Zeit vergeudet zu haben.

Kategorie 3: *Ich verschiebe es und lege es auf einen anderen Termin.* Wenn der Termin gekommen ist, müssen Sie erneut entscheiden, in welche der fünf Kategorien es nun gehört. Das hat nichts damit zu tun, alles Mögliche in dieser Kategorie zu stapeln, dann werden es aufgeschobene Dinge (siehe Prokrastination, Abschnitt 10.3.1)

Kategorie 4: *Ich verändere es.* Eine Veränderung ist nur sinnvoll, wenn sie zu einer Verkürzung oder Vereinfachung der Aufgabe führt.

Kategorie 5: *Ich delegiere es.* Wenn Sie das tun können, gehört dazu, dem Beauftragten mitzuteilen, in welche Kategorie er es einzuordnen hat. Auf keinen Fall in Kategorie 2! Den Mut müssen Sie schon selbst aufbringen.

11.2.3 Eulen nach Athen

Schlaf

Zu wenig Schlaf verlängert Reaktionszeiten. Problemlösungsskills und auch die Flexibilität im Denken lassen nach. Die allgemeine Stimmungslage verschlechtert sich und ein möglicherweise vorhandenes Potenzial, mit Belastungen umzugehen, kann nicht mehr voll ausgeschöpft werden. Insgesamt wirkt der Mensch starr, seine motorischen Fähigkeiten erreichen nicht das Maß, was möglich wäre. Die Feinmotorik schwindet, das Erinnerungsvermögen wird schwächer und die Flexibilität für Reaktionen und Verständnis lässt nach.

- Im Vergleich zwischen Ärzten, die laut Dienstplan jeden dritten Tag 24 Stunden Dienst am Stück hatten, und denen, die nicht mehr als 16 Stunden täglich arbeiteten, führten die erhöhten Arbeitszeiten in 35,9 % zu schwerwiegenden ärztlichen Fehlern, definiert als Fehler, die das Potenzial für schwere Schädigungen in sich trugen (Rosenbluth & Landrigan 2012).

- Es gibt eine ungewöhnlich große Studie mit über 15 000 jungen Ärzten, deren Risiken vor und nach der Einführung einer Arbeitszeitbegrenzung auf maximal 16 Stunden täglich ermittelt wurden (Weaver et al. 2020). Die Zeiten mit über 24-stündigem Dienst von 3,9 pro Monat sanken auf 0,2. Zugleich verringerte sich das Risiko der Ärzte für einen Autounfall um 24 %, das Risiko einer akzidentellen Nadelstichverletzung um 40 % und die Rate von Aufmerksamkeitsfehlern (Kunstfehlern) um 18 %.

Wenn schon die Eulen nach Athen getragen werden sollen: Regelhafter Schlaf ist die Basis für Lebensqualität. Für Menschen, die dieses Buch lesen, dürften 7 bis 9 Stunden Schlaf pro Tag die richtige Dauer sein, bei einer Spannweite zwischen 6 und 10 Stunden.

- Es gibt eine Schlafdauer, ab der das Risiko für Fehlbehandlungen deutlich steigt. Eine Nacht ohne Schlaf ist eine solche Schwelle, bei zwei Nächten mit jeweils maximal 5 Stunden Schlaf oder drei Nächten mit jeweils maximal 6 Stunden Schlaf liegen weitere Grenzen, die nicht unterschritten werden sollten (Krause et al. 2017), damit die Sicherheit des Patienten gewahrt (Abb. 11.1) und der Helfer gesund bleibt.
- Ob Müdigkeit und Schlafentzug tatsächlich ungute Auswirkungen auf die Patientenversorgung und -sicherheit haben, wird andererseits nach einem systematischen Literaturüberblick als unklar bewertet (Gates et al. 2018). Es bleibt bei der eigenverantwortlichen Entscheidung jedes Arztes und Therapeuten, ab welchem Grad von Müdigkeit er seine Tätigkeit unterlässt.

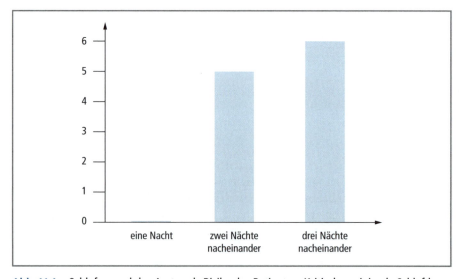

Abb. 11.1 Schlafmangel des Arztes als Risiko des Patienten: Kritische, minimale Schlafdauer für ärztliche Kunstfehler

Es gibt Regeln für einen besseren Schlaf. Wenn Sie unter Schlafstörungen leiden, sollten Sie diese einmal ausprobieren:

- tagsüber auf Schlaf verzichten, durchhalten,
- wenn Sie wissen, dass Sie Koffein wachmacht: ab dem Mittag darauf verzichten,
- kein Alkohol, erst recht nicht am Abend,
- nur leichte Mahlzeiten ab dem Nachmittag,
- keine körperlich erschöpfenden Tätigkeiten abends – außer Sex,
- entspannen Sie sich vor dem Zubettgehen, zum Beispiel mit einer der Übungen aus diesem Buch,
- kreieren Sie ein Ritual vor dem Zubettgehen: Führen Sie bestimmte Tätigkeiten also immer auf die gleiche Weise und in gleicher Reihenfolge aus (erst Hände waschen, dann das Gesicht, danach die Haare kämmen, anschließend die Zähne putzen usw.),
- gehen Sie nur dann ins Bett, wenn Sie wirklich müde sind,
- machen Sie nie etwas anderes im Bett, als zu schlafen – sexuelle Aktivitäten ausgenommen,
- wenn Sie nicht einschlafen können, stehen Sie wieder auf und tun Sie etwas, das Ihnen angenehm ist, aber kein Internetsurfen und kein Fernsehen, also beispielsweise Musikhören oder Lesen,
- wenn Sie doch zu müde sind, um aufzustehen: Schauen Sie nicht auf die Uhr.

Liebevolle Selbstumarmung

Was tun Sie, wenn ein Gast ein Glas mit Rotwein auf der handgeklöppelten Decke Ihrer Erbtante Gertrude verschüttet? Schreien Sie ihn an? Geben Sie ihm eine Ohrfeige? Bezeichnen Sie ihn als blöd, Idiot oder werfen Sie ihn hochkant aus dem Haus? Vermutlich nicht. Was tun Sie, wenn Ihnen das Missgeschick passiert? Die meisten verhalten sich selbst gegenüber ungnädig. Aus dem »Das macht doch nichts. Das kann jedem mal passieren« für Fremde wird für uns selbst: »Ich Idiot. Kann ich nicht besser aufpassen?!« Erbarmungslos sind wir meist nur uns selbst gegenüber (und manche Eltern ihren Kindern gegenüber). Den meisten von uns fehlt zunächst die Fähigkeit, sich selbst freundlich und fürsorglich zu betrachten und nicht gleich in Abwertungsorgien zu verfallen. Ein Gutteil der schlechten Stimmung, welche wir abends nach einem stressreichen oder unschönen Arbeitstag spüren, ist darauf zurückzuführen. Statt uns selbst symbolisch liebevoll zu umarmen und Erbarmen mit uns selbst zu zeigen, grübeln wir und hadern mit dem, was geschehen ist – und damit übrigens vorbei ist. Nur für uns selbst ist es nicht vorbei. Das ist ein Fehler. Zur Erinnerung: Durch Achtsamkeit trainieren wir, im Moment zu sein, und nicht in der Vergangenheit (Abschnitt 10.5).

Imaginärer Sorgentresor

Es gibt einen Ritus, den man am Ende eines Arbeitstags vollziehen kann. Probieren Sie ihn einfach aus. Fast jeden Tag werden Sie Belastungen und weniger schöne Dinge erlebt haben. Bevor Sie nach Hause aufbrechen, denken Sie sich, es sei ein besonderer Tresor an Ihrer Arbeitsstelle aufgestellt. Den öffnen Sie und legen all die Sorgen, Nöte, das Leid und Elend des heutigen Tages hinein. Sie legen in Ihrer Vorstellung all das hinein, was heute war. Dann schließen Sie den Tresor und fahren nach Hause.

Sport

Wenn Ärzte ihren Patienten etwas empfehlen, das sie selbst nicht einhalten können, wirken die Ratschläge wenig authentisch. Ein bei geringster Anstrengung keuchender, deutlich übergewichtiger Arzt wird nur schwerlich die Vorteile von sportlicher Betätigung einprägsam erklären. Deshalb schreibe ich hier nicht mehr dazu. Sie wissen, wie wichtig körperlicher Ausgleich ist.

Verhaltensänderungen der Patienten haben deshalb viel mit der Glaubwürdigkeit derjenigen zu tun, die Empfehlungen aussprechen.

Ernährung

Der Einfluss von Ernährung auf das Wohlbefinden und die alltägliche Leistungsfähigkeit wurde in unzähligen Studien belegt (z. B. Lemaire et al. 2010, Lemaire et al. 2011). Unzureichende Ernährung kann die Arbeitsfähigkeit in verschiedener Weise ungewollt beeinflussen. Manche reagieren genervt oder eher frustriert, andere beklagen leichte Kopfschmerzen oder Schwindelgefühle oder einen leichten Tremor. Auch Konzentrationsschwierigkeiten und Probleme, Entscheidungen zu fällen, sind bekannt (Hamidi 2019).

Auf ausreichende Wasserzufuhr, um Dehydration vorzubeugen, ist ebenso zu achten. Ansonsten ist mit ähnlichen Symptomen wie bei unzureichender Ernährung zu rechnen, zusätzlich mit Müdigkeit, Stimmungsschwankungen, motorischen Koordinationsproblemen, verlangsamten Reflexen oder eingeschränkter Erinnerungsfähigkeit. Wasser ist die einzige Flüssigkeit, die der Erde gegeben wurde. Das dürfte den meisten bewusst sein. Auch die Vorteile einer leichten, ausgewogenen Kost – eher pflanzlich und unter Verzicht auf leicht verfügbare Kohlenhydrate und zu viel Fett – zu nennen, ist an dieser Stelle Eulen nach Athen getragen. Wichtig ist, sich auch während der Arbeit den zeitlichen Freiraum zu schaffen, um wirklich in Ruhe bewusst essen zu können. Schlingen kann zu Übergewicht führen – zumindest zu Magen- oder Verdauungsproblemen.

11.2.4 Zum guten Schluss

1. Sorgen Sie für genügend und erholsamen Schlaf.
2. Behandeln Sie Ihren Körper liebevoll, auch mittels Bewegung.
3. Schaffen Sie ein stimmiges Verhältnis (zeitlich und inhaltlich) zwischen Ihrem Beruf und Ihrer Freizeit – beide sind Bestandteile Ihres Lebens.
4. Sorgen Sie für befriedigende soziale Kontakte und Beziehungen.
5. Leben Sie Ihre Sexualität aktiv.
6. Achten Sie sich selbst, indem Sie sich fordern, aber nicht überfordern.

7. Setzen Sie sich Ziele, die erreichbar sind, und wertschätzen Sie sich, wenn Sie diese erreicht haben.
8. Achten Sie Ihre Grenzen – und wenn andere sie überschreiten, gebieten Sie ihnen Einhalt.
9. Vermeiden Sie alle Substanzen, welche für Geist, Seele und Körper gefährlich sind (wie Psychopharmaka, Alkohol, Drogen).
10. Beobachten Sie sich aufmerksam, aber nicht hysterisch auf mögliche Krankheitszeichen.
11. Nutzen Sie Hilfe von Fachleuten, wenn diese nötig wird.
12. Vermeiden Sie Selbstmedikation.
13. Lernen Sie Strategien, die Ihnen noch besser durchs Leben helfen.
14. Nutzen Sie gezielt die Angebote, welche Ihnen die heutige Zeit bietet.

Heute gibt es eine Vielzahl von Apps für das Smartphone, nicht nur um den Puls oder die am Tag zu Fuß zurückgelegte Strecke zu messen, sondern auch für Stress mindernde Übungen, zur gesunden Ernährung, als Alkoholwarner und vieles mehr.

11.3   Ansprüche

11.3.1 Materielle Ansprüche

In diesem Unterkapitel gibt es keine Übungen, nur Denkanregungen, die trotzdem zu Ihrer mentalen Gesundheit einiges beitragen können und auf eine Entlastung abzielen. In Abschnitt 2.1 des Buches ging es unter anderem um Gier. Jetzt greifen wir das Thema noch einmal auf.

Nehmen wir an, der junge Doktor Kevin S. wird vom geschickten Autoverkäufer Adam O. zu einem »Event« eingeladen – er darf in einem erlesenen Kreis von Interessenten einen Tag vor allen anderen das neue Automodell Super Spirit anschauen, Probe sitzen, sogar Probe fahren. Kevin denkt sich: »Wenn ich mir den Wagen leisten kann, dann habe ich es geschafft.« Er steht kurz vor der Niederlassung und hätte nie geglaubt, bereits zwei Jahre danach genug Geld verdient zu haben, um seinen Super Spirit in geilem Gelb zu kaufen. Stolz wie Bolle fährt er in den ersten Wochen damit herum. Er wird angesprochen und aalt sich im Scheinwerferlicht seines Autos. Nach einiger Zeit hat er sich an den Wagen gewöhnt. Da trifft er seinen Studienkollegen Leon – ausgerechnet in einem schwarzen Porsche Targa. »Oh«, denkt sich Kevin, »wenn ich mir den leisten kann, dann habe ich Ruhe.« Sie ahnen, wie die Geschichte weitergeht. Viele unserer materiellen Anschaffungen (und übrigens durchaus auch immaterielle wie Liebschaften) basieren auf der impliziten oder gedachten Grundkonstellation »Wenn-dann«. Wenn ich den neuen Fotoapparat habe, dann mache ich bessere Fotos. Wenn ich mit der oder dem ins Bett gehe, dann bin ich befriedigt. Wenn ich noch einen weiteren Zusatztitel habe, dann weiß ich genug. Wenn-dann führt uns immer weg von der Gegenwart hin in eine ausgedachte Zukunft. Problem: Die Zukunft ist definitiv in keiner Weise vorhersehbar. Und da wir bis zu unserem Tod immer eine Zukunft vor uns haben, kann man dieses Wenn-dann-Spiel fast ewig betreiben. Das kostet viel und bringt fast gar nichts. Denn wir leben nur jetzt, nie vorher und nie später. Wenn wir zufrieden sein wollen, geht dies umso besser, je weniger Bedingungen wir dafür stellen und je mehr wir in der Gegenwart leben. Das Grundsätzliche dabei ist, mit der eigenen Gier wirkungsvoll umzugehen zu lernen – im Sinne des Maßhaltens. Ein Maß ist eine Form von Begrenzung.

Gier ist kein Phänomen, welches Finanzinvestoren alleine trifft, Gier ist ein Gefühl, das jeden heimsuchen kann: Sie ist tatsächlich geil. Wenn wir Gier empfinden, sind die gleichen Regionen unseres Gehirns aktiviert wie bei sexueller Erregung (Bergner 2017). Diese Aktivität bleibt in etwa gleich, solange wir das Ziel (meistens Geld, ein bestimmter Status oder Erfolg) noch nicht erreicht haben. Gier bezieht sich also auf das, was wir noch nicht besitzen. Kaum dass wir es haben, sinkt die zentralnervöse Aktivität, und unsere Gier ist für den Moment vorbei. Doch dann kommt rasch das nächste Objekt der Begierde wie aus dem Nichts hervor. Deshalb streben wir nach immer Neuem und meistens auch nach mehr. Wir merken nicht, wie wenig es uns tatsächlich befriedigt, sobald wir das bisherige Objekt unserer Begierde besitzen. Es handelt sich dabei um einen Teufelskreis.

Das ist der wesentliche Grund, weshalb unser Wirtschaftssystem seit etwa eineinhalb Jahrhunderten funktioniert. Würden die Menschen verstehen, wie hohl und sinnlos es ist, immer Neues zu wollen und nach immer mehr zu streben, bräche das System zusammen. Wie rasch das gehen kann, erlebten wir alle während der letztlich kurzen Zeit des Lockdowns im Frühjahr 2020. Wer hätte gedacht, wie kurzfristig selbst große Unternehmen kalkulieren und wie sehr sie auf einen ununterbrochenen Fluss von Einnahmen angewiesen sind. Konsumverweigerung würde unser System innerhalb weniger Monate zerstören. Deshalb weiter so?

Das darf jeder für sich selbst entscheiden. Vielleicht machen Sie sich dabei die Leere bewusst, die meist rasch auftaucht, wenn Sie ein ehedem so begehrtes Objekt erworben haben. Es ist ein Grundübel anzunehmen, wenn andere etwas haben, bräuchten wir es auch. Gewiss, nicht jeder Mensch trachtet danach, aber das Problem, dass ein Wunsch auf den nächsten folgt, kennen vermutlich viele – denn die Erwartung eines Gewinns fühlt sich besser an als der Gewinn selbst. Schaffen wir es, permanent in der Erwartungshaltung zu leben, fühlen wir uns besser, auch wenn wir dafür ständig für monetären Nachschub sorgen müssen. Wir »ticken« so, weil die Gier ursprünglich für das Überleben der Menschen sorgte. Das ist heute bei uns, da wir im Überfluss leben, jedoch von nachrangiger Bedeutung.

Wer gegen seine Gier – und damit auch ein wenig gegen unser gieriges Wirtschaftssystem – vorgehen will, hat es deshalb nicht leicht. Der erste Schritt ist, sich das Wesen der Gier zu verdeutlichen. Es gibt zwei Instanzen, die uns dabei helfen können: unser Denken und unser Willen. Der Wille ist die Instanz in uns, die uns hilft, gegen unseren Bauch (unser Gefühl, unsere Gier) zu handeln. Brauchen wir drei Fotokameras? Mehrere Autos? Viele Handtaschen? Unzählige Kosmetikartikel? Den teuersten Grill, der hergestellt wird? Nein, all das brauchen wir nicht. Wenn wir es uns kaufen, dienen wir nur den Herstellern dieser Produkte. Wollen wir nicht deren Vasallen sein, sollten wir uns folgende Frage stellen: Wie viel möchte ich wirklich anschaffen, wie viel also muss ich wirklich einnehmen, nur damit ich es ausgeben kann? Die nächste Frage ist dann: Wie viel bin ich bereit, von der einzigen Ressource, die kein Mensch vermehren kann, von meiner Lebenszeit, für den Besitz bestimmter Dinge zu geben? Das alles sind wichtige Fragen, auch für die mentale Gesundheit. Nochmals: Es geht dabei nicht um Selbstkasteiung, sondern um das individuell richtige Maß. Sich selbst Grenzen zu setzen, schafft die Chance auf innere Freiheit. Wer nichts mehr haben muss, schafft sich große Freiräume und entlastet sich.

Ideen, wie auch unter volkswirtschaftlichen Aspekten unser Leben neu definiert werden könnte, gibt es seit fast einem halben Jahrhundert. Die Nobelpreisträger William Nordhaus und James Tobin wiesen damals darauf hin, dass das Bruttoinlandsprodukt zur Bewertung des wirtschaftlichen Wohlergehens ungeeignet sei und schlugen eine neue Maßeinheit vor, die sie Measure of Economic Welfare (MEW) nannten (Hall 2020). Statt das Bruttoinlandsprodukt und die Produktivität als Messgrößen des Erfolgs zu nutzen, misst der MEW Faktoren wie Gesundheit, Humanvermögen, die Qualität der Freizeit sowie die Kosten jeglicher Verschmutzung und die Auswirkungen auf den Klimawandel.

Da unser Wirtschaftssystem auf ständigem Wachstum basiert, muss den Menschen durch Werbung vorgegaukelt werden, dass sie immer mehr brauchen. Das goldene Kalb, um das sich alles dreht, sind materielle Dinge wie Smartphones, Autos oder mehrere neue Modekollektionen in jedem Jahr. Dies hat die Sicht auf die wirklich wichtigen und wertvollen Dinge wie Gesundheit, soziale Nähe oder tiefes Erleben vernebelt. In diesem Nebel kassieren Firmen, die viel versprechen und wenig dafür einsetzen, Milliarden. Würde stattdessen der Dienst am Menschen als wertvoll verstanden und angemessen honoriert, wäre dies ein wesentlicher Schritt zu einer humaneren Welt. Das Paradigma des ständigen Wachstums wäre hinfällig. Man würde sich weniger auf das Materielle (»Haben«) als auf das Immaterielle (»Sein«) konzentrieren.

Auch ein anderes Paradigma sollte ebenso schnell fallengelassen werden, das vom Homo oeconomicus, vom Menschen, der all seine Entscheidungen materiellen (gierigen) Inhalten unterwirft. Das mögen bestimmte Betriebs- und Volkswirte oder Aktionäre tun, aber erfreulicherweise sind Menschen im Allgemeinen anders. Wir sind soziale Wesen, die wissen: Wenn wir anderen helfen, wird auch uns geholfen werden. Es handelt nicht jeder immer egoistisch.

11.3.2 Krisen

Die Bedeutung einer Krise liegt darin, Änderungen zu erzwingen, die nicht freiwillig geschehen sind, obwohl sie bereits hätten geschehen sollen. Eine Krise dient damit der Wahrheit oder Wahrhaftigkeit (Bergner 2013a). Krisen können auf Ansprüche hinweisen, die einem falschen Inhalt folgen oder ein falsches – in der Regel zu hohes – Ausmaß angenommen haben. So geraten Menschen, die eine Zeit lang im Verhältnis zu ihren Einnahmen zu viel ausgegeben haben, in

Insolvenz. Auch die Klimakrise ist eine Folge von Ansprüchen: immer mehr Mobilität, immer mehr Stromverbrauch. Das Mehr an Kohlendioxid ist für unsere Erde eben nicht mehr aushaltbar. Den Zustand vor einer Krise kann man als Lüge bezeichnen, die so lange aufrechterhalten bleiben kann, wie Energie dafür zur Verfügung steht. Das ist einer der positiven Effekte einer Krise: Sie minimiert Energieverluste. Persönliche Krisen können eine offenkundig gewordene Selbstschädigung beenden. Das ist meistens bei Burnout der Fall. Je länger man sich in einer Krise befindet, umso mehr Energie wird nötig, weil die eigene Schädigung oder Täuschung nicht verstanden oder akzeptiert wird. Erst wenn eine Änderung des Verhaltens oder der Einstellung erfolgt, wird die Krise gehen. Man kann auch sagen: Eine Krise folgt auf den Willen (am Alten festzuhalten) und ersetzt insofern die Motivation, die eigentlich von uns aus für die Änderung sinnvoll gewesen wäre. Die Krise ist nur ein Zeichen für eine meist schon länger bestehende Dysbalance, der eine Not innewohnt. Deshalb ist sie der Beginn einer Lösung und insofern ein Teil von ihr. Es ist wichtig zu verstehen, dass eine Krise kein Teil des Problems, sondern der Lösung ist, auch wenn sie sich unangenehm anfühlt. Sie kann beispielsweise auf fehlende Selbstwahrnehmung, Betrug an der Umwelt oder der Gesellschaft oder mangelnde Tatkraft hinweisen. Wenn wir nicht tun, was ansteht, erzwingt es die Krise. Das führt automatisch zu höheren Kosten, materiell und immateriell, weil der einfache, freiwillige Weg immer der günstigste gewesen wäre. Auf Dauer jedoch bringt die Krise uns dorthin, wo wir sein sollten.

Wer in einer Krise steckt, sollte sich dementsprechend eine einzige Frage stellen: Wohin will mich diese Krise führen?

11.4   Zufriedenheit

11.4.1 Freude, Zufriedenheit und Glück

Die Mehrzahl der Bücher unterscheidet nicht zwischen Freude, Zufriedenheit und Glück. Dabei handelt es sich um drei sehr unterschiedliche Gefühle (Bergner 2017).

Freude entsteht rasch, vorrangig bei kurzfristiger Befriedigung von Bedürfnissen. Wir freuen uns, wenn die ersehnte Bestellung geliefert wird. Meistens sind es materielle Dinge oder »Kleinigkeiten«, die uns erfreuen. Freude wirkt tendenziell extravertiert und ist eher oberflächlich.

Zufriedenheit ist ein sich langsam aufbauendes Gefühl, das entsteht, wenn wir über eine längere Zeit eine Situation erleben, mit der wir einverstanden sind. Einverständnis ist also eine wichtige Basis für Zufriedenheit. Wenn wir mit uns, so wie wir sind, einverstanden sind, dann sind wir zufrieden. Wir sind auch zufrieden, wenn wir mit unserem Beruf einverstanden sind, oder damit, wie wir leben. Weil Zufriedenheit eine langsame Geschwindigkeit und zugleich meist eine hohe Persistenz zeigt, handelt es sich um ein Gefühl, auf das wir uns verlassen können. Deshalb ist Zufriedenheit so wichtig. Sie schenkt innere Ruhe und Frieden. Im Frieden zu sein, das steckt bereits im Wort Zu-frieden-heit. Wenn wir so handeln können, wie es uns entspricht, sind wir zufrieden. Daran hapert es oftmals bei Ärzten, die mit ihrem Beruf unzufrieden sind. Dann müssen sie darauf achten, was ihnen konkret nicht passt, und das, wenn möglich, ändern. Grundsätzlich sind wir dann zufrieden, wenn die Realität unseren Wünschen, Vorstellungen oder Ansprüche entspricht. Weil Zufriedenheit eher introvertiert ist, schleicht sie sich als unbemerkter Gast bei uns ein, der erst auffällt, wenn er wieder gegangen ist.

Glück besteht meistens nur kurz, darin gleicht es der Freude. Glück wird jedoch als tiefer, ergreifender empfunden. Oft entsteht Glück in zwischenmenschlichen Situationen. So sind wir glücklich, wenn unser Kind das erste Mal »Mama« oder »Papa« sagt. Glück als Reaktion auf Materielles existiert kaum, meistens handelt es sich um Freude. Glück ist manchmal introvertiert, manchmal extravertiert. Es entwickelt sich bei der Hinwendung zu etwas oder jemandem und verlangt deshalb eine Öffnung unserer Persönlichkeit.

Zufriedenheit verhält sich zum Glück wie Liebe zum Verliebtsein (Bergner 2017). Sie können entscheiden, was Ihnen auf Dauer wichtiger ist.

Glück ist wundervoll. Es ist jedoch ein rasch vorübergehendes Gefühl und braucht oftmals einen wohlgesonnenen Zufall, um zu entstehen. Es kann sehr leicht gestört werden. Zufriedenheit kann sich hingegen als dauernder Zustand, also als Stimmung, einstellen. Sie erfordert leichter herstellbare Bedingungen, um zu entstehen, ist mit innerer Ruhe verbunden und trägt viel zur Resilienz bei. Deshalb schätze ich Zufriedenheit mehr als Glück.

Wer gestresst ist, aber zugleich zufrieden, wird kaum an Burnout erkranken. Erst die Kombination aus hohem Stress und Unzufriedenheit wirkt fatal. Zufriedenheit bietet also Schutz vor Burnout und anderen mentalen Erkrankungen. Zufriedenheit entwickelt sich, wenn wir eigene Entscheidungen treffen und sie verwirklichen. Wer nur träumt, wird irgendwann unzufrieden werden. Zufriedenheit steht eng mit dem Gefühl der Selbstwirksamkeit in Verbindung.

11.4.2 Unzufriedenheit und Zufriedenheit

Unzufrieden sind wir, wenn vieles in unserem Leben nicht so ist, wie wir es gerne hätten. Unzufrieden sind wir auch, wenn die Dinge nicht so laufen, wie wir es wollen. Dann stehen wir im Konflikt mit den Auswirkungen des eigenen Tuns. Nicht zuletzt macht uns unzufrieden, wenn die eigene Seele nicht so erfüllt wird, wie sie es braucht. Grundsätzlich sind wir somit unzufrieden, wenn wir etwas gerne hätten, was wir nicht haben. Manche Menschen sind schneller unzufrieden als andere, weil sie dazu neigen, immer mehr haben zu wollen – mehr Glück, mehr Geld, besseres Aussehen, mehr Aufregung im Leben. Auf diese Grundbedingung geht Abb. 11.2 ein (Bergner 2017).

Unzufriedenheit ist also das Gefühl des Mangels – weit über Mangel an materiellen Dingen hinaus –, und damit hat sie einen engen Bezug zur Gier und zu Ansprüchen. Ist ein Mensch unzufrieden, so herrscht in ihm kein innerer Frieden oder sogar ein Kriegszustand, der häufig vom Gefühl der Angst begleitet wird. Unzufriedenheit hängt deshalb eng mit Angst und Angsterkrankungen,

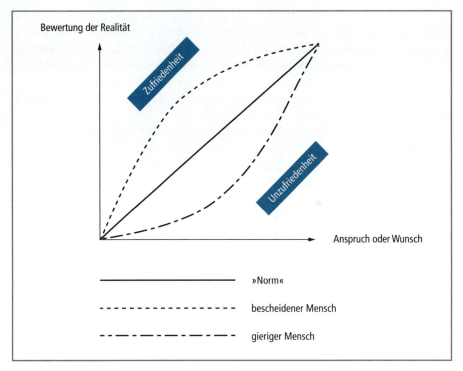

Abb. 11.2   Zufriedenheit zwischen Persönlichkeit und Anspruch

aber auch mit Burnout zusammen. Es gibt zwei verschiedene Formen von Unzufriedenheit: die lähmende, die uns zu Opfern macht und bei Angstkranken vor-
herrscht, und die kreative oder produktive, die uns antreibt, um Veränderungen
zu erreichen.

Wenn wir unser Inneres mit dem Äußeren in Übereinstimmung bringen, sind
wir zufrieden. Wie schwer das bestimmten Persönlichkeiten wie ausgeprägten
Narzissten fällt, wird in Abschnitt 3.2.2 beschrieben. Zufriedenheit korreliert
somit auch eng mit (dem Fehlen von) bestimmten Persönlichkeitseigenschaften.
Ein erster Schritt in Richtung Zufriedenheit kann darin bestehen, uns die bereits
erreichten Ziele bewusst zu machen und uns von einer Metaposition aus ehrlich
zu beantworten, was wir bereits sind und bereits gemeistert haben. Achtsamkeit
für uns selbst und unser tatsächliches Leben und das Wahrnehmen von all dem,
was positiv ist, kann den Aufbruch zur Zufriedenheit begleiten. Zufriedene Ärzte
und Therapeuten haben klare Werte, ihnen wird im Privatleben Unterstützung
zuteil und sie haben einen Sinn für Humor, den sie auch beruflich nutzen (Bergner 2010). Zufriedenheit wird durch eine Reihe von Inhalten gefördert (Kasten 11.1, Bergner 2010), Unzufriedenheit ebenso (Kasten 11.2, Bergner 2010).

Kasten 11.1: Zufriedenheit von Helfern

- Arbeit an sich macht grundsätzlich Spaß
- Arbeitsbedingungen werden als gut bewertet
- Arbeitsplatz ist sicher
- Berufsausübung erfolgt autonom
- Bezahlung ist adäquat
- Eigene Fähigkeiten werden wahrgenommen
- Eigenes Tun ist sinnhaft
- Einflussnahme auf Entscheidungen ist gegeben
- Fortbildungsmöglichkeiten sind vorhanden
- Kollegen leisten Unterstützung
- Kommunikation funktioniert
- Supervision wird angeboten

Kasten 11.2: Unzufriedenheit von Helfern

Ohne direkten Berufsbezug (Reihenfolge in abnehmender Häufigkeit)
- Arztbild in den Fachmedien ist unzutreffend
- Arztbild in den Publikumsmedien ist unzutreffend
- Arztbild in der Gesellschaft allgemein ist unzutreffend
- Soziale Sicherheit ist nicht ausreichend gewährleistet
- Zu wenige Betreuungsmöglichkeiten der eigenen Kinder vorhanden

Mit direktem Berufsbezug
- Abrechnungsprinzipien werden geändert
- Bedarfszahlen werden verändert
- Budgetierungen sind vorhanden
- Privatisierungen sind gegeben
- Rationalisierungen greifen zu stark ein
- Technologische Entwicklungen kommen unerwartet

Zufrieden kann werden, wer seine Aufmerksamkeit voller Wohlwollen darauf richtet, was er (oder der Zufall) einst für sich entschieden hat. Obwohl Zufriedenheit erheblich länger andauert als Glück, dauert sie auch nicht ewig an. Sie muss also immer wieder neu aufgebaut, ja errungen werden.

Grundsätzlich gilt: Je höher die Zufriedenheit des Arztes mit sich selbst, desto größer ist die Zufriedenheit der Patienten, desto bessere Arzt-Patienten-Beziehungen. Somit ist es überaus sinnvoll, Ärzten bestmögliche Arbeitsbedingungen zu verschaffen (Noroxe et al. 2018). Wenn ein Arzt seine Bezahlung als gerecht empfindet, ist er mit seiner Arbeit zufriedener (Kao et al. 2018). Die Zufriedenheit mit dem Beruf wächst außerdem, je mehr Verwaltungsaufgaben der Arzt an Mitarbeiter delegieren kann (Salzberg 2018).

11.4.3 Unzufriedenheit und Überzeugungen

Jeder Mensch wird von Überzeugungen und Regeln geleitet, die ihm nicht unbedingt bewusst sein müssen. Diese inneren Anteile sorgen wesentlich für die Einteilung in richtig und falsch. Sie wirken damit in uns als Bewertungsinstanzen. Das kann schon genug Probleme in Beziehungen bereiten, sicher jedoch in der Beziehung zu sich selbst. Viele Menschen verachten sich nahezu für einige ihrer Einstellungen oder Handlungen. »Das tut man nicht« oder »Das darf man nicht« oder »Das sollte ich nicht tun« sind Vorstellungen, die dann entstehen und ihre teils fatale Wirkung entfalten. Mit Übung 11.3 können Sie Ihre eigenen Welten erkunden.

Übung 11.3: Was in mir vorgeht

Welche der Aussagen können Sie als die Ihren identifizieren?
1. Ich sollte viel Geld verdienen, um mir Folgendes leisten zu können: …
2. Ich sollte nicht krank werden.
3. Ich sollte möglichst rasch die richtige Diagnose erkennen.
4. Ich sollte Probleme unverzüglich lösen, möglichst ganz vermeiden.
5. Ich sollte keine Fehler machen.
6. Ich sollte weniger ängstlich sein.
7. Ich sollte mich mehr kümmern um: …
8. Ich sollte fachlich stets auf dem aktuellen Stand sein.
9. Ich sollte meine Kinder vor allem Schlechten bewahren.
10. Ich sollte meinen Mund halten.

Die Auflösung dieser Übung ist einfach: Nichts davon ist wahr. Nur zwei der Beispiele: Natürlich ist es wichtig, möglichst wenig Fehler zu machen, aber ganz ohne kommt kein Mensch durchs Leben. Deshalb sollte man sich eine gewisse Fehlerquote zugestehen. Fachlich können Sie gar nicht auf dem aktuellen Stand sein, viel zu viel wird täglich neu erkannt und publiziert.

11.4.4 Schuld, Forderungen und innerer Unfriede

Wer mit Schuldgefühlen kämpft, möge sich klarmachen, was Schuld bedeutet. Sie ist eine negativ bewertete Verantwortlichkeit (Bergner 2013b). Wer sich wegen etwas schuldig fühlt, bewertet es negativ. Aus diesem inneren Unwohlsein erwachsen oftmals Forderungen, die man an sich selbst stellt. Letztlich können an sich selbst gerichtete Forderungen die Fortsetzung des Verhaltens sein, das nicht wenige Ärzte als Kinder bei ihren Eltern erlebt haben. Diese gaben Regeln vor, die sie selbst entwickelt hatten – oder sogar von ihren eigenen Eltern übernommen hatten – und mit denen sie ihren Kindern vorschrieben, wie sie handeln sollten, was sie anziehen sollten, was gut schmeckt und was nicht. Ansonsten wurden die Kinder für wertlos erklärt. Eine meine Klientinnen, eine wirklich engagierte Ärztin, berichtete mir von einem Satz, den ihre Eltern immer wieder zu ihr gesagt hatten und der ihr bis heute am stärksten im Sinn blieb: »Wenn du nicht fleißiger lernst, wirst du unter der Brücke landen.« Nun, sie landete in einer sehr schönen eigenen Praxis.

Womit wir bei Forderungen angekommen sind, die ebenfalls der mentalen Gesundheit zuwiderlaufen können.

Übung 11.4: Mein innerer Frieden

Mit dieser Übung betrachten Sie folgende vier Bereiche:
1. *Mein Beruf*
   Zuverlässigkeit
   Beziehung zu Patienten
   Beziehung zu Kollegen
   Fachliche Kompetenz
2. *Meine finanzielle Situation*
   Sparen
   Konsum
   Verdienst
   Ziele
3. *Mein Umgang mit meinen Gefühlen*
   Angst
   Ekel
   Traurigkeit
   Liebe
   Schmerz
4. *Meine privaten Beziehungen*
   Partner
   Kinder
   Eltern
   Geschwister
   Freunde

Es sind 18 konkrete Bereiche aufgeführt. Wenn Sie mögen, beantworten Sie für jeden dieser Bereiche folgende vier Fragen (McKay & Fanning 2004):

I.   Habe ich in diesem Bereich Schuldgefühle? Beschuldige ich mich hierbei selbst?
II. Bin ich eins mit dem, was in diesem Bereich geschieht? Oder erkenne ich Konflikte?
III. Fühle ich mich in diesem Bereich zu was auch immer verpflichtet? Schulde ich »objektiv« noch etwas?
IV. Sollte ich in diesem Bereich etwas tun, was ich bisher vermieden habe?

Wenn Sie die Fragen beantwortet haben, erkennen Sie vermutlich, dass die meisten Forderungen, die wir an uns selbst stellen, mit einem Gefühl verbunden sind: mit der Schuld. Wer sich schuldig fühlt, ist meistens etwas schuldig geblieben und daraus erwächst die Forderung – und Unzufriedenheit.

Wenn in einem Menschen Forderungen wirken, lassen sie ihm keine Ruhe und vermindern dessen mentale Gesundheit. Wenn Sie nun eigene Forderungen an sich erkannt haben, ist die zentrale Frage, ob diese Forderung berechtigt ist oder vielmehr irgendwelchen Vorstellungen, Werten, Meinungen entspricht, die heute überholt sind. Wenn die Forderung berechtigt ist, steht an, sie einzulösen. Meistens schädigen uns solche Forderungen und sollten aus unserem inneren Selbstgespräch gelöscht werden. Wenn Forderungen unberechtigt sind oder eingelöst wurden und sie dennoch nicht aus unseren Gedanken verschwinden, sollte man die Wahrheit formulieren und diese wahren Sätze sich mantraartig aufsagen.

11.4.5 Studienergebnisse

Zufriedenheit und Arbeitszeit

- Nach einer Studie mit Schweizer Hausärzten lag deren Wochenarbeitszeit mit durchschnittlich 38,2 Stunden erheblich unter der der deutschen Kollegen mit 50,0 Stunden. Die geringere Arbeitsbelastung, auch durch weniger administrative Tätigkeiten bedingt und einhergehend mit einer erheblich niedrigeren Anzahl an Patientenkontakten, trug vermutlich maßgeblich zur höheren Zufriedenheit bei (Goetz et al. 2016).
- Die engste Korrelation zum Überlastungsgefühl hat die Gesamtwochenarbeitszeit. Die Unzufriedenheit mit der Arbeit wird signifikant höher bei extrem hohen Wochenarbeitszeiten von über 70 Stunden (Jurkat & Reimer 2001).
- Je stärker Stress empfunden wird, desto unzufriedener wird der Arzt und desto größer wird sein Wunsch, den Beruf zu wechseln oder zumindest die Arbeitszeit zu verkürzen (Williams et al. 2010).
- Die Unzufriedenheit im Beruf hängt mit Faktoren wie Zeitdruck, chaotischen Arbeitsbedingungen, unzureichender Kommunikation und zu wenig Teamgeist sowie Druck von außen zusammen (Linzer et al. 2009).
- Die Zufriedenheit der Ärzte und anderer Gesundheitsberufe wird stark von Stress am Arbeitsplatz beeinflusst. Dem entgegen wirken ein hohes Maß an Autonomie, gutes Arbeitsklima und starke interne Kontrolle (Siebenhüner et al. 2020).

Zufriedenheit und Bindung

- Ärzte, die sich oft als Einzelkämpfer empfinden, auch wenn sie in einem Team arbeiten, haben letztlich ein hohes Bedürfnis an Bindung. Sie wurde als zentrales Moment beschrieben, damit Ärzte zufrieden mit ihrer Arbeit und dem Verhältnis zwischen Arbeit und Privatleben sind. Unter diesen Bedingungen sind sie auch weniger erschöpft (Babenko 2018).
- Eine Abnahme der Zufriedenheit weist auf höhere Werte für Neurotizismus und weniger Unterstützung durch Kollegen hin (Mahmood et al. 2019). Die Autoren kommen zu dem Ergebnis, dass allein schon hohe Neurotizismuswerte Anlass für eine Psychotherapie seien.

Zufriedenheit über einen langen Zeitraum
- Eine Langzeitstudie über 15 Jahre mit 1052 norwegischen Ärzten erbrachte über den recht langen Zeitraum keine Änderung von deren Zufriedenheit, die zudem keine Geschlechtsunterschiede zeigte. Als Vorhersageparameter für die Zufriedenheit dienten:
  - Akzeptanz des beruflichen Engagements zu Hause,
  - wenig Stress während der Berufsausübung und
  - tatkräftige Unterstützung durch die ärztlichen Kollegen.

Letztlich gibt es drei Säulen arbeitsbezogener Zufriedenheit: eine *angenehme Arbeit*, was bedeutet, einen respektierenden, wohlwollenden Vorgesetzten zu haben (das ist beim Selbstständigen er selbst) sowie mit den Kollegen in freundlicher und hilfsbereiter Weise zusammenarbeiten zu können, eine *gute Arbeit*, die sich aus den Faktoren einer möglichst guten Patientenversorgung und effektiver, persönlicher Entwicklung des Arztes zusammensetzt, und eine *sinnvolle Arbeit*. Als sinnvoll wird die Arbeit empfunden, wenn man jemandem etwas bedeutet und die Arbeit mit den Patienten wertgeschätzt wird (Lases et al. 2018).

Streben Sie nach Zufriedenheit – sie ist gemeinsam mit Selbstwirksamkeit das vermutlich beste Mittel für *Mental Health*.

11.5 Werte

11.5.1 Den eigenen Werten folgen

Ärzte besuchen einen großen Fachkongress, auf dem gleichzeitig mehrere Vorträge und Seminare stattfinden. Es gibt zwei grundsätzlich Möglichkeiten, wie sie auswählen, an welchen sie teilnehmen. Vermutlich werden sich die meisten vor dem Kongress, spätestens auf der Fahrt dorthin, das Programm anschauen und entscheiden, was für sie passt. Manche werden hinfahren und spontan entscheiden, in welchen Saal sie sich setzen. Interessiert sie dann nicht, was sie hören, wechseln sie den Saal. Die erste Gruppe folgt ihren Zielen, die andere ihren Gefühlen. Diese haben eine ziemliche Macht. Wenn wir ihnen zu oft folgen, fehlt uns meistens der innere Kompass für den eigenen Weg.

Spontaneität ist wundervoll für die Freizeitgestaltung oder im Urlaub, aber für den Lebensweg ist es erheblich sinnvoller, wenn wir uns weniger von Außenfaktoren (welche die Spontaneität anregen) abhängig machen als davon, was uns viel wert ist. Auch deshalb ist es wichtig, die eigenen Werte zu klären. Oft beklagen meine Klienten, wie wenig Zeit sie für ihre Familie haben. Sie fühlen sich vom Beruf vereinnahmt. In diesem Sinn entsprechen die beruflichen Anforderungen äußeren »Verlockungen«. Ob diese Klienten an ihrem Lebensende wohl sagen: »Wunderbar, dass ich meinen Partner und meine Kinder zugunsten der Patienten vernachlässigt habe«? Wohl kaum.

Wer nach seinen Werten lebt, kommt in eine solche Zwangslage nicht, zumindest nimmt er sie wahr und zieht langfristig die notwendigen Konsequenzen.

Wenn Sie nun überlegen, welche Werte Ihnen wichtig sind, dann beachten Sie Folgendes: Ein Wert, der Ihnen etwas unbedingt vorschreibt, ist kein Wert. Auch Werte müssen Ihnen erlauben, flexibel zu reagieren. Werte, die Sie von Ihren Eltern übernommen haben, sollten Sie besonders kritisch daraufhin überprüfen, ob sie wirklich Ihre eigenen sind. Wenn Ihre Eltern noch so gerne an die Nordsee fuhren, vielleicht mögen Sie das Gebirge lieber, oder die Baltische Seenplatte. Werte sollten dazu dienen, Ihnen auf Dauer zu mehr Zufriedenheit zu verhelfen. Werte, die Sie stören, sind nicht Ihre Werte. Dazu gehören alle Werte, die Sie in eine Richtung leiten, die Ihnen nicht liegt. Damit meine ich auch typische Werte, die noch heute in helfenden Berufen hochgehalten werden wie Demut, Selbstlosigkeit oder gar Selbstaufopferung. Das sind vorgegebene »Werte«, die nicht nur aus einer anderen Zeit stammen, sondern auch im so wirksamen, ungeschriebenen *Hidden Curriculum* (Abschnitt 1.1.3) zementiert sind. Zu den meisten Ärzten und Therapeuten dürften diese Werte nicht passen, weil sie im Widerspruch zu normalen, menschlichen Bedürfnissen stehen. Das führt dazu, entweder die eigenen Bedürfnisse hintanzustellen, was einem Verlust entspricht, oder die Werte zu missachten, was Schuldgefühle hervorrufen kann.

Folgen Sie Werten, die nicht Ihre sind, dann kann Sie das schwächen. Sie sind nicht authentisch, und wenn Sie sich selbst bewerten müssten, könnten Ihnen Worte wie »Versager, Feigling oder Lügner« in den Sinn kommen. Auf den Punkt gebracht: Das, was implizit, nonverbal von Ärzten und Therapeuten verlangt wird, trägt zur deren Schwächung bei. Das durch diese Werte geforderte Verhalten ist nicht zeitgemäß, es hat viel von typischer Propaganda, mit der von Menschen Dinge abverlangt werden, die sie von sich aus nicht tun würden. Es gibt eben einen großen Unterschied zwischen Ihrem hoch ethischen Verhalten und unerfüllbaren, einen Menschen schädigenden Ansprüchen an sein Verhalten. Das tatsächlich Wert-volle des Berufs eines akademischen Helfers ist die ganz besondere Verbindung aus umfangreichem fachlichem Wissen und gelebter Mitmenschlichkeit.

Ihre Werte sind das, was Ihnen etwas wert ist. Werte sind sehr individuell, auch was deren Zusammensetzung angeht. Andererseits sind sie stark kulturell-gesellschaftlich und sogar gruppenspezifisch geprägt. Ärzte bekommen andere Werte vermittelt als Juristen.

Die wichtigste Funktion von Werten ist, Ihr Leben bereichernd zu begleiten. Sie dürfen nicht einengend oder schwächend wirken und spiegeln Ihre Individualität. Werte sind Vorstellungen von hoher Ethik über uns und darüber, wie wir uns mit allem, was außerhalb von uns ist, in Beziehung setzen wollen. Dabei geht es nicht darum, wie Sie tatsächlich sind oder sich verhalten, sondern wie Sie sein wollen: Wie will ich mich selbst behandeln, wie will ich anderen Menschen begegnen? Wie ist mein Verhältnis zur Natur und Umwelt und wie möchte ich es haben oder ändern?

Wenn Sie über Ihre Werte nachdenken, beantworten Sie sich ehrlich die Fragen der Übung 11.5.

Übung 11.5: Werte – eine Annäherung

- Was ist mir wirklich wichtig? Zu welchen Werten stünde ich auch auf einer einsamen Insel, weil sie wirklich meine eigenen sind?
- Was davon ist eigentlich nur wichtig, um es nach außen zu zeigen? Welche sind die Werte, von denen andere (auch die Gesellschaft) meinen, sie sollten mir wichtig sein?
- Was ist für mich selbst wichtig, auch wenn das kein anderer mitbekommen muss oder mitbekommen hat?
- Welche von meinen Werten sind wichtig für meine Zukunft?

Letztlich kann keiner sagen, woher unsere Werte konkret stammen. Wir wählen sie meistens nicht bewusst oder freiwillig aus. Viel wichtiger ist ohnehin, wohin sie uns leiten, denn sie wirken wie ein Navigationssystem. Sie geben uns das Grundsätzliche des Weges vor. Und wenn wir einmal von ihm abkommen, erinnern sie uns daran, wie wir eigentlich vorankommen wollen. Wir wollen sie umsetzen, indem wir sie anwenden. Werte sind keine Ziele. Ein Ziel von Ihnen war offenkundig, Arzt oder Therapeut werden zu wollen. Ein möglicher Wert, den Sie dabei beachten, ist Ihre Ehrlichkeit. Daraus können Sie eines lesen: Ihre Werte sind unabhängig von Ihren Zielen. Denn selbst wenn Sie kein Arzt oder Therapeut geworden wären, könnten Sie ehrlich agieren. Werte sind auch keine Korsetts oder Zwangsjacken. Sie selbst haben es in der Hand, ihnen zu folgen oder auch nicht.

11.5.2 Werte authentisch leben

In einem Umfeld des massiven Umbruchs, sozial, gesellschaftlich und wirtschaftlich, kommt es zu einem Wertewandel. Wie sich dieser ausprägen wird, ist im Moment nicht absehbar. Für den einzelnen Therapeuten oder Arzt ist es deshalb von besonderer Bedeutung, sich der eigenen Werte bewusst zu werden, sie als eine Art inneres Bollwerk zu verstehen, das ungewollte und unerwartete Angriffe von außen abwehrt. Damit ist es möglich, sich selbst treu zu bleiben. Werte spielen insofern nicht nur für die eigene Integrität eine große Rolle, sondern auch für die Authentizität.

Missachtung eigener Werte kann seelischen Erkrankungen den Weg ebnen. Allein deshalb ist es wichtig, dass wir uns unsere Werte einmal verdeutlichen. Dabei ist strikt zu trennen zwischen Werten, welche die Öffentlichkeit von einem erwartet (wie Idealismus bei Ärzten), und Werten, die uns wirklich eigen sind. Es gibt einen einzigen, korrekten Maßstab für die eigenen Werte, die eigene, innere Welt. Werte sind ein inneres Leitbild, an denen entlang die eigenen Erfahrungen gemacht und angestrebt werden. Wer sie lebt, wirkt integer, verlässlich und authentisch. Die mit Werten im Innern geschaffene Struktur gibt uns Halt und Sicherheit und eine wesentliche Grundlage für Entscheidungen – passt das zu mir oder entspricht es mir nicht? Wer seine Werte missachtet, läuft Gefahr, sich von sich selbst zu entfernen, ebenso wie es beispielsweise bei Burnout der Fall ist. Wer nach seinen Werten lebt, spürt erheblich weniger innere Widerstände und schafft eine wesentliche Basis für die eigene Zufriedenheit und für ein hohes Maß an Selbstachtung. Werte sind flexibel, können sich aufgrund der eigenen Entwicklung und der gemachten Erfahrungen im Lauf des Lebens durchaus ändern, sind also nicht untrennbar mit uns verbunden, sie sind realistisch und wirken erweiternd. Sie schaffen Möglichkeiten.

Häufig sind uns die Werte nicht wirklich bewusst, erst deren Verletzung, die von uns selbst ausgehen kann oder von anderen, erzeugt einen Widerstand in uns, der den Wert wirksam und offensichtlich werden lässt. An anderer Stelle (Bergner 2018a) habe ich Übungen vorgestellt, um die eigenen Werte zu klären, denn derer gibt es mehrere Hundert. An dieser Stelle soll der Hinweis genügen, dass Werte in uns eine Hierarchie bilden, deren Basis jene Werte sind, die uns wichtig sind. Ihnen folgen hierarchisch nach oben uns besonders wichtige Werte. Schließlich, an oberster Stelle, stehen unabdingbar notwendige Werte. Die Bedeutung jedes einzelnen Wertes kann man am leichtesten durch eine Umkehrübung einschätzen: Wenn ein Wert missachtet wird, und dies fühlen wir als unerträglich, als Katastrophe, dann ist der Wert von höchster Bedeutung. Ist die Nichterfüllung unangenehm, hat der Werte eine hohe, aber keine höchste Wichtigkeit.

11.6   Selbstwert

Berufe als solche bekommen in unserer Gesellschaft einen Wert zugesprochen – Ärzte werden mehr geschätzt als beispielsweise Politiker. Auch Entscheidungen hängen davon ab – vermutlich werden manche der Leser dieses Buches es wohlwollender aufnehmen, weil sie wissen, es wurde von einem Arzt verfasst und nicht von »irgendjemandem«, und andere werden kritischer sein. Innerhalb eines Berufs gibt es weitere, hierarchische Merkmale, denen zugleich ein Wert zugesprochen wird: Frau Professor steht nun einmal »höher« als Herr Doktor. Viele Werte hängen von kulturellen Kontexten ab und sind nicht in Stein gemeißelt. Auch allgemein anerkannte Werte müssen nicht vernünftig oder wahrhaftig sein. Wessen Abfluss verstopft ist, der kann sich vom Nachbarn mit einem akademischen Titel wahrscheinlich weniger Hilfe erwarten als vom Handwerker. Diese gesellschaftliche Werteordnung hat zudem kaum Auswirkungen auf das Individuum. Sonst müssten alle Ärzte vor Selbstwert strotzen, wohingegen Politiker sich reihenweise von der Brüstung im Bundestag stürzen müssten. Man kann sich also von den Inhalten, die einem Berufsstand zugesprochen werden, im wahrsten Sinn nichts kaufen. Kulturspezifische Werte haben sogar die Fähigkeit, den Selbstwert zu schwächen.

Ein hohes Selbstwertgefühl korreliert auch nicht mit beruflichen oder schulischen Erfolgen. Es gibt genug Menschen mit starken Selbstwertproblemen, die herausragende Leistungen bringen. Ein hoher Selbstwert hat Vorteile für die mentale Gesundheit. Mit ihm steigt die Lebenszufriedenheit und das Risiko für Depression und andere psychische Störungen sinkt (Bengel & Lyssenko 2012). Wer sich selbst wertschätzt, fühlt sich durch negative Ereignisse weniger bedroht,

ist also stabiler und meist auch optimistischer bezüglich seiner eigenen Bewältigungsstrategien. Letztlich wirkt sich nur ein besonders hoher oder ein besonders
tiefer Selbstwert messbar aus. Anders ist dies bei Selbstüberhöhung, die für einen
Menschen vorrangig in kritischen Lebenssituationen hilfreich sein kann, jedoch
in den Formenkreis der narzisstischen Störungen gehört und entsprechend zu
persönlichen und sozialen Schwierigkeiten beiträgt.

Davon abgesehen ist jedem Menschen per se ein höchstmöglicher Wert zuzusprechen – niemand ist mehr oder weniger wert als ein anderer. Eine Diskussion,
die im Rahmen der Triage-Thematik geführt wurde. Weder durch das Alter oder
durch einen Beruf ist der Wert eines Menschen zu verändern, in keine denkbare
Richtung. Deshalb sollten wir über niemanden ein Werturteil fällen, weil es uns
nicht zusteht, und wenn ohnehin alle Menschen aufgrund ihres Menschseins
einen gleich hohen Wert haben, brauchen wir eine solche Diskussion auch nicht.
Darauf basierend sich selbst einen hohen, den höchstmöglichen Wert zuzusprechen, fällt vielen schwer.

Die meisten dürften der Aussage zustimmen, dass Menschen höchst wertvolle
Wesen sind. Warum haben viele von ihnen zugleich Selbstwertprobleme? Sie billigen sich selbst damit das nicht zu, was sie dem Menschen allgemein zusprechen.
Das ist ein Paradoxon, zu dessen Auflösung es beitragen kann, sich gedanklich in
die eigene Vergangenheit zu bewegen. Wann haben Sie sich selbst wertgeschätzt?
Mit Sicherheit gibt es einige oder viele Momente, in denen Sie sicher waren, ein
wertvolles Wesen zu sein. Ihr persönlicher Wert existiert. Sie haben ihn auch bereits kennenlernen dürfen, also nehmen Sie ihn für sich selbst bewusst an.

Ich schildere Ihnen nun zwei berufliche Situationen mit einer Patientin und
mit einer Klientin, die mir meinen Wert zeigten.

Fallbeispiele
In der einen Situation traf ich eine Patientin mit einem fortgeschrittenen Malignom und
multiplen Hautmetastasen. Ich machte ein letztes Mal einen Hausbesuch bei ihr. Sie war
schon sehr schwach und konnte nur leise sprechen. Was sie sagte, gehört nicht hierher.
Schließlich weinten wir beide, schauten uns an, gaben uns die Hand und das tiefe Einverständnis, welches in diesem Moment herrschte, wirkte eindrücklich. Einige Wochen später,
sie verstarb kurz nach meinem Besuch, kam ihr Mann in meine Praxis, bedankte sich und
schilderte mir, wie wesentlich mein letzter Besuch für seine Frau gewesen war.

In einer anderen Situation suchte mich eine ärztliche Kollegin zur Beratung auf. Wie sich
letztlich herausstellte, hatte sie mir in unserem Vorgespräch wesentliche anamnestische
Inhalte ihrer eigenen Vorgeschichte verschwiegen; diese hätten dazu geführt, dass ich sie
keinesfalls als Klientin angenommen hätte. Da ich aufdeckend und konfrontierend vorgehe,
ein wesentlicher Unterschied zum vorsichtigen Agieren fast aller Psychotherapien, kamen
alsbald die Dramen ihres Lebens ans Tageslicht, viel zu rasch und nicht ausreichend gebahnt
und gehalten. Die Klientin war emotional hoch instabil. Sie litt an einer Persönlichkeitsstörung vom Borderline-Typ und hatte sich selbst erst vor kurzem nach einem Suizidversuch
aus stationärer Therapie verfrüht entlassen. Sie war von der Weise meines Vorgehens überwältigt. Ich drückte meine Betroffenheit aus und suchte einen Abstand zwischen ihr und
mir, bei dem mir mein Gefühl sagte, er ist weit genug, dass sie sich nicht innerlich bedrängt

fühlt, und nah genug, um eine Bindung aufrechtzuerhalten. In dieser Position schwiegen wir beide fast zwei Stunden lang. Ich blieb bei ihr und ließ sie bei sich. Schließlich sagte sie »Danke« und wir sprachen darüber, dass sie sich aus Selbstschutz unmittelbar wieder in klinische Betreuung begeben müsse, was sie auch tat.

Beiden Begegnungen ist gemeinsam, dass ich ganz beim anderen Menschen war, mich zurücknahm, und ihm durch mein Da-Sein in einer sehr schweren Zeit half.

Auch wenn ich gerade zwei Situationen mit beruflichem Kontext beschrieben habe, hängt unser Selbstwert nicht davon ab. Sie haben gerade von zwei sehr intimen Momenten meines beruflichen Lebens gelesen – verstehen Sie nun Ihren eigenen Selbstwert, indem Sie Übung 11.6 durchführen.

Übung 11.6: Selbstwert

Gehen Sie in eine ruhige Zone, in der Sie zu sich kommen. Beantworten Sie sich dann folgende Fragen:
• Wann habe ich mich als Mensch oder mein Tun als wertvoll empfunden?
• Was löst bei mir das Gefühl aus, wertvoll zu sein?
• Ist es wirklich notwendig, am eigenen Selbstwert zu zweifeln?

Wenn es Ihnen so gar nicht gelingen mag, gibt es auch die Chance, sich aus dem Blickwinkel des Mitgefühls heraus zu betrachten. Sie haben sich einer sehr aufwendigen Ausbildung unterzogen. Das hilft nicht unmittelbar beim täglichen Kampf eines menschlichen Lebens. Sie müssen sich ums Essen kümmern, um Ihre Unterkunft, um Menschen, die Ihnen anvertraut sind. Sie brauchen seelische Unterstützung, die nicht automatisch erfolgt. Wer, wenn nicht Sie, weiß so genau um die Zerbrechlichkeit des Lebens und damit auch des eigenen. Sie werden zumindest durch Ihre Patienten täglich daran erinnert, wie rasch es zu körperlichen und seelischen Problemen kommen kann. Fähigkeiten, die gestern noch normal waren, können heute schon fehlen, vom Altern einmal ganz abgesehen. Wenn Sie Fehler machen, tut dies weh, entweder weil Sie sich diese selbst vorwerfen oder weil Sie eine juristische Verfolgung befürchten. Trotz alldem gehen Sie Ihren Weg. Sie gehen ihn schon lange Zeit und Sie gehen ihn weiter – beispielsweise auch, indem Sie dieses Buch lesen. Wie viele Mühen in Ihrem Leben haben Sie bereits durchgestanden und haben das alles geschafft? Viele, gewiss. Ahnen Sie, wenn Sie sich das alles einmal bewusst machen, Ihren wahren Wert? Sie sind voller Kraft, vielleicht nicht im Moment, auf jeden Fall grundsätzlich. Sie haben zahllose Erfolge vorzuweisen. Sie sind fähig, sich um sich selbst und andere zu kümmern. Sie bemühen sich und engagieren sich. All das sind Beweise für Ihren hohen Wert. Was Sie bereits alles geleistet haben, es war im Moment richtig. Sie tun das Beste, was Sie zu tun in der Lage sind.

Sie dürfen und Sie sollten sich Fehlentscheidungen vergeben – Sie haben bestimmt für alles bezahlt.

Vielleicht stimmen Sie mit mir darin überein, dass unsere Erde ein wunder-
schöner Planet ist. Aber er ist auch brutal. Wir alle sind hier geboren und leben
weiterhin hier trotz alldem, was dieser Ort und seine Bedingungen von uns verlangen.

12 Selbstfürsorge

Die Macht eines akademischen Helfers ist überaus beschränkt. Abbildung 12.1 zeigt, wie nahezu übermächtig die unbeeinflussbaren Faktoren in ihrer Anzahl und Dichte sind.

Gerade weil das Spektrum der Einflussnahme des Arztes oder Therapeuten so beschränkt ist, sollte er die wenigen Möglichkeiten nutzen, um Selbstfürsorge zu betreiben.

Wir leben nur heute und das Morgen können wir planen. Gestern leben wir nicht. Grund genug, ab jetzt für sich selbst etwas besser zu sorgen als bisher. Gerade in ärztlichen und therapeutischen Berufen hängt die Selbstfürsorge eng mit der seelischen Widerstandsfähigkeit zusammen (Kemper et al. 2015). Sie verbessert die eigene emotionale Regulation. Interventionen, um die Selbstfürsorge zu verbessern, können Zeichen von Depression und Angst vermindern. Weiterhin nimmt das Streben nach Perfektion ab, ebenso die Angst, Fehler zu machen. Auch auf der positiven Seite tut sich etwas: Die Fröhlichkeit, der Optimismus, Altruismus und funktionierende Partnerschaften werden als Auswirkungen beschrieben (Warren et al. 2016). Manche stutzen vermutlich bei der Aufforderung, zu sich selbst freundlich und mitmenschlich zu sein. Denen mag der Trick helfen, sich zunächst zu überlegen, wie sie in bestimmten Situationen mit ihrem besten

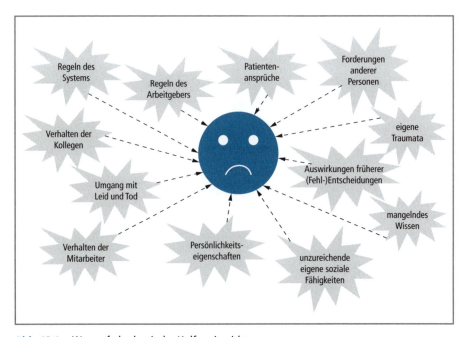

Abb. 12.1 Was auf akademische Helfer einwirkt

Freund umgehen würden, und sich dann selbst das gleiche Verhalten zuteilwerden lassen (Germer & Neff 2013, Neff 2003a).

Helfer mögen es oft gerne strukturiert, ein Plan vermag ihnen die Sicherheit geben, etwas in der Hand zu haben – der Plan als Ersatz für eine führende Mutter oder einen leitenden Chefarzt. Deshalb kann es durchaus sinnvoll sein, eine Art von Verhaltensänderungsplan (Kushner et al. 2011) zu entwickeln, oder auch individuelle Wohlbefindenspläne, um die eigene Gesundheit zu erhalten oder wiederherzustellen (Drolet & Rodgers 2010). Achtsamkeitsprogramme (Luchterhand et al. 2015, West et al. 2014, Regehr et al. 2014) gibt es in großer Zahl. Auch Programme, um den Umgang mit dem eigenen Stressempfinden (Stressmanagementprogramme) besser zu lernen, existieren und andere mehr. Wichtig ist, nicht alles können zu müssen oder alles ausprobieren zu wollen. Besser, man erlernt eine Methode richtig, für die man sich aus welchen Gründen auch immer entschieden hat, und übt diese dann regelmäßig aus. Akademische Helfer haben ab und zu die Eigenart, alles können zu wollen.

12.1   Individuelle Chancen

Menschen mit klaren Zielen sind seelisch stabiler als Menschen, die in den Tag hineinleben. Vermutlich fungieren die eigenen Ziele wie ein Anker, ein Halt, zumindest als Kompass. Wenngleich sich über Leitlinien zur Behandlung von Erkrankungen durchaus diskutieren lässt, wirken vom Helfer selbst festgelegte Leitlinien offenbar stärkend. Häufige, in der Literatur wiederkehrend empfohlene Maßnahmen sind in Kasten 12.1 (in Worley & Stonnington 2017) aufgeführt.

Kasten 12.1: Übersicht häufig empfohlener Maßnahmen

- Achtsamkeitstraining durchführen (Amutio et al. 2015, Luchterhand et al. 2015)
- Authentische, kollegiale Kontakte pflegen (Zwack & Schweitzer 2013)
- Balintgruppe beitreten (Benson & Magraith 2005)
- Behandlungserfolg und medizinische Effizienz steigern (Zwack & Schweitzer 2013)
- Darüber reflektieren, Limits zu setzen und realistische Erwartungen aufzubauen (Zack & Schweitzer 2013)
- Eigenen Hausarzt suchen, auf Eigentherapie verzichten
- Isolierung im Beruf vermindern
- Kognitiv-behaviorales Stressmanagementtraining (Regehr et al. 2014)
- Sich auf wichtige Inhalte konzentrieren (Shanafelt et al. 2009)
- Stressmanagement- und Resilienztraining durchführen (Sood et al. 2011)
- Wellness betreiben
- Zeit für Schlaf, Essen und Fitness finden

In Kasten 12.2 finden Sie eine Zusammenstellung von Möglichkeiten, die bei empfundenem Stress sinnvoll sein können.

Kasten 12.2: Einzelmaßnahmen gegen Stress

- Dank von Patienten wahrnehmen und annehmen
- Delegieren
- Ehrlichkeit: ausdrücken, was man fühlt und meint
- Erholungsphasen planen und einhalten
- Essenszeiten planen und in Ruhe einhalten
- Feierabend mit der rituellen Verabschiedung aller Patiententhemen beginnen
- Firmenvertreter (z. B. Pharmareferenten) nur zu vorher verabredeten Zeiten empfangen
- Grenze achten: bis hierher und nicht weiter, dazu gehört Nein sagen
- Kommunikation im Team pflegen
- Meinungsvielfalt zulassen (nicht gleichzusetzen mit wahllosen Therapieversuchen)
- Patienten als Experten für sich selbst (nicht für ihre Erkrankung) verstehen
- Patientenzahl und -kontakte pro Tag mit Obergrenze bestimmen
- Pausen planen und einhalten
- Raum bestimmen, der nicht von Patienten betreten wird (Rückzug)
- Smartphone gezielt ausschalten lernen
- Standpunkt ausdrücken und den des Patienten achten
- Termine bewusst vergeben: Wie viele sind möglich und welche sind unnötig?
- Verantwortlichkeiten klären: Was ist mein Bereich – was lasse ich den anderen?
- Vertreter, ärztliche, rechtzeitig engagieren
- Wissenslücken erkennen und auflösen

Und nun noch einige Anregungen, was helfen kann, damit es Ihnen gutgeht (Kasten 12.3):

Kasten 12.3: Es sich gut gehen lassen, Beispiele

- Ästhetik erleben
- Bedürfnisse spüren und erfüllen
- Ernährung bewusst gestalten
- Freizeit weder vollstopfen noch einfach verstreichen lassen
- Freude schaffen
- Freunde erleben
- Genießen lernen
- Hobbys wieder aufnehmen oder neue erschließen
- Körperzeichen wahrnehmen und ernst nehmen (wie Müdigkeit)
- Tagebuch schreiben*
- Vielfalt zulassen
- Wohlfühlräume aufbauen

* Die Technik des Tagebuchschreibens ist uralt. Das spricht für sie. Hätte es keinen Nutzen, würden es die Menschen nicht so lange schon tun. Versuchen Sie es auch: Es ist sinnvoll, seinem Inneren einen Ausdruck zu verleihen, der im wahrsten Sinn festgeschrieben wird. Es ist eine wichtige Technik, sich selbst näher zu kommen. Und wer Tagebuchschreiben nicht missversteht als juristisch hieb- und stichfeste Dokumentation des Tagesablaufs, sondern als seelisches Manifest, der kann nach Jahren nachlesen, was er schon längst verstanden und wieder vergessen hatte (Smith MJ 2018).

Mit der folgenden Übung können Sie einen großen Schritt in Richtung konkrete, für Ihre Situation passende Änderungen gehen. Lassen Sie sich von der Vielfalt der Möglichkeiten nicht irritieren – obgleich in dieser Übung nur ein kleiner Ausschnitt der Alternativen dargestellt wird. Wichtig ist: Priorisieren Sie und entscheiden Sie, was Sie rasch angehen. Besser, Sie erreichen eine Änderung als Sie versuchen ohne Ergebnis mehrere. Legen Sie dafür einen Zeitpunkt fest: Morgen ist immer morgen, aber der 15. des laufenden Monats ist ein klarer Zeitpunkt.

Übung 12.1: Was ansteht

Gehen Sie in Ruhe die folgenden Bereiche durch und prüfen Sie, ob darin eine Möglichkeit für Sie besteht, Ihrem Leben ein neues, positives Moment hinzuzufügen:

Berufliche Tätigkeit
Ich begrenze die Patientenzahl.
Klare Zeitplanung: So viel arbeite ich und keine Minute länger.
Das wichtigste Wort in meinem Beruf hat nur vier Buchstaben: Nein! Nein, das tue ich nicht. Nein, das will ich nicht. Nein, das entspricht nicht meinem ethischen Verständnis. Nein, bis hierhin und nicht weiter!
Was will ich beruflich nicht tun?

Materielles
Ich werde mir über meine eigenen Grenzen klar: Wie viel muss ich wirklich verdienen? Welche Bedeutung hat Geld für mich, und ist das richtig so? Wie viel Freizeit möchte ich haben?

Fort- und Weiterbildung
Ich nehme an Weiterbildungen soweit möglich nach meinen eigenen Vorstellungen teil.

Externe Helfer
Ich hole mir Rat (Supervision für persönliche oder berufliche Anliegen; Universitätskliniken und deren Apparat für fachliche Fragen).
Ich hinterfrage den Rat von Menschen, die an mir Geld verdienen (Steuerberater, Anlageberater, Versicherungsvertreter), ganz besonders kritisch: Will ich das alles wirklich – oder einfach »nur« meine Steuern zahlen?
Ich helfe mir, indem ich therapeutische Hilfe nutze oder ein Coaching beginne.
Wenn ich angegriffen werde, beispielsweise juristisch, wehre ich mich, indem ich Fachleute engagiere.

Reflexion
Ich schenke mir Ruhe und überlege, was im Leben weniger passt und verändert gehört – und dann überlege ich, wie es in die Tat umgesetzt werden kann.
Ich mache mir intensiv Gedanken darüber und spüre in mich hinein, warum ich den Beruf ergriffen habe.
Was stört mich immer wieder – beruflich und privat? Wie kann ich das ändern?
Was macht mir Freude? Hobbys, Freizeitgestaltung.
Ich öffne mich den eigenen Gefühlen stärker und wertschätze sie als Ratgeber.
Ich frage mich kritisch, ob Praxis oder Klinik das ganze Leben sind oder was es noch geben könnte oder sollte.

Ich lerne, auf die Intuition zu achten, und ihre wichtigen Botschaften anzunehmen.
Welche Erwartungen, die ich erfülle, sind überhaupt meine eigenen? Und, wenn ich diese verstanden habe: Sind sie gerechtfertigt? Auf was kann ich verzichten?
Wenn ich merke, mich in ein Schneckenhaus zurückzuziehen (weniger Sozialkontakte, Aufgabe von Mitgliedschaften oder Hobbys), werde ich besonders wachsam: Was ist der wirkliche Grund dafür? Wenn ich ihn kenne, suche ich mir Hilfe. Wenn nicht, erst recht.

Aufgeschobenes
Ich überlege mir jetzt, was ich bisher bereut habe, nicht getan zu haben, und beginne es.
Kleinkram (wie Steuer, Buchhaltung, Versicherungsanfragen): Unerledigtes erledigen.
Lebensziele: Nichts aufschieben, was ich tun möchte, was mir wichtig ist. Keiner weiß, ob er das Rentenalter erreicht.

Mein Körper
Schenken mir mein Körper und meine Seele Warnhinweise wie chronische Müdigkeit, Libidoverlust, Desinteresse an Entwicklungen und Tätigkeiten, Unzufriedenheit, Gereiztheit? Was wollen mir diese zwei Instanzen damit sagen? Was habe ich deshalb zu ändern?

Verhaltensänderungen
Neues ausprobieren: Wie wäre es damit, einen Monat lang keinerlei Nachrichten anzuschauen, auch nicht im Internet. Oder dem Internet nur 20 Minuten am Tag zu gönnen – es ist meine eigene Lebenszeit, die ich damit verbrauche.
Ich mache Sport, der mir Spaß macht.
Ich schaffe mir vollkommen Medizin- oder Therapie-freie Zonen zu Hause ohne Fachbücher, Fachzeitschriften, irgendwelche Berufsutensilien. Noch besser, ich schaffe mir solche Zonen in mir selbst.
Ich bilde einen neuen Ritus: Einmal in der Woche, mindestens einmal im Monat, finde ich Ruhe und spüre nach, ob mein Leben noch so verläuft wie es zu mir passt.

Soziales
Welche Sozialkontakte sind mir wichtig? Wie fördere ich diese?
Ich pflege Freundschaften.

Es ist eine Binsenweisheit, dass feste, vertrauensvolle und unterstützende Beziehungen einen wesentlichen Puffer für Energieverlust darstellen, wie er durch Stress oder Konflikte stattfindet. Heute als Therapeut oder Arzt tätig zu sein, bedeutet einen Spagat zwischen den Interessen des Patienten und des Systems unter Beachtung der eigenen Belastbarkeit zu versuchen – eine schwere Aufgabe. Die täglichen, auch vielfachen Interaktionen mit Menschen, die allesamt Hilfe im Sinne von Linderung oder Heilung wollen, sind auch für stabile Persönlichkeiten eine Herausforderung. Wenn es ausschließlich um die Dyade Arzt/Therapeut-Patient ginge, wäre es schon genug, aber es gibt unzählige andere zwischenmenschliche Begegnungen mit Mitarbeitern, Kollegen, Vorgesetzten, Versicherungsmitarbeitern und so fort. Wenn dann auch noch schwierige private Kontakte belasten, wird es rasch zu viel. Niemand kann seine privaten Probleme einfach so an der Instituts-, Klinik- oder Praxispforte ablegen.

Gerade die Bedeutung einer stabilen, liebevollen Partnerschaft kann nicht hoch genug geschätzt werden (Holt-Lunstad & Uchino 2015). Sie überstrahlt viele

Alltagsthemen und sorgt für Resilienz (Ozbay 2007). Beziehungen innerhalb und außerhalb der beruflichen Umgebung durch die Familie und andere wichtige Personen bilden somit ein unterstützendes System. Sozial isolierte Menschen haben ein erheblich höheres Erkrankungs- und Sterberisiko im Vergleich zu denen mit einem intakten sozialen Netzwerk; das ist unstrittig. Soziale Beziehungen, wenn sie positiv konnotiert sind, tragen viel zu psychischer Gesundheit bei. Als konsistenter Schutzfaktor erweist sich die *wahrgenommene* soziale Unterstützung, nicht die tatsächliche. Allein schon daran zu glauben, genug Unterstützung zu erhalten, wirkt heilend. Die Option – vielleicht bei manchen sogar die Illusion – wirkt stärker als die Hilfe selbst. Zu wissen »Wenn es mir schlecht geht, wird mir geholfen«, ist für uns Menschen von zentraler Wichtigkeit. Dann entwickeln wir oft ausreichend Kraft und Willen, um uns selbst zu helfen. Wer dann Hilfe tatsächlich in Anspruch nimmt, fühlt sich nicht unbedingt erleichtert, weil die Inanspruchnahme zugleich beweist, »schwach« und hilfsbedürftig zu sein. In diesem Fall droht eine Selbstabwertung.

Übung 12.2: Meine Beziehungen

Die Bedeutung von sozialen Beziehungen ist immens – sie erhöhen nachweisbar die Lebenserwartung. Machen Sie sich deshalb Ihr soziales Netz einmal bewusst. Dazu gehören vier verschiedene Gruppen:
• Verwandte und Partner
• Berufliche Kontakte (damit sind keine Patienten oder Klienten gemeint, sondern Kollegen, Vorgesetzte und Mitarbeiter)
• Freunde
• Private Kontakte, die Sie nicht konkret beeinflussen können wie Nachbarn oder Menschen, die gemeinsam mit Ihnen ein Hobby ausüben (die Sie beispielsweise beim Golfspielen oder im Fitnessclub treffen)

Machen Sie sich eine Liste mit diesen vier Gruppen und schreiben Sie auf, welche Menschen zu welcher Gruppe gehören. Seien Sie dabei ehrlich – wenn Sie mit Ihrem Großonkel Gottfried bereits seit Ihrer Geburt keinerlei persönlichen Kontakt pflegen, steht er in keiner sich praktisch auswirkenden Beziehung zu Ihnen. Notieren Sie nur Menschen, die tatsächlich eine Bedeutung für Sie haben. Hängen Sie diese Liste für einige Zeit so auf, dass Sie mindestens einmal täglich darauf schauen (müssen) – wie am Badezimmerspiegel. Werden Sie sich dabei täglich bewusst, wie groß Ihr soziales Umfeld ist.
Wenn Sie mögen, können Sie diese Übung etwas abwandeln und schreiben auf, mit welchen Menschen Sie im Laufe des letzten Monats Kontakt hatten und welche davon für Sie eine positive Bedeutung haben.

Wenn Sie eine der beiden Übungen – oder beide – machen, werden Sie vermutlich erstaunt sein, wie viele Menschen irgendetwas mit Ihnen zu tun haben und umgekehrt. Es ist sinnvoll, ein möglichst breites Netz von sozialen Kontakten zu knüpfen, also nicht alle Kontakte in nur einer der vier Gruppen zu haben. Denn je breiter das Netz ist, umso weicher fallen Sie, wenn Sie in Krisenzeiten auf

andere Menschen angewiesen sind. Fällt ein Bereich weg – beispielsweiser der
berufliche –, und Sie haben genug Kontakte in den anderen Bereichen, dann
haben Sie immer noch genug Helfende.

12.1.1 Optimismus

Eine gängige Definition für Optimismus ist die *zeitlich und situativ stabile Neigung zu einer positiven Ergebniserwartung.* Aufgrund dieser treffen wir Entscheidungen und wählen unsere Bewältigungsstrategien aus. Wie wissenschaftlich
nachgewiesen wurde, sind Optimisten aktiver bei der Bewältigung von Problemen, erleben weniger negative Lebensumstände und erhalten mehr soziale Unterstützung (Bengel & Lyssenko 2012). Deshalb wirkt Optimismus auf die Entwicklung von Krankheiten protektiv. Dabei geht es nicht um eine rosarote Brille, im
Gegenteil, Optimisten sehen Probleme realistischer als Pessimisten – aber sie
erleben das Gute viel besser; vielleicht katastrophisieren sie auch einfach weniger.

Um so weit zu kommen, dieses Buch lesen zu wollen, mussten Sie eine Vielzahl
von Ressourcen haben und nutzen. Vielleicht gelingt es Ihnen, im Rückblick auf
die vielen Herausforderungen, die Sie bereits gemeistert haben, in einen besseren
Kontakt zu sich und Ihren Fähigkeiten zu kommen. Wie viele Veränderungen
haben Sie bereits in Ihrem Leben gemeistert? Einschulung, Schulwechsel, Orts-
wechsel, Studium, Ehe (und vielleicht Scheidung), Kinder, erste berufliche Stelle –
das alles sind einschneidende Veränderungen, die eine Vielzahl von Qualitäten
in Ihnen brauchten und auch verbesserten. An diesen Veränderungen können Sie
ablesen, welche Eigenschaften Ihnen eigen sind, auch wenn Sie das bislang vielleicht so nicht sehen mochten. Sie brauchten Mut, Entschlossenheit, Durchhaltevermögen, Interesse, Willen, Schläue, Risikobereitschaft (oder haben Sie jedes
Fach für jede Prüfung zu 100 % beherrscht?), Neugier, Experimentierfreude,
Kreativität. Das alles sind Optionen, die Sie besitzen und längst genutzt haben.
Vielleicht ist Ihr Blick darauf nur etwas vernebelt. Wenn Sie schon so vieles geschafft haben, könnte Ihnen das Zuversicht geben. Das meiste in Ihrem bisherigen Leben lief so gut ab, dass es merkwürdig wäre, könnten Sie sich nicht zum
Optimismus entscheiden. Sie sind fähig, etwas zu bewirken. Sie handeln überlegt
und selbstwirksam. Das wird auch in Zukunft so sein.

Sie haben mehr Möglichkeiten, als Sie vielleicht bislang sehen konnten. Wenn
Sie diese erkennen, können Sie sie auch anstreben und erreichen. Solange Sie nur
gebannt auf eine oder wenige Alternativen starren, lähmen Sie sich selbst. Glauben Sie an Ihre Fähigkeiten, es gibt keinen Grund, daran zu zweifeln. Ihre Fähigkeiten ermöglichen Ihre Tatkraft.

Möglicherweise haben Sie irgendwann beim ständigen Lernen im Prüfungs-
stress ein wenig den Bezug zu sich selbst verloren, zu diesem wundervollen
Wesen, das Sie sind. Sie sind wertvoll, auch ohne jegliches eigenes ärztliches oder
therapeutisches Tun.

Optimismus aufrechtzuerhalten kann einem akademischen Helfer schwerfallen. Nicht nur die Schwierigkeiten, die Leiden, Elend und Tod mit sich bringen,
spielen hier eine Rolle. Auch die mangelhafte Compliance mancher Patienten

wirkt nicht unbedingt stimmungsaufhellend. Kreativität im beruflichen Kontext ist bei fest vorgeschriebenen Abläufen kaum möglich; die nennen sich dann evidenzbasierte Medizin. Schauen wir dennoch positiv und optimistisch, was man als Helfer tun kann: Wenn Sie Verbesserungen Ihrer persönlichen Situation anstreben, beachten Sie bitte, Ihre Stärken weiter auszubauen, wirkt erheblich besser, als an Ihren Schwächen herumzudoktern. Schwächen sollten nur dann angegangen werden, wenn sie objektiv hinderlich sind. Der Grundsatz lautet also: Was kann ich gut und bald noch besser? Und zweitrangig: Welche meiner Schwächen wirkt sich so negativ aus, dass ich sie angehen sollte? Ansonsten akzeptieren Sie genau jetzt im Moment, dass Sie als Mensch das Recht auf Schwächen haben und sich dies auch zugestehen dürfen.

Sport, Musik, Literatur, Familie, Partner, Verwandte, Reisen, Naturerlebnisse, Aktivitäten, Spiele, unzählige schöne und interessante Inhalte warten zudem darauf, dass Sie sich mit ihnen beschäftigen.

12.1.2 Mentor

Es ist – und das ist ungewohnt für viele akademische Helfer – immer sinnvoll, sich eine Art von Mentor zu suchen. Das kann ein Vertrauter aus dem sozialen Umfeld, ein Therapeut oder ein Coach sein. Wenn es um die eigene Person geht, sind die meisten Menschen mit Blindheit geschlagen. Um diese Blindheit loszuwerden, lohnt es sich, einen lebenden Spiegel zu schaffen, einen Mentor eben, der gütig und liebevoll, aber auch wissend und motivierend zur Seite steht. In seiner Biografie berichtete der Neurologe Oliver Sacks davon, wie er in jungen Erwachsenenjahren erstmals einen Psychoanalytiker in New York aufsuchte (Sacks 2015) und wie er diesen Kontakt, einmal pro Woche, jahrzehntelang aufrechterhielt. Es ist eine sehr klare, sehr erwachsene Entscheidung, sich einen Mentor zu suchen.

12.1.3 Coaching

Ein Trainingsprogramm mit dem Akronym RESPECT, wurde erfolgreich eingesetzt, um krankheitsbedingte Abwesenheit zu verringern (Patel et al. 2019). Das Kürzel bedeutet übersetzt die Aufforderung an den Helfer des Helfers, folgendermaßen vorzugehen:
- regelmäßiger Kontakt, je früher, desto besser,
- unterstützende und empathische Kommunikation,
- praktische Hilfe ist keine Psychotherapie,
- die Suche nach weiterer Hilfe unterstützen,
- die Möglichkeit, zur Arbeit zurückzukehren, stetig erwägen,
- mitteilen, dass die Tür immer offen ist und
- den nächsten Kontakt vereinbaren.

Das klingt nach einem Setting für Coaching, zu dem es verschwindend wenige Publikationen gibt. Dabei ist Coaching eine effektive Möglichkeit, das berufliche Potenzial zu erkennen oder wiederzugewinnen. Ein Coach hat als ein Metaziel für seinen Klienten, dass dieser sein eigenes Gefühl stärkt, Kontrolle über seine wesentlichen Lebensereignisse zu erlangen. Hat jemand das Gefühl, ihm entgleitet das Leben, kann das fatale Auswirkungen haben. Coaching bedeutet, einen Zielkorridor zu verfolgen, der mit den Worten Selbstbestimmung und Selbstwirksamkeit in kurzer Form benannt werden kann. Normalerweise ist die Handlungsfähigkeit eines Coaching-Klienten weniger stark beeinträchtigt als dieser zu spüren meint. Meistens erkennen die Menschen nicht mehr, welche Alternativen sie haben. Manche verstehen auch nicht, wie (relativ gut) ihre Position in der Realität ist. Es geht darum, die inneren Wolken, welche den Blick auf die Wirklichkeit vernebeln oder ganz verdecken, einfühlsam und zugleich wie ein reinigender Wind zur Seite zu blasen, um Klarheit zu bekommen. Diese Klarheit kann durchaus anfangs schmerzhaft sein, weil Coaching am effektivsten wirkt, wenn es sich an der Wahrheit orientiert. Und die ist nicht immer angenehm. Klienten, die zu ihrer eigenen Kraft zurückfinden wollen, müssen immer auch ihre eigene Verantwortung verstehen und übernehmen. Das eine bedingt das andere.

12.1.4 Wesentliche Fragen

Es hilft, die Metaebene zu bemühen: Werde ich am Ende meines Lebens eher beklagen, wie wenig Zeit ich mir für meinen Beruf genommen habe – oder eher, wie wenig Zeit ich mit meinen Kindern oder meinem Partner verbracht habe, oder mit mir selbst? Manchmal hilft dieser Blick, um im Jetzt klarer zu sehen. Von dieser hypothetischen Warte aus können Sie mit Übung 12.3 die Beantwortung wesentlicher Fragen angehen:

Übung 12.3: Wohin geht die Reise?

* Ist der Beruf der richtige für mich?
* Entspricht er dem, was ich bin und was ich heute – vielleicht besser als zu Beginn des Studiums – von mir verstanden habe und über mich weiß?

Erläuterung: Eine Berufsaufgabe ist immer eine Ultima Ratio. Aber manchmal hilft eben nur noch diese. Die meisten Menschen neigen dazu, das Aufgeben ihres Berufs mit einer Niederlage gleichzusetzen. Sie übersehen dabei die innerliche Entschlusskraft und ihre eigene Tatkraft, die auch für eine Berufsaufgabe notwendig ist. Letztlich wollen sie sich selbst damit nicht wahrhaben. Wie schade für die eigene Person, wenn sie lieber einem Trugbild folgen mag, statt die Schönheit der eigenen Person und Persönlichkeit in Gänze anzunehmen.

Weitere zu klärende Fragen:

* Welche Aspekte meiner Berufstätigkeit sind für mich besonders wichtig – und welche kann ich hintanstellen (Shanafelt et al. 2009)?
* Wenn Kompromisse anstehen, wie weit bin ich bereit, meine eigene Position, das bedeutet auch, mein eigenes Wohlbefinden, zur Disposition zu stellen?
* Brauche ich das wirklich? Das bezieht sich sowohl auf Anschaffungen wie auf Änderungen.

- Brauche ich es jetzt?
- Passt das alles mit meinem langfristigen Ziel zusammen oder lenkt es mich unnötig davon ab?

Erläuterung: Gelegenheiten, die mehr oder minder zufällig des Weges kommen, können im Einzelfall ein Segen sein. Grundsätzlich sollte man sie jedoch besonders argwöhnisch bewerten.

12.2   Wohlbefinden

Selbstfürsorge ist ein aus sich selbst heraus initiiertes Verhalten, um die eigene Gesundheit zu erhalten oder zu verbessern und das allgemeines Wohlempfinden zu fördern. Dafür kann eine Vielzahl von Strategien genutzt werden, die man allein oder mit professioneller Hilfe umsetzen kann (Mills et al. 2018). Aber bitte nicht im folgenden Sinn (ebenda): »Self-care is a […] approach to the promotion of health and wellbeing […] to support capacity for compassionate care of patients and their families.« Das ist ein weiteres Beispiel dafür, wie die Gesundheit von Ärzten und Therapeuten für die Gesundheit ihrer Patienten instrumentalisiert wird.

Ärzte (in dieser Studie: junge Ärzte) mit höherem Wohlbefinden machen weniger medizinische Fehler, bieten bessere Patientenversorgung und deren Patienten sind zufriedener. Es ist ein wechselseitiger Vorgang: Ärzte, die mit ihrer Arbeit zufrieden und die einfühlsam sind, haben Patienten, die ebenfalls zufriedener sind. Die Patientenzufriedenheit wird von der Mehrzahl der Ärzte als wesentliche aufbauende Quelle empfunden (Lases et al. 2018).

Es geht dabei um ein Gleichgewicht zwischen den Anstrengungen und der Anerkennung, welche Helfern wichtig ist. Anerkennung kann vieles bedeuten:

- autonom Entscheidungen treffen,
- fachgerechte Supervision sowie die Wertschätzung der Tätigkeit,
- Unterstützung durch Kollegen mit etwa gleichem Wissensstand,
- die Möglichkeit, Neues zu lernen und
- das Gefühl, dem Patienten wichtig zu sein.

Das sind mindestens so gute Energiequellen wie Geld, wobei eine adäquate finanzielle Honorierung keine Frage zu sein hat. Es besteht eine enge Korrelation zwischen dem Gefühl der Selbstwirksamkeit als Helfer und seinem Wohlbefinden (Milam et al. 2019). Warum spielt Engagement eine Rolle für das Wohlbefinden? Man könnte auch meinen, auf dem Sofa zu liegen und sich die gebratenen Täubchen in den Mund fliegen zu lassen, bringt's doch. Nein! Denn erst aufgrund eigenen Engagements erhält man das Gefühl, etwas selbst zu bewegen, also Macht zu haben, und nur mit dieser Überzeugung kann man sich Ziele setzen und sich später an der erfolgreichen Zielerreichung erfreuen.

Auch kognitive Verhaltenstherapie oder darauf basierende Interventionsprogramme können das Wohlgefühl stärken (Ojala et al. 2018). Und: Eine geringere

Arbeitszeit alleine führt nicht zu höherem Wohlbefinden bei Ärzten (Mari et al. 2019).

Es gibt inzwischen ganze Theorien über das Wohlbefinden, wie Seligmans PERMA-Modell, das fünf Elemente beinhaltet (Seligman 2018):
1. positive Emotionen (das meint Gefühle, die einem gefallen),
2. Engagement,
3. Beziehungen (womit gewollte und funktionierende gemeint sind),
4. Sinn/Bedeutung (im Leben und Beruf finden) und
5. Leistungsfähigkeit.

Eine Reihe von Fürsorge- und Selbstfürsorgeprogrammen (in Horowitz 2019) wurden vorgestellt:
- Cognitively-Based Compassion Training (CBCT),
- Compassion Cultivation Training (CCT),
- Mindful Self-Compassion (MSC),
- Being with Dying (BWD).

Die meisten davon haben es bislang nicht nach Europa geschafft. In der Regel verbinden sie psychologische Verfahren mit meditativen Übungen, was eine gewisse Nähe zum »Klassiker«, der MBSR, zeigt. Sie sind nicht speziell für Therapeuten oder Ärzte konzipiert worden. Da es sich bei beiden Berufsgruppen jedoch eindeutig um Vertreter des Menschengeschlechts handelt, dürften sie auch bei ihnen Wirksamkeit entfalten.

Wohlbefinden bedeutet, in einem Menschen überwiegen positiv bewertete Gefühle. Es besteht im Alltag ein fundamentaler Unterschied, ob man versucht, negativ bewertete Gefühle zu unterdrücken oder zu vermeiden, oder ob man aktiv nach positiv empfundenen strebt. Wichtig ist, nicht nur einseitig nach »guten Gefühlen« zu gieren, sondern unerwünschte Gefühle neben den erwünschten zuzulassen oder zu ertragen.

Zu einer Kultur des Wohlbefindens gehört es, Werte zu bestimmen, nach denen man sich richtet und diese auch mit Leben zu füllen. Mitmenschlichkeit bleibt, wie jeder andere Wert auch, nur ein Wort, wenn nicht klar ist, welche Handlungen dorthin führen. Diese können darin bestehen, wenn notwendig, länger als geplant mit einem Kranken zu sprechen, oder für ihn, wenn er selbst nicht in der Lage ist, ein Telefonat zu führen, oder ihn, so er es mag und die Infektionslage es zulässt, zu umarmen. Es gibt hunderte Möglichkeiten, wie man Mitmenschlichkeit ausdrücken kann.

Neben Werten gehören konkrete Verhaltensregeln zu einer Kultur des Wohlbefindens; auch, dass alle in einer Klinik oder Praxis Tätigen daran teilhaben können. Für den Arzt selbst kommt es auf Selbst-Achtung, Selbst-Wertschätzung und Selbst-Fürsorge an. Wenn andere das für sich ebenso sehen, gelingt dies am ehesten durch deren wertschätzende Unterstützung (Bonman et al. 2017).

Meistens genügt nicht eine Methode oder die Fixierung auf einen Inhalt, um eine Kultur des Wohlbefindens aufzubauen. Es gibt Menschen, deren seelisches Gesunden im Vordergrund steht, andere kämpfen vielleicht gerade mit einem körperlichen Gebrechen oder brauchen einen gewissen Rückzug, um sich selbst wieder näher zu sein. Deshalb muss eine Kultur des Wohlbefindens alle wichtigen Bereiche des Menschseins umfassen. Sie hat eine Art von Leitlinie für schwierige Umstände zu sein, aber auch dafür, die Balance, wenn sie erreicht ist, aufrechtzuerhalten.

Leitlinie für Verbesserungen (nach Lehmann et al. 2018):

1. Zeit schenken, damit überhaupt eine wahrhaftige Reflexion über das Geschehene und die aktuelle Situation möglich ist.
2. Ermutigen, auch über unbequeme Inhalte zu sprechen oder nachzudenken, und sich innerlich einverstanden erklären mit emotional aufrührenden Erlebnissen.
3. Versuchen, an den Herausforderungen zu wachsen, um letztendlich den Menschen oder sich selbst und sein Umfeld gestärkt in die Zukunft zu begleiten.

Genau das, was den Beruf als Arzt oder Therapeut ausmacht, für andere in kritischen Situationen dazusein, sollten Ärzte und Therapeuten auch sich selbst ermöglichen. Sie sind nicht allein und haben das Recht, Hilfe anzunehmen. Denn jeder Mensch hat Grenzen. Sich selbst freundlich zu begegnen ist eine viel bessere Art, mit sich umzugehen, als die unwirsche und harsche Selbstkritik, die oft gemeinsam mit vollkommen unrealistischen Ansprüchen an sich selbst auftritt. Diese Selbstfürsorge führt zu mehr Optimismus und Glücksempfinden (Homan 2016), weniger Ängsten und Depression und weniger Schamgefühlen (Johnson & O'Brien 2013), korreliert positiv mit Resilienz und Wohlbefinden und invers mit Burnout und Schlafschwierigkeiten (Kemper et al. 2015). Je weniger Selbstfürsorge ausgebildet wird, umso höher wird das Risiko für Burnout (Trockel 2019).

Halten Sie einen Moment inne und überlegen Sie sich mit der Übung 12.4 (nach Zwack & Schweitzer 2013), was Ihnen Wohlbefinden schenkt:

Übung 12.4: Was mir Wohlbefinden macht

Im Folgenden sind acht Bereiche vorgegeben, die Ihnen Chancen bieten, sich ein Wohlgefühl aufzubauen. Finden Sie für mindestens *drei* der Bereiche *eine* konkrete Idee für Ihre Zukunft:

- Akzeptanz
- Anerkennung
- Freizeitaktivitäten
- Grenzen setzen, wo notwendig (zeitlich, inhaltlich)
- Gute Beziehungen zu meinen Patienten
- Reflexion über das eigene Tun
- Selbstachtsamkeit
- Unterstützung durch Kollegen

12.2.1 Verdrängung

Verdrängung hat keinen guten Ruf, und das teilweise zu Unrecht (siehe auch Kapitel 4). Wenn wir negativ empfundene Gefühle effektiv verdrängen, haben wir zwar keine Möglichkeit mehr, die uns belastenden Erlebnisse kognitiv und emotional zu verarbeiten, aber das muss auch nicht immer sein. Es gibt durchaus Situationen, in welchen es angeraten ist, die Gefühle nicht auszuleben. Ihr Eigenleben führen sie dennoch, beispielsweise weil Folgen wie körperliche Erregung länger als nötig anhalten (Berking 2008).

Viele Menschen leben ohne größere Probleme, ohne sich jemals mit ihren Gefühlen konkret zu beschäftigen. Das kann sich jedoch rächen, wenn starke Bedrohungen einwirken, was letztlich der Verletzung der eigenen Ziele und Bedürfnisse entspricht. Die Unterdrückungsmechanismen, die für den normalen Alltag noch genügten, funktionieren dann oftmals nicht ausreichend, und die Menschen sind rasch überwältigt, weil sie keine Konzepte entwickelt haben, wie sie mit starken Gefühlen, die eben nicht mehr in Schach gehalten werden können, wirkungsvoll umgehen.

Nun folgt eine vielleicht etwas schwerere Übung. Fast jeder Erwachsene hat in seinem Leben schon etwas Schlimmes erleben müssen. Der Tod eines geliebten Menschen, eine schwere Erkrankung, die Trennung der Eltern, einen Unfall und anderes mehr.

Übung 12.5: Das Gute im Unguten

Welches ist ein schlimmes Erlebnis in Ihrem Leben gewesen?
Ihre Aufgabe ist nun, den positiven Aspekt darin zu entdecken. Wenn Sie nun sagen, den gibt es definitiv nicht, dann schreibe ich: Doch! Den gibt es.
Beispielsweise können eingreifende Erkrankungen oder Nahtoderlebnisse dazu führen, dass wir uns intensiv und annehmend mit dem eigenen Leben auseinandersetzen. Auch können dadurch Beziehungen auf eine neue, bessere oder intensivere Ebene gehoben werden. Oder wir beginnen deshalb, vieles, was uns bislang wichtig erschien, aus einem wahrhaftigeren Blickwinkel zu betrachten. Die Banalität von manchen bisherigen Themen kann uns durch eingreifende gesundheitliche Probleme bewusstwerden. Gelassenheit oder Wahrhaftigkeit sind also mögliche Folgen von schlimmen Erlebnissen. Ein großer finanzieller Verlust kann als Anlass dienen, uns darüber klar zu werden, was wirklich im Leben zählt. Wir können daraufhin dem Leben eine neue Richtung geben, die weniger im Materiellen verhaftet ist.
Eine Entdeckung kann Zeit brauchen, wenn Sie gerade jetzt nicht weiterkommen, stellen Sie sich die Aufgabe nach einigen Tagen erneut.

Erläuterung: Warum ist das wichtig? Nicht nur, weil Sie das Schlimme damit etwas abmildern können, sondern weil die Fähigkeit, in wirklich unguten Situationen noch etwas Positives zu sehen, mit Ihrer Resilienz zusammenhängt.
Auch unter einem anderen Aspekt ist diese Übung wichtig. Wenn es etwas gibt, das Sie bis heute nicht akzeptieren können, weil Sie nur das Ungute darin sehen, frisst es Ihre seelische Energie. Es wirkt wie ein »Mental-Health-Killer«.

12.2.2 Umgang mit Fehlern

Nun geht es darum, wie Sie trotz eines Fehlers Ihr Wohlbefinden wieder erreichen können.

Übung 12.6: Umgang mit Fehlern

Mit folgendem Fließschema können Sie sich innerlich einrichten, wenn Sie einen Fehler begangen haben – das geht im Privatbereich ebenso wie bei beruflichen Themen. In Klammern
lesen Sie ein Beispiel, das verdeutlicht, was gemeint ist.

Beschreiben Sie so kurz wie möglich Ihren Fehler (Ich habe das Medikament falsch dosiert).

1. Welche Gefühle resultieren daraus in Ihnen, und zwar in dem Moment der Erkenntnis des
   Fehlers? (Schuld, Scham, Hilflosigkeit, Entsetzen, Angst, Traurigkeit, Verlassenheit, Einsamkeit, Frustration, Hektik, Schuldigkeit usw.)
2. Welche(r) Gedanke(n) ging(en) Ihnen in diesem Moment durch den Kopf?
   Gedanke   Intensität
   (…)   (…)
3. Tragen Sie in die Zeile rechts ein, wie intensiv dieser Gedanke in Ihnen wirkte. Von 1 (sehr
   schwach) bis 10 (ergreifend, alles einnehmend).
4. Was würden Sie sagen, wenn Sie die Situation als Arzt oder Therapeut von außen, als Be-
   obachtender, erleben? Hätten Sie Verständnis oder Mitgefühl, was auch immer, für den
   Kollegen?
5. Wären Sie so hart zu dem Kollegen wie zu sich selbst? Wenn nicht: Wechseln Sie jetzt die
   Metaposition und schenken sich die gleichen Gedanken wie einem Fremden:
6. Schauen Sie Punkt 2 an. Welche, weniger belastenden Gedanken wären ebenso möglich?
   Jedoch ohne zu lügen und ohne Selbstbetrug. Welche mitfühlenden Gedanken sind möglich? Tragen Sie diese hier ein:
   Neuer Gedanke   Intensität
   (…)   (…)
7. Welche Vorteile haben Sie von den neuen Gedanken?
8. Welche Nachteile haben Sie davon?
9. Welche Gefühle kommen bei den neuen Gedanken in Ihnen auf?
10. Welche Sichtweise auf Ihren Fehler ist sinnvoller? Welche bringt Ihnen möglicherweise
    einen Fortschritt oder Vorteil?
11. Welche Intensität haben die Gefühle zu den neuen Gedanken? Und welche Gefühle sind es
    überhaupt?
12. Wenn die ersten Gedanken (siehe Punkt 2) zäh wie ein Kaugummi, in den Sie hineingetre-
    ten sind, an Ihnen kleben, versuchen Sie die Übung erneut, nun jedoch nicht in der Sicht-
    weise als Arzt oder Therapeut, sondern als ein Sie liebender Partner.

Erläuterung: Es kann schwerfallen, eine gesündere – und meistens auch eher der Realität entsprechende – Position einzunehmen. Wenn dies bei alltäglichen Fehlern noch gelingt, bei großen Fragen Ihres Lebens jedoch nicht, kann es sinnvoll sein, sich einem fachlich versierten
Helfenden anzuvertrauen.

---

244 Teil III Sich selbst helfen

12.2.3 Entspannung

In ähnlicher Weise kennen Sie bereits Übungen aus Abschnitt 10.5 (Achtsamkeit). Vielleicht sagen Ihnen die zwei folgenden Vorschläge für Ihre eigene Entspannung auch zu (Bergner 2018a).

Übung 12.7: Rasche Entspannung

1. Ich suche einen Platz auf, an dem ich ungestört bin.
2. Ich schließe die Augen und atme gleichmäßig durch die Nase ein und aus. Ist sie verstopft, dann durch den Mund, aber ich wechsle nicht zwischen Nase und Mund.
3. Ich nehme ruhige, tiefe und gleichmäßige Atemzüge und mache sie mir bewusst.
4. Ich folge ausschließlich meinem Atem, wie er ein- und wieder ausströmt.
5. Zuerst atme ich so tief wie möglich in den Bauchraum und merke, wie die unteren Lungenabschnitte belüftet werden. Ich beobachte, wie sich meine Bauchdecke hebt und wieder senkt.
6. Nach einiger Zeit merke ich, ruhiger zu werden. Nun lenke ich meinen Atem so hoch es geht in die Lungenspitzen, in die Schultern hinein. Ich beobachte, wie sich mein Oberkörper hebt und wieder senkt.
7. Nun stelle ich mir vor, wie ich mit jedem Einatmen Kraft in mich aufnehme und mit jedem Ausatmen meine Anspannung und meine Probleme loslasse. Ein und aus, der Kreislauf des Lebens zwischen Nehmen und Loslassen.
8. Diese Übung mache ich wenige Minuten lang und achte darauf, nicht zu hyperventilieren.

Neben der Atemübung, die Ihnen rasch und akut eine gewisse Entspannung und Erleichterung bringen kann, können Sie sich einige Fragen beantworten:

Übung 12.8: Mentale Klärung

(Beispiele in Klammern)
1. Welches Gefühl ist konkret in mir, das mich belastet (Ärger, Wut, Verzweiflung, Traurigkeit, Fassungslosigkeit, Entsetzen, Ekel, Abscheu, Widerwille usw.)?
2. Was sind die genauen oder tatsächlichen Ursachen für das Gefühl? Ich werde konkret dabei. Ich sage nicht: »Der Patient macht mich wütend«, sondern: »Mich macht wütend, wenn der Patient meine Qualifikation anzweifelt.«
3. Ich überprüfe mich: Ist es wirklich wahr, dass … (der Patient meine Qualifikation anzweifelt).
4. Kann ich seine Meinung ändern oder ist der Aufwand dafür zu groß?
5. Ich entscheide mich dafür:
   – ihn ins Leere laufen zu lassen (also gar nicht zu reagieren),
   – ihn über meine Sicht aufzuklären (also den Inhalt erneut fachlich zu begründen),
   – ihm zu sagen, dass mich seine Aussage ärgert/wütend macht/betrifft/wundert/…,
   – ihm für die Zukunft einen anderen Arzt oder Therapeuten zu empfehlen.
6. Ich bleibe in Eigenverantwortung. Ich bin weder allmächtig noch ohnmächtig. Ich überlasse anderen nicht die Macht, über meine Gefühle zu entscheiden.

12.3 Richtige Zielsetzung

Aussagen wie »Das muss ich jetzt tun« oder »Ich sollte es tun« führen paradoxerweise oft zur Lähmung, nicht zur Aktivität. Eine Besserung mag ausmachen, seine Sprache zu ändern, beispielsweise zu sagen: »Im Moment bevorzuge ich folgendes zu tun.« Grundsätzlich wirkt es als Schutz vor Schuldgefühlen, seine eigenen Ansprüche von unrealistischen Zielen zu befreien. Ebenso ist es besser, nur einige, wenige Ziele für sich zu entwickeln.

Es folgen Anregungen, welchen Kriterien funktionierende Ziele genügen sollten (Bergner 2018a). Wenn Sie ein Ziel formuliert haben, gehen Sie diese Aufstellung detailliert durch und beurteilen Sie, ob Ihre Zielformulierung allen Punkten entspricht:

Annäherung: Es geht nie darum, was Sie nicht wollen, sondern was Sie wollen.

Attraktivität: Je zeitlich ferner ein Ziel liegt, umso attraktiver muss es sein. Unser Gehirn verlangt nach Belohnungen – und je länger es braucht, bis sie kommen, umso weniger anziehend wirkt das Ziel.

Beeinflussbarkeit: Ihr Ziel muss Ihrem Einfluss unterliegen; es geht dabei nicht um ein Glücksspiel.

Beschränkung: Wer sich zu viele Ziele setzt, wird kein einziges erreichen. Zu groß ist die Gefahr, dass sie sich untereinander blockieren oder dass wir aufgeben, bevor wir angefangen haben.

Eigenständigkeit: Ziele, für die Sie andere brauchen oder einspannen müssen, sind kritisch zu hinterfragen. Wichtig ist: Sie selbst müssen Ihre Ziele erreichen können, zumindest hauptverantwortlich.

Eindeutigkeit: Je klarer ein Ziel, umso konzentrierter können Sie Ihre Energie darauf verwenden.

Erreichbarkeit: Sie müssen davon – ohne Selbstbetrug – überzeugt sein, das Ziel auch erreichen zu können. Ansonsten bleibt als Erstes Ihre Motivation auf der Strecke. Ihr Ziel sollte deshalb mindestens eine Chance von 50 % haben, erreicht zu werden – aber weniger als 100 %. Das wäre kein Ziel, sondern ein sicheres Eintreten.

Herausforderung: Ziele müssen lohnend und erreichbar sein. Was sich nicht lohnt, bekommt keine ausreichende intrinsische Motivation.

Messbarkeit: Irgendwie muss sich Ihr Ziel messen, also objektivieren lassen. »Glücklich sein« ist somit kein Ziel, sondern eine Wunschvorstellung.

Positiv formulieren: Eine Zielformulierung verzichtet auf jede Negation. Es geht nicht darum, was nicht sein soll, sondern was sein soll.

Prioritäten setzen: Wenn Sie wenige Ziele haben, aber mehr als eines, sollten Sie festlegen, welches höchste Priorität hat und mit diesem beginnen.

Realitätssinn: Träume sind Schäume, Ziele müssen reell sein.

Relevanz: Mit dem Ziel muss ein spürbarer Unterschied zu heute erreicht werden, der für Sie – und vielleicht auch für andere – wahrnehmbar ist.

Visualisierung: Wenn Sie in sich das Bild aufbauen, Sie hätten das Ziel bereits erreicht, sollte es Ihnen eine angenehme Stimmung und positive Energie schenken.

Vollständigkeit: Das Ziel muss im Gesamten konkret benannt werden. Eine unklare Zielformulierung erschwert eine klare Zielerreichung.

Übung 12.9: Zielerreichung einmal anders herum

Wenn Sie nicht weiterkommen, können Sie einen kleinen Trick probieren: Denken Sie vom Ende her. Das bedeutet, denken Sie, wie es ist, Ihr Ziel bereits erreicht zu haben. Was war der Schritt, der genau zuvor geschah? Was war der zweitletzte Schritt, und so weiter. Sie können damit in der Zukunft Ihren Weg rückwärts aufrollen.

Eine andere Möglichkeit ist, sich genau das Gegenteil des tatsächlichen Ziels vorzustellen. Was brauchen Sie dafür, wie kommen Sie dahin?

Vielleicht lösen diese zunächst abstrus erscheinenden Gedanken Blockaden in Ihnen.

Manchen hilft es auch, den Raum zu verlassen, also die Umgebung, in welcher Sie keine Lösung Ihres Problems erreichten, hinter sich zu lassen. Im Urlaub fallen uns deshalb manchmal – auch sehr spontan und überraschend – gute Lösungen ein.

Es ist auch eine Chance, die Meinung anderer Menschen einzuholen. Sie können uns eine andere Sicht auf die Dinge schenken.

13 Die Kernfrage und das Geheimnis

Sich am eigenen Leben zu erfreuen und es mit Zufriedenheit auszugestalten bedeutet nicht, materielle Dinge zu sammeln und auf Äußeres mehr Wert zu legen, als ihm zukommt. Wer das Gefühl hat, nicht sein eigenes Leben zu erleben, sondern sich eher zu wundern, was ihm oder ihr geschieht, dem fehlt der Bezug zu sich selbst. Wem der fehlt, der versucht immer wieder, Erfolge, Titel, Beziehungen, Häuser, Autos, Schmuck, Zusatzqualifikationen, Patientenzahlen und anderes mehr anzuhäufen. Wer sich selbst genügt, der braucht in der Außenwelt nicht viel, der hat verstanden, wie wenig alles Äußere zu einem gelungenen Leben beiträgt. Das bedeutet nicht, in einer Einzimmerwohnung auf Stroh nächtigen zu müssen. Wie so oft, kommt es auch hier auf das Maß an.

Viele streben nach Optimierung. Das bedeutet nichts anderes, als nach dem Optimum zu greifen. Solche Maximalwünsche, die sich auch in besonders teuren Reisen oder ausgefallenen Erlebnissen (Bunjee-Jumping, Freeclimbing, Swingerclub) ausdrücken können, verschaffen allenfalls kurzfristig Glückserlebnisse. Aber Glück verhält sich zur Zufriedenheit wie ein sexueller Höhepunkt zu einer erfüllenden, dauerhaften Beziehung. Zufrieden wird man, wenn man zu sich selbst und zur Gegenwart eine einvernehmliche seelische und geistige Verbindung aufbaut, dann ist man da, und deshalb wird dieser Zustand Da-Sein genannt. Es geht dabei um den tatsächlichen, aktuellen Moment, ohne diesen zu bewerten. Sich in der Gegenwart und nicht mehr in der Vergangenheit (Vorwürfe, Traurigkeit, Befangenheit) oder der Zukunft (wenn … dann) aufhalten. Ganz im eigenen Da-Sein zu leben, bereichert effektiv.

Viele haben eine Form innerer Rechnung, die sie abarbeiten: Wenn ich noch etwas Bestimmtes geschafft habe, dann fange ich an zu leben. Oder: Wenn ich so und so viel Geld beisammenhabe, dann trete ich kürzer. Davor kann ich nur warnen; zu oft geht eine solche Rechnung nicht auf. Leben Sie jetzt! Das ist der einzige Moment, den es tatsächlich gibt.

Oft ist es nur ein einziger, weiterer Schritt im Leben, um aus einer weniger angenehmen in eine zufriedenstellende Situation zu gelangen. Es kann sehr entscheidend wirken, was man tut, nachdem man etwas getan hat. Das bedeutet nichts anderes, als einen bereits geschehenen Schritt nicht als den letzten zu definieren, sondern als Zwischenschritt zu verstehen. Das gilt in der heutigen Zeit bei den besonderen und hohen Anforderungen erst recht. Die wenigsten akademischen Helfer konnten die Dimensionen ihrer beruflichen Belastung vorab korrekt einschätzen. Insofern kann die bisherige Berufsausübung als das weniger Entscheidende bezeichnet werden, sondern das, was man »danach« tut. »Danach« kann derselbe Beruf sein, aber vielleicht mit einer anderen Einstellung und einem gesunderen Verhalten, mit dem der Arzt oder Therapeut sich selbst hinreichend wertschätzt, damit er seine mentale Gesundheit behält oder wiedererlangt.

Ich fahre regelmäßig an der Station der Freiwilligen Feuerwehr meiner Gemeinde vorbei. Immer wieder ist das Gebäude abends erleuchtet, und ich kann sehen, wie darin das gesamte Equipment kontrolliert wird. Dies hat zwei Gründe, einmal muss es sicher funktionieren, wenn es gebraucht wird. Vermutlich wichtiger ist, wie damit der routinierte Umgang mit den Geräten trainiert wird. Die Feuerwehrleute müssen sicher sein, dass alles funktioniert, einschließlich ihrer eigenen Handgriffe. Denn wenn Stress hinzukommt, in der wirklichen Notfallsituation, muss es reibungslos wie im Schlaf ablaufen. Gleiches gilt für jede Tätigkeit im ärztlichen und therapeutischen Bereich. Ständige Wiederholungen führen zu innerer Sicherheit. Je routinierter etwas von der Hand geht, desto geringer wird die Belastung dadurch. Genauso ist es beim Streben nach mentaler Gesundheit.

Um mit den eigenen Gefühlen kompetent umgehen zu können, sind einige, innere Schritte notwendig (Berking 2008). Zunächst müssen wir sie bewusst wahrnehmen. Oft übersehen wir Gefühle, erst recht in der Hektik des Berufsalltags, weil sie sich nicht deutlich genug melden. Wenn sie uns bewusst sind, müssen wir sie in ihrer Charakteristik erkennen und benennen. Das klingt banal, wie der Alltag als Berater zeigt, ist es das für manche aber nicht. Ein »gutes« oder »schlechtes« Gefühl existiert nicht, das sind Bewertungen von Gefühlen. An anderer Stelle habe ich eine – sicher nicht komplette – Übersicht über die mehr als vierhundert Gefühle, die Menschen entwickeln können, gegeben (Bergner 2013b). Diese Benennung des Gefühls ist ein wesentlicher Schritt, um ein konstruktives Konzept zum Umgang mit dem Gefühl zu erreichen. Die Ursache des Gefühls können wir bei weitem nicht immer erkennen, oftmals dürfte es uns nur möglich sein, den Anlass zu verstehen. Dann gibt es Möglichkeiten, die eigenen Gefühle aktiv positiv zu beeinflussen, und letztlich – gelingt es uns nicht oder nur mit zu großem Aufwand – sollten wir lernen, negativ empfundene Gefühle auch akzeptieren und aushalten zu können.

Überlegen Sie, welche der folgenden Inhalte Sie wirklich kontrollieren können:
- Dass andere Menschen Sie mögen?
- Was andere Menschen von Ihnen halten?
- Ob Sie auf andere (oder gar einen bestimmten anderen) attraktiv wirken?
- Ob der Patient Ihren Handlungsempfehlungen folgt?
- Wie der Verlauf einer Erkrankung sein wird?

Vermutlich haben wir eine Meinung: All das können Sie nicht kontrollieren. Und wie ist es mit Folgendem:
- Ob Sie ängstlich werden?
- Dass Sie nervös sind, beispielsweise, wenn Sie einen Vortrag halten?
- Welche Gedanken Ihnen spontan kommen?
- Ob Sie glücklich sind?
- Dass Sie sich in bestimmten Situationen schämen?

Auch dabei ist eine wirkungsvolle Kontrolle kaum möglich. Denn kein Menschen ist dazu fähig, einfach so seine Gefühle und Gedanken im Griff zu behalten. Das würde einer der Kernaufgaben des Gehirns, uns vor Gefahren zu warnen, zuwiderlaufen. Das ZNS ist nicht dazu da, uns ständig auf Wolke sieben schweben und nur Schönes fühlen zu lassen. Dennoch gelingt es mit einiger Übung, mehr Ruhe in unsere Gedanken und Gefühle zu bringen – wir können nicht unbedingt deren Entstehen kontrollieren, aber wie wir damit umgehen, das schon. Der Grundsatz lautet: Unsere eigenen Handlungen können wir kontrollieren, das Ergebnis derselben nicht unbedingt und alles außerhalb von uns unterliegt nicht unserer Kontrolle.

Das anzuerkennen ist entscheidend für die Einstellung zu uns und unserem Leben. Deshalb ist es so effektiv, Achtsamkeit zu üben, weil wir mit ihr fähig werden, uns selbst besser im Griff zu haben. Die Voraussetzung dafür ist, die Tatsachen wie sie sind zunächst anzunehmen, und zwar mit allen Gefühlen, die dabei in uns entstehen; positiven wie negativen. Erst die Annahme von allem ermöglicht, uns auf all das konstruktiver einzustellen – der Versuch, alles »Negative« einseitig auszublenden, wird scheitern.

Nachdem wir die eigenen Gedanken und Gefühle zugelassen haben, folgt die wertungsfreie Wahrnehmung von beidem und schließlich die bedingungslose Akzeptanz: Ja, das denke ich gerade: ja, so fühle ich gerade. Damit ist die beste Basis geschaffen, tatsächlich Einfluss auf das weitere Geschehen zu erlangen. Es gibt eine beeindruckende Szene mit dem amerikanischen Therapeuten Steve de Shazer. Er sitzt einer Patientin gegenüber, die über ihr Leid klagt. Immer mehr und immer Schlimmeres kommt zu Tage. De Shazer nickt und brummt ab und zu freundliche begleitende Worte wie »aha« oder »ja« oder »hmm«. Die Patientin wird nicht müde, weiter von ihrem Elend zu berichten. Nach erstaunlich langer Zeit stoppt sie, richtet ihre Aufmerksamkeit weg von sich hin zu dem berühmten Therapeuten. Der schaut sie an und stellt ihr eine einzige Frage: »What will you do now?«

Alles, das bis zu dieser Sekunde in Ihrem Leben geschehen ist, können Sie nicht mehr ändern – das ist eine Binsenweisheit, die man sich dennoch ab und zu sagen sollte. Aber was Sie ab jetzt damit und mit Ihrer Zukunft tun, das liegt zu einem nicht unerheblichen Anteil in Ihrer Hand – nur: Sie müssen es tun! Nicht lamentieren, nicht beklagen, nicht bejammern: Handeln! Und das im Wissen, wie beschränkt und zugleich vielfältig Ihre Möglichkeiten sind.

13.1   Annehmen der Vergangenheit

Im Alltag zu erlernen, das ist, was ist, kann wie eine Blaupause für das gesamte Leben verwendet werden. Auch die eigene Vergangenheit ist, weil vergangen, nicht zu ändern. Sie fordert geradezu eine völlige Akzeptanz. Wer sich heute fragt »Wieso habe ich jemals Medizin oder Psychologie studieren wollen?« oder »Wie konnte ich nur dieses klinische Fach wählen?« oder »Was hat mich geritten, mich in diesem Ort niederzulassen?« oder auch »Weshalb bin ich jemals eine Partnerschaft mit einem bestimmten Menschen eingegangen?«, der kann nur eine Antwort hören: »Weil ich es getan habe.«

Der Blick in die Vergangenheit ist auch aus einem anderen Grund wenig effektiv für unsere Zukunft. Um uns selbst vor schädigenden Inhalten zu schützen, prägen wir uns weniger gute Situationen erheblich besser ein als das viele Gute, das uns im Leben geschieht – und damit haben wir beim Blick zurück eine sehr eingeschränkte Sicht, die viel eher auf Negatives gerichtet ist. Machen Sie einmal kurz selbst den Test – was würden Sie spontan auf folgende Frage eines Beraters antworten: »Was möchten Sie heute besprechen?« Vermutlich würden Ihnen die schönen Geburtstagsfeiern, die Ihnen als Kind bereitet wurden, ebenso wenig einfallen wie herrliche Urlaubserlebnisse. Aber das Schlechte von damals und heute, das käme Ihnen in den Sinn.

Auch Missbrauchserfahrungen in der Kindheit oder andere, schlimme, den Lebensweg prägende Erfahrungen sind nicht zu ändern. Sie zu leugnen, führt nicht weiter. Der Weg, damit umzugehen, lautet: Bedingungslose Akzeptanz. Es war, was war. Entscheidend ist: Das brauchen Sie niemals gutzuheißen. Der innere Frieden, den Sie mit allem, was vergangen ist, schließen können, basiert auf Ihrer Akzeptanz – es annehmen, statt dagegen zu rebellieren oder es zu unterdrücken. Ein solcher Kampf ist aussichtslos. Wer etwas nicht akzeptiert, bleibt daran kleben, im unguten Fall sein Leben lang. Es geht darum, es als (prägenden) Anteil des Lebens voller Gleichmut anzunehmen. Das ist die Bedingung für ein zukünftig besseres Leben. Nochmals, weil es so wichtig ist: Es geht darum, die Vergangenheit in ihrem »Sosein« zu akzeptieren (Burkhard 2011). Es geht absolut nicht darum, die Vorkommnisse oder Entscheidungen gutzuheißen oder auch nur zu billigen.

Eine jede Situation ist so, wie sie ist, wenn sie anders sein könnte, wäre sie anders. Diese zunächst vielleicht sehr schlicht klingende Begründung beinhaltet bei näherem Betrachten die wesentliche Wahrheit, mit deren Hilfe wir uns aus der Diktatur der Bewertung und unserer Wünsche befreien können, etwas möge anders sein oder hätte anders ablaufen sollen. Welche Entlastung! In gleicher Weise wirkt zu akzeptieren, was ist. Erst dann, wenn wir annehmen statt bewerten, geht es uns besser. Erst dann sind wir wirklich frei zu entscheiden, wie wir (auch deshalb *und* mit unserer Erkenntnis) unser Leben fortan gestalten wollen.

Annehmen ist das Gegenteil von bewerten.

Gerade Ärzten und Therapeuten kann es sehr schwerfallen, dies in ihren Alltag zu integrieren. Haben wir alle doch während der gesamten Schulzeit mit den ständigen Bewertungen unserer Leistung einen Bewertungsmarathon erlebt, dessen Steigerung das Psychologie- oder Medizinstudium brachte, das für viele eher einem Bewertungstriathlon glich. Wer dann täglich Dutzende Patienten »bewerten« muss, kommt einem mentalen Ironman-Wettbewerb schon nahe. Gerade für Ärzte und Therapeuten kann es mühevoll sein, sich umzustellen, eben weil es im Beruf für die Diagnosestellung und den Therapieverlauf weiterhin nötig ist, zu bewerten.

Übrigens brachte das Internet einen neuen Schwung in die Bewertungsorgien der Menschheit: Wer schaut nicht auf die 1- bis 5-Sterne-Bewertungen oder vergibt selbst ab und zu solche?

Übung 13.1: Vergangenheit annehmen lernen und ruhen lassen

Wenn Sie mit etwas aus Ihrer Vergangenheit nicht klarkommen, versuchen Sie es mit einem Ersatzobjekt. Suchen Sie sich einen Gegenstand aus, den Sie überhaupt nicht mehr brauchen oder mögen, den Sie aber bisher nicht wegwerfen mochten, warum auch immer – genauso wie diesen Teil Ihrer Vergangenheit. Nun holen Sie sich ein schönes Einpackpapier, vielleicht auch noch Schleifen und packen das Ganze in Ruhe bei vollem Bewusstsein ein. Es schadet nicht, wenn es nun recht hübsch anzusehen ist. Dieses Päckchen legen Sie an eine Stelle, die Sie oft sehen – aber so, dass es Sie im Alltag bei keiner Handlung stört. Immer wenn Sie an ihm vorbeigehen, bleiben Sie kurz stehen, halten inne, und spüren in sich hinein, ob es Ihnen nun möglich ist, diesen Gegenstand anzunehmen, wie er ist. Irgendwann mag Ihre Seele die Analogie zu Ihrer Vergangenheit, die Sie von vornherein in den Gegenstand mit hineingepackt haben, verstehen.

13.2   Die wahrhaftige Kernfrage

Es folgt eine kurze Auflistung unterschiedlicher Gefühle. Vielleicht mögen Sie einen Moment nach dem Lesen der Auflistung innehalten und sich überlegen, welchem der wissenschaftlich anerkannten Grundgefühle Angst, Wut, Traurigkeit, Verachtung, Ekel, Überraschung, Neugier, Scham, Schuld, Freude oder Glück Sie diese Gefühle zuordnen können?

- Achtsamkeit
- Dankbarkeit
- Ehrfurcht
- Erfüllung
- Fürsorge
- Geborgenheit
- Sanftmut
- Gerechtigkeit
- Güte
- Verantwortung
- Verständnis
- Wohlwollen
- Zuneigung

Vermutlich konnten Sie keinem der Gefühle eines der eben angegebenen Grundgefühle zuweisen. So unterschiedlich die Gefühle erscheinen mögen, sie alle haben mit der Liebe zu tun. Diesem Grundgefühl können sie zugesprochen werden. Liebe ist auf Gefühlsebene sehr viel mehr, als einen Menschen zu lieben, im Sinne der tiefen Bindung oder der Sexualität oder der Partnerschaft. Liebe entwickeln wir nicht nur für Menschen, sondern auch für andere Lebewesen, für Dinge, Verhaltensweisen, Ideen oder Einstellungen.

Vielleicht haben Sie bemerkt, dass in der ohnehin unvollständigen Auflistung eines fehlt, das Gefühl, verliebt zu sein. Der Grund ist: Verliebt zu sein hat nichts mit Liebe zu tun, dieses Gefühl ist dem Grundgefühl des Glücks zugeordnet.

Nicht Mut, sondern Liebe ist der entscheidende Gegenspieler der Angst. Mut löscht Feigheit oder Ängstlichkeit, aber keine Angst. Wie sollen wir leben wollen, wenn wir doch sterben werden? Indem wir lieben und die Liebe von anderen spüren. Liebe hält die Urängste im Zaum. Die Angst vor dem Tod wird in den Hintergrund gedrängt, die zu versagen, spielt keine Rolle, wenn wir um unser selbst willen geliebt werden und eben nicht für unsere Leistung. Die Angst, verlassen zu werden, kann nicht entstehen, weil wir spüren, geliebt zu werden. Damit sich Liebe zeigt, müssen wir etwas tun. Wer immer nur stumm dasitzt und sich keinem anderen Menschen zuwendet, kann nicht erwarten, dass er auf Dauer geliebt wird. Eine solche Hinwendung ist ebenso notwendig, wenn wir uns selbst lieben wollen. Auch das geschieht nicht automatisch oder unbedingt. Ich habe einmal Liebe definiert (Bergner 2013b) als der tiefste Wunsch, vom anderen niemals getrennt zu werden; sie ist damit der Wunsch nach unverrückbarer Verbundenheit.

Vielleicht eine Gelegenheit für Sie, sich folgende Fragen zu beantworten:
● Wen liebe ich?
● Wie liebe ich?
● Was liebe ich zu tun?
● Und: Wie komme ich dorthin?

Liebe ist eine wesentliche Chance für die mentale Gesundheit.

13.3 Voller Sinn

Die mittelbaren Kosten von mangelnder mentaler Gesundheit bei Ärzten und Therapeuten sind immens. In zwei unterschiedlichen Bereichen sind Maßnahmen sinnvoll: Für den Einzelnen und im Bereich der Organisation. Das umfasst Kliniken, Praxen und das Gesundheitswesen im Gesamten.

Weniger ausgebrannte, also weniger erschöpfte Helfer sind zufriedener und können einen größeren Sinn in ihrem Tun und im Leben spüren. Diese Sinnhaftigkeit, das bedeutet ja, im Sinn verhaftet zu sein, ist wesentlich bei der Ausübung eines so fordernden Berufes wie dem des Arztes und des Therapeuten. Wer selbst keinen Sinn in seiner Tätigkeit (mehr) wahrnimmt, sollte sich unbedingt professioneller Hilfe bedienen, um eines zu erreichen: »open physicians to the healing power of meaning« (Slavin 2019).

Wer sich nicht wohlfühlt mit seinem Leben, stellt sich meistens auch die Sinnfrage. Sigmund Freud sagte einmal, wer sich diese Frage stelle, sei bereits krank. Oder, im Umkehrschluss: Solange man sich die Sinnfrage nicht stellt, ist man nicht krank. Korrekterweise ist das Zitat von Freud so nicht vollständig, weil er im Anschluss feststellte, dass es den Sinn des Lebens im objektiven Sinn gar nicht gibt. Das bedeutet, der Sinn des Lebens ist hoch subjektiv. Da er nicht einfach so existiert, hat man die Aufgabe, einen zu erschaffen, zumindest den seinen zu finden. Wir suchen uns nicht einfach so aus, was uns das eigene Leben als erfüllend erscheinen lässt. Auf irgendeine Weise wird uns dies gegeben. Genauso wenig wie wir unser Glück steuern können, können wir festlegen, was uns unser Leben als sinnvoll erscheinen lässt. Als Sinn erfüllend empfinden wir meistens unser Tun, wenn wir das machen, was wir *wirklich tun wollen*, was uns entspricht und aus uns herauskommt. Unsere Arbeit beeinflusst maßgeblich unseren Lebens-Sinn. Wenn beides sich gegenseitig stützt, der Beruf (oder eine andere Arbeit wie im karitativen oder kreativen Bereich) und der Sinn, dann stellt unsere Arbeit als solche eine Belohnung dar. Dann erreichen wir den Zustand, nicht für Geld oder Ruhm zu arbeiten, sondern um der Arbeit selbst willen. Wer dorthin gelangt, fühlt sich erfüllt, und meistens fließen dann auch die materiellen Einnahmen, obgleich diese eben kein Ziel mehr sind. Wessen Tätigkeit nicht oder nicht vorrangig dem Erwerb dient, sondern dem Sinn, ist weit gekommen. Geld und Besitz haben keine Obergrenze – allein schon deshalb macht es Materie unmöglich, einen Sinn zu schaffen. Ab welchem Reichtum soll er denn beginnen? Lebenssatt kann das machen, was aus unserem Inneren kommt und nach außen wirkt.

13.4 Neue Wege

Erfolg bedeutet, die eigenen Ziele zu erreichen. Wer Erfolg spüren möchte, muss deshalb Ziele gehabt haben. Ziele wiederum erfordern zunächst, sich für sie zu entscheiden. Die Entscheidung für neue Ziele und damit einen neuen Weg hat immer einen Preis: den Verlust des bisherigen Weges oder der bisherigen Ziele. Die Entscheidung für etwas ist immer auch eine Entscheidung gegen etwas. Viele versuchen, sich ein oder mehrere Hintertürchen für den ursprünglichen Weg offenzuhalten. Das mag für deren Sicherheitsempfinden sinnvoll sein. Sofern dies jedoch vom Neuen ablenkt, sollte man darauf verzichten. Davon abgesehen ermöglicht auch jeder neue Weg, ihn zu beenden oder zu verändern.

An anderer Stelle im Buch (Abschnitt 10.5.3) habe ich erläutert, dass nur Leid uns zu Veränderungen bewegen kann. Wer sich für einen neuen Weg entscheidet, wird deshalb immer auch leidvolle Erfahrungen mit sich tragen. Da wir wissen, dieses Leid zumindest eine Zeit ausgehalten zu haben, wirkt der alte Weg, weil vertraut, für viele dann immer noch irgendwie verlockend. Da weiß man, was man hat, selbst wenn es ein Leid war. Beim Neuen ist ungewiss, was folgen wird und wie wir damit zurechtkommen. Zweifel begleiten uns deshalb oft im Leben. Am besten räumen wir sie aus, indem wir uns achtsam und wahrhaftig die Frage beantworten, ob wir wirklich Änderungen möchten. Unsere innere Bereitschaft für Veränderungen ist unabdingbar nötig, um neue Wege auszuprobieren. Diese Bereitschaft kann uns ermöglichen, offen zu sein für das, was uns begegnet. Ich mag den Satz: »Wo die Angst ist, da geht es lang« gar nicht. Ich empfinde es anders: *Wofür wir unseren Mut aufbringen mögen, da geht es lang* – das ist stimmig für mich. Der Mut hat einen Namen: Selbstverantwortung. Auch wenn jedem klar ist, dass er sein Leben selbst meistern muss, haben nicht wenige Menschen die Neigung, wesentliche Entscheidungen herauszuschieben oder anderen zu überlassen. Sie bleiben in einer passiven Position, letztlich in einer Opferposition. Das mag den Vorteil haben, die Verantwortung scheinbar auf andere abschieben zu können. In der Tat jedoch verhindert es das Gefühl von Selbstwirksamkeit, welches von herausragender Bedeutung für unser seelisches Gleichgewicht ist. Deshalb rate ich dringend dazu, dass jeder selbst die Entscheidungen trifft und daraufhin seinen Weg geht. Wichtig ist, sich Schritt für Schritt zu bewegen. Das ist sattsam bekannt. Jede noch so lange Reise beginnt mit dem ersten Schritt. Wichtig ist, sich zu bewegen, damit man das berechtigte Gefühl hat, für sich zu sorgen.

Widerstand gegen unvermeidliche Veränderungen ist der Quell von unsäglichem Leid. Auch kann es keinem Menschen gelingen, aus jeder Situation als Sieger hervorzugehen. Beides geht damit einher, festzuhalten, statt sich dem zukünftigen Weg zu öffnen. Man kann sagen, ein Großteil unseres seelischen Leidens hängt damit zusammen, dass wir Leiden zu vermeiden versuchen. Im Materiellen sehen wir ein ähnliches Phänomen wie die Beispiele von dem Tod geweihten Industriezweigen zeigen, die stumpfsinnig an ihren überholten Konzepten festhalten. Statt rechtzeitig, wenn die Kassen noch voll sind, das Ruder herumzureißen, beharren sie auf dem, was sie kennen.

Solange wir, was unser Seelenleben angeht, im Vermeidungsmodus verweilen, bleiben die notwendigen Lernerfahrungen aus. Zu lernen ist ein Leben lang notwendig, eben auch, um Verbesserungen zu ermöglichen. Grundsätzlich geht es darum zu erkennen, wie die Dinge wirklich sind, und nicht, wie wir die Dinge gerne hätten. Das kann allenfalls ein Ziel sein, wenn wir uns wahrhaftig der Realität gestellt haben. Das meint ganz vorrangig die Realität des eigenen Seins.

Warum bin ich Arzt oder Therapeut geworden? Was will ich damit wirklich erreichen? Was stört mich wirklich am Beruf? Was kann ich davon wirklich verändern? Und – will ich das überhaupt? Habe ich es mir in der Opferrolle nicht längst bequem gemacht? Das darf ich, aber sollte ich mich dann noch immer über die Banalitäten meines Alltags ärgern? Viele solcher und anderer Fragen sind es, deren Beantwortung dann viel ehrlicher erfolgen kann, wenn wir uns achtsam selbst begegnen.

Wie schön wäre die Welt, wenn alles reibungslos verliefe, es keine Krankheiten und kein Elend gäbe und wir viele Jahre ohne Aufregungen im Glück verbringen könnten. Es ist Kleinkinddenken, dass sich »alles« zum Guten wendet, und es ist der Wunsch – und bestenfalls auch die Realität – eines kleinen Kindes, dass ihm alles weniger Angenehme abgenommen wird. Probleme sind jedoch der Normalzustand, weshalb auch Krisen normal sind. Sie treten nicht ununterbrochen auf, aber immer wieder. Viele konnten das bereits im Studium wahrnehmen: eine einzige Krise! Und Sie haben diese gemeistert, sonst würden Sie das Buch nicht lesen. Also werden Sie auch zukünftige Krisen überleben.

Wie macht das die Amsel, die während ich dieses Buch schreibe, jeden Morgen kurz vor Sonnenaufgang, selten tagsüber und regelmäßig abends singt? Indem sie nachts gut schläft und tagsüber die Probleme löst; in ihrem Fall genügend Insekten und Würmer zu fangen und Beeren zu finden. Wie schafft sie etwas, das viele Menschen nicht können – jeden Tag zu einem guten Tag zu machen? Zutiefst weiß sie: Wenn es Morgen ist, ist die Zeit zum Gesang. Tagsüber ist das Essen für mich selbst und meine Kinder angesagt und am Abend wieder der Gesang. Die Amsel lebt ganz im Moment. Sie werden nun vielleicht den Kopf schütteln und sagen: Wenn's denn so einfach wäre. Ich verrate Ihnen ein Geheimnis: Das ist es.

Literatur

Aalto, AM, Heponiemi, T, Josefsson, K, Arffman, M, Elovainio, M (2018). Social relationships in physicians' work moderate relationship between workload and wellbeing-9-year follow-up study. Eur J Public Health 28(5): 798–804.

Aasland, OG (2011). Mortality among norwegian doctors 1960–2000. BMC Public Health Mar 22; 11: 173.

Abe, K, Niwa, M, Fujisaki, K, Suzuki, Y (2018). Associations between emotional intelligence, empathy and personality in Japanese medical students. BMC Med Educ 18:47 doi: 10.1186/s1209-018-1165-7.

Al Frais, E, Al Mughthim, M, Irfan, F, Al Maflehi, N, Ponnamperuma, G, AlFaris, H, Ahmed, AMA, Van der Vleuten, C (2019). The relationship between study skills and depressive symptoms among medical residents. BMC Med Educ 19(1):435.

AMA – American Medical Association (1973). The sick physician. Impairment by psychiatric disorders, including alcoholism and drug dependence. JAMA. 1973;223(6):684–687.

Amutio, A, Martinez-Taboada, C, Delgado, LC, Hermosilla, D, Mozaz, MJ (2015). Acceptability and effectivness of a long-term educational intervention to reduce physicians' stress-related conditions. J Contin Educ Heal Prof 35(4): 255–260.

Arigliani, M, Castriotta, L, Pusiol, A, Titolo, A, Petoello, E, Brun Peressut, A, Miorin, E, Elkina, I, Marzona, F, Cucchiaro, D, Spanghero, E, Pavan, M, Arigliani, R, Mercer, SW, Cogo, P (2018). Measuring empathy in pediatrics: Validation of the Visual CARE measure. BMC Pediatr 18(1):57.

Arndt, BG, Beasley, JW, Watkinson, MD, Temte JL, Tuan, EJ, Sinsky, CA; Gilchrist VJ (2017). Tethered to the EHR: primary care physician workload assessment using EHR event log data and time-motion observations. Ann Fam Med 15(5): 419–426.

Asai, M, Morita, T, Akechi, T, Sugawara Y, Fujimori, M, Akizuki, N, Nakano, T, Uchitomie, Y (2016). Burnout and psychiatric morbidity among physicians engaged in end-of-life care for cancer patients: a cross-sectional nationwide survey in Japan. Psychooncol 16: 421–428.

Atzendorf, J, Rauschert, C, Seitz, NN, Lochbühler, K, Kraus, l (2019). Gebrauch von Alkohol, Tabak, illegalen Drogen und Medikamenten. Schätzungen zu Konsum und substanzbezogenen Störungen in Deutschland. Dtsch Arztebl Int 116: 577–84.

Awa, WL, Plaumann, M, Walter, U (2010). Burnout prevention: a review of intervention programs. Patient Educ Couns 78: 184–190.

Babenko, O (2018). Professional well-being of practicing physicians: The roles of autonomy, competence, and relatedness. Healthcare (Basel) 6(1).

Babenko, O, Mosewich, AD, Lee, A, Koppula, S (2019). Association of physicians' self-compassion with work engagement, exhaustion, and professional life satisfaction. Med Sci (Basel) 7(2). pii: E29.

Baker, K, Sen, S (2016). Healing medicine's future: prioritizing physician trainee mental health. AMA J Ethic 18: 604–613.

Baker, K, Warren, R, Abelson, JL, Sen, S (2017). Physician Mental Health: Depression and Anxiety. In: Brower, KJ & Riba, MB Physician Mental Health and Well-Being. Research and Practice. Cham: Springer International Publishing, 131–150.

Baldisseri, MR (2007). Impaired healthcare professional. Crit Care Med 35(2 Suppl.): S106–S116.

Baldwin, DC, Hughes, PH, Conard, SE, Storr, CL, Sheehan, DV (1991). Substance use among senior medical students. JAMA 265(16): 2074–2078.

Barlow, DH, Ellard, KK, Sauer-Zavala, S, Bullis, JR, Carl, JR (2014). The origins of neuroticism. Perspect Psychol Sci 9: 481–496.

Beach, MC, Roter, D, Korthuis, PT, Epstein RM, Sharp, V, Ratanawongsa, N, Cohn, J, Eggly, S, Sankar, A, Moore, RD, Saha, S (2013). A multicenter study of physician mindfulness and health care quality. Ann Fam Med 11(5): 421–428.

Bengel, J, Lyssenko, L (2012). Resilienz und psychologische Schutzfaktoren im Erwachsenenalter. Stand der Forschung zu psychologischen Schutzfaktoren von Gesundheit im Erwachsenenalter. Köln: BzgA.

Benson, J, Margraith, K (2005). Compassion fatigue and burnout: the role of Balint groups. Aust Fam Physician 34(6): 497–498

Berger, M, Falkai, P, Maier, W (2012). Arbeitswelt und psychische Belastungen: Burn-out ist keine Krankheit. Dtsch Ärztebl 109 (14): A-700

Bergner, T (2004). Burnout bei Ärzten. Lebensaufgabe statt Lebens-Aufgabe. Dtsch Ärztebl 101: A2232–4.

Bergner, T (2009). Arzt sein. Die 7 Prinzipien für Erfolg, Effektivität und Lebensqualität. Schattauer: Stuttgart.

Bergner, T (2010). Burnout bei Ärzten. Arztsein zwischen Lebensaufgabe und Lebens-Aufgabe. 2. Aufl. Stuttgart: Schattauer

Bergner, T (2013a). Endlich ausgebrannt! Die etwas andere Burnout-Prophylaxe. Stuttgart: Schattauer.

Bergner, T (2013b). Gefühle. Die Sprache des Selbst. Stuttgart: Schattauer.

Bergner, T (2014). Schein oder Sein. Der Schlüssel zu unserem Selbst. Stuttgart: Schattauer.

Bergner, T (2017). Eigene Wege für ein gutes Leben finden. Wie man sich selbst zufrieden und glücklich sein lässt. Stuttgart: Schattauer.

Bergner, T (2018a). Burnout Prävention. Erschöpfung verhindern – Energie aufbauen. Selbsthilfe in 12 Stufen. 3. Aufl. Stuttgart: Schattauer.

Bergner, T (2018b). Belastungen in der Notfallmedizin. Grenzerfahrungen zwischen Macht und Ohnmacht. Notfall Rettungsmed 21: 192–198.

Berking, M (2008). Training emotionaler Kompetenzen. TEK – Schritt für Schritt. Heidelberg: Springer Medizin Verlag.

Berman, AL (2015). Managing medicolegal risk when treating suicidal patients. International Association Suidice Research and American Foundation for Suicide Prevention. International Summit on Suicide Research, New York.

Beschoner, P, Limbrecht-Ecklundt, K, Jerg-Bretzke, L (2019). Psychische Gesundheit von Ärzten. Nervenarzt 90: 961–974.

Bohman, B, Dyrbye, LN, Sinsky, CA, Linzer, M, Olson, K, Babbott, S, Murphy ML, DeVries, PP, Hamidi, MS, Trockel, M (2017). Physician well-being: the reciprocity of practice efficiency, culture of wellness, and personal resilience. NEJM Catal.

Boisaubin, EV (2009). Causes and treatment oj impairment and burnout in physicians: the epidemic within. In: Cole, TR, Goodrich, TJ, Gritz, ER (Hrsg.) Faculty health in academic medicine: physicians, scientists, and the pressures of success. Totowa: Human Press: 29–38.

Bostwick, JM, Pabbati, C, Geske, JR, McKean, AJ (2016). Suicide attempt as a risk factor for completed suicide: even more lethal than we know. Am J Psychiatry 173(11): 1094–1100.

Boyd, JW (2017). Substance Use and Addictive Behaviors Among Physicians. In: Brower, KJ & Riba, MB Physician Mental Health and Well-Being. Research and Practice. Cham: Springer International Publishing, 177–193.

Boyle S (2019). Emotional detox for anxienty. 7 steps to release anxiety and energize joy. Avon, Massachusetts: Adams Media.

Brady, KJS, Trockel, MT, Khan, CT, Raj, KS, Murphy, ML, Bohman, B, Frank, E, Louie, A, Weiss Roberts, L (2017). What do we mean by physician wellness? A systematic review of its definition and measurement. Acad Psychiatr 42: 94–108.

Bransi, A, Winter, L, Glahn, A, Kahl KG (2020). Abhängigkeitserkrankungen bei Ärzten. Nervenarzt 91: 77–90.

Brindley PG, Olusanya, S, Wong, A, Crowe, L, Haweyluck, L (2019). Psychological ›burnout‹ in healthcare professionals: Updating our understanding, and not making it worse. J Int Care Soc 20(4): 358–362.

Brooke, D, Edwards, G, Taylor, C (1991). Addiction as an occupational hazard: 144 doctors with drug and alcohol problems. Br J Addict 86(8): 1011–1016.

Brown, PA, Slater, M, Lofters, A (2019). Personality and burnout among primary care physicians: An international study. Psychol Res Beh Manag 12:169–177.

Brunsberg, KA, Landrigan, CP, Garcia, BM, Petty, CR, Sectish, TC, Simpkin, AL, Spector, ND, Starmer, AJ, West, DC, Calaman, S (2019). Association of pediatric resident physician depression and burnout with harmful medical errors on inpatient services. Acad Med 94(8): 1150–1156.

Bruce, S, Conaglen, H, Conaglen, J (2005). Burnout in physicians: a case for peer-support. Intern Med J 35: 272–278.

Buddeberg-Fischer, B, Stamm, M, Buddeberg, C, Bauer, G, Hämmig, O, Klaghofer, R (2008). Arbeitsstress, Gesundheit und Lebenszufriedenheit junger Ärztinnen und Ärzte. Ergebnisse einer Schweizer Longitudinalstudie. Dtsch Med Wochenschr 133: 2441–2447.

Bühring, P (2017). Suchtkranke Ärzte: Sehr hohe Behandlungsmotivation. Dtsch Ärztebl 114(19): A-935.

Bui, AH, Ripp, JA, Oh, KY, Basloe, F, Hassan, D, Akhtar, S, Leitman, IM (2020). The impact of program-driven wellness initiatives on burnout and depression among surgical trainees. Am J Surg 219(2): 316–321.

Burkhard, A (2011). Achtsamkeit. Entscheidung für einen neuen Weg. Stuttgart: Schattauer.

Card, AJ (2018). Physician burnout: Resilience training is only part of the solution. Ann Fam Med 16(3): 267–270.

Carr, GD, Hall, PB, Finlayson, AJR (2017). Physician Health Programs: The US Model. In: Brower, KJ & Riba, MB Physician Mental Health and Well-Being. Research and Practice. Cham: Springer International Publishing, 265–294.

Chan, DW (2011). Burnout and life satisfaction: Does gratitude intervention make a difference among Chinese school teachers in Hong Kong? Educ Psychol 31: 809–823.

Charney, DS, Southwick, SM (2012). Resilience: the science of mastering life's greatest challenges. New York: Cambridge University Press.

Chen, CYA, Leung, TI (2019). Substance Use Disorders. In: Weiss Roberts, L & Trockel, M. The Art and Science of Physician Wellbeing. A Handbook für Physicians and Trainees. Cham: Springer Nature Switzerland, 153–177.

Cheung, T, Lee, PH, Yip, PSF (2017). Workplace violence toward physicians and nurses: Prevalence and correlates in Macau. Int J Environ Res Public Health 4;14(8). doi: 10.3390/ijerph14080879.

Choudry, NK, Fletcher, RH, Soumerai, SB (2005). Systematic review: the relationship between clinical experience and quality of health care. Ann Intern Med 142: 260–273.

Cloninger, CR (1987). A systematic method for clinical description and classification of personality variants. A proposal. Arch Gen Psychiatry 44: 573–588.

Cohen Aubart, F, Lhote, R, Steichen, O, Roeser, A, Otriv, N, Levesque, H, Morlat, P, Amoura, Z, Mouthon, L (2020). Workload, well-being and career satisfaction among French internal medicine physicians and residents in 2018. Postgrad Med 96(1131): 21–27.

Cornette, MM, deRoom-Cassini, TA, Fosco, GM, Holloway, RL, Clark, DC, Joiner, TE (2009). Application of an interpersonal-psychological model of suicidal behavior to physicians and medical trainees. Arch Suicide Res 13: 1–14.

Coskun, O, Ulutas, I, Budakoglu, II, Ugurulu, M, Ustu, Y (2018). Emotional intelligence and leadership traits among family physicians. Postgrad Med 130(7): 644–649.

Costa Jr, PT, McCrae, RR (1988). From catalog to classification. Murray's needs and the five-factor model. J Pers Soc Psychol 55: 258–265.

Creswell, JD (2017). Mindfulness interventions. Annu Rev Psychol 68(1): 491–516.

Dai, Y, Zhang, B, Sun, H, Li, Z, Shen, L, Liu, Y (2015). Prevalence and correlates of psychological symptoms in Chinese doctors as measured with the SCL-90-R: A meta-analysis. Res Nurs Health 38(5): 369–383.

Davis, M, Detre, T, Ford, DE, Hansbrough, W, Hendin, H, Laszlo, J, Litts DA, Mann, J, Mansky PA, Michels, R, Miles SH, Proujansky, R, Reynolds 3rd, CF, Silverman, MM (2003). Confronting depression and suicide in physicians: a consensus statement. JAMA 289: 3161–3166.

De Oliveira, GS, Chang, R, Fitzgerald, PC, Almeida, MD, Castro-Alves, S, McCarthy, RJ (2013). The Prevalence of Burnout and Depression and their Association with Adherence to Safety and Practice Standards. Anesth Analg 117(1): 182–193.

Derksen, F, Bensing, J, Lagro-Janssen, A (2013). Effectivness of empathy in general practice: A systematic review. Br J Gen Pract 63(606): e76–84.

Derksen, FAWM, Olde Hartman, T, Bensing, J, Lagro-Janssen, A (2018). Empathy in general parcatice – the gap between wishes and reality: Comparing the views of patients and physicians. Fam Pract 35(2): 203–208.

De Simone, S, Vargas, M, Servillo, G (2019). Organizational strategies to reduce physician burnout: A systematic review and meta-analysis. Aging Clin Exp Res.

Dewa, CS, Jacobs, P, Thanh, NX, Loong D (2014). An estimate of the cost of burnout on early retirement and reduction in clinical hours of practicing physicians in Canada. BMC Health Serv Res 14: 254.

Dewa, CS, Loong, D, Bonate, S, Trojanowski, L (2017). The relationship between physician burnout and quality of healthcarre in terms of safety and acceptability: A systematic review. BMJ Open 7:e015141.

Dillon, EC, Tai-Seale, M, Meehan, A, Martin, V, Nordgren, R, Lee, T, Nauenberg, T, Frosch, DL (2020). Frontline perspectives on physician burnout and strategies to improve well-being: Interviews with physicians and health system leaders. J Gen Intern Med 35(1): 261–267.

Doherty, EM, Nugent, E (2011). Personality factors and medical training: a review of the literature. Med Educ 45: 132–140.

Drolet, BC, Rodgers, S (2010). A comprehensive medical student wellness programm – design and implementation at Vanderbilt School of Medicine. Acad Med 85(1): 103–110.

Duran, A (2019). Breaking th silence. JAMA 321(4): 345–346.

Duthell, F, Aubert, C, Pereira, B, Dambrun, M, Moustafa, F, Mermillod, M, Baker, JS, Trousselard, M, Lesage, FX, Navel, V (2019). Suicide among physicians and health-care workers: A systematic review and meta-analysis. PLoS One 14(12): e0226361.

Dwiwardani, C, Hill, PS, Bollinger, RA, Marks, LE, Steele, JA, Doolin, HN, Wood, SL, Hook, JN, Davis, DE (2014). Virtues develop from a secure base: attachment and resilience as predictors of humility, gratitude, and forgiveness. J Psychol Theol 42: 83–90.

Dyrbye, LN, Thomas, MR, Shanafelt, TD (2005). Medical student distress: causes, consequences, and proposed solutions. Mayo Clin Proc 80 (12): 1613–1622.

Dyrbye, LN, Thomas, MR, Shanafelt, TD (2006). Systematic review of depression, anxiety, and other indicators of psychological distress among U.S. and Canadian medical students. Acad Med 81: 354–373.

Dyrbye, LN, Thomas, MR, Massie, FS, Power DV, Eacker, A, Harper, W, Durning, S, Moutier, C, Szydlo, DW, Novotny, PJ, Sloan, JA, Shanafelt, TD (2008). Burnout and suicidal ideation among U.S. medical students. Ann Intern Med 149: 334–341.

Dyrbye, LN, Power, DV, Massie, FS, Eacker, A, Harper, W, Thomas, MR, Szydlo, DW, Sloan, JA, Shanafelt, TD (2010). Factors associated with resilience to and recovery from burnout: a prospective, multi-institutional study of US medical students. Med Educ 44: 1016–1026.

Dyrbye, LN, Satele, D, Sloan, J, Shanafelt, TD (2013). Utility of a brief screening tool to identify physicians in distress. J Gen Intern Med 28(3): 421–427.

Dyrbye, LN, West, CP, Satele, D, Boone, S, Tan, L, Sloan, J, Shanafelt, TD (2014). Burnout among US medical students, residents, and early career physicians relative to the general US population. Acad Med 89(3): 443–451.

Dyrbye, LN, Eacker, A, Durning, SJ, Brazeau, C, Moutier, C, Massis, FS, Satele, D, Sloan, JA, Shanafelt, TD (2015). The impact of stigma and personal experiences on the help-seeking behaviors of medical students with burnout. Acad Med 90 (7): 961–969.

Dyrbye, LN, Shanafelt, TD, Gill, PR, Satele, DV, West, CP (2019). Effect of a professional coaching intervention on the well-being and distress of physicians: A pilot randomized clinical trial. JAMA Intern Med. doi: 10.1001/jamainternmed.2019.2425.

Earley, PH (2014). Physician health programs and addiction among physicians. In: Ries, RK, Fiellin, Da, Miller, SC, Saitz, R (Hrsg.) The ASAM essentials aof addiction medicine. Philadelphia: Lippincott Williams&Wilkins, 602–621.

Eckleberry-Hunt, J, Van Dyke, A, Lick, D, Tucciarone, J (2009). Changing the conversation from burnout to wellness: physician well-being in residency training programs. J Grad Med Educ 1(2): 225–230.

Eckleberry-Hunt, J, Kirkpatrick, H, Taku, K, Hunt, R, Vasappa, R (2016). Relation between physician worklives and happiness. South Med J 109(4): 207–212.

Eckleberry-Hunt, J, Kirkpatrick, H, Hunt, RB (2017). Physician Burnout and Wellness. In: Brower, KJ & Riba, MB Physician Mental Health and Well-Being. Research and Practice. Cham: Springer International Publishing, 3–32

Eneroth, M, Gustafsson Senden, M, Lovseth, LT, Schenk-Gustafsson, K, Fridner, A (2014). A comparison of risk and protective factors related tu suicide ideation among residents and specialists in academic medicine. BMC Public Health 14: 271.

Enns, MW, Cox, BJ, Sareen, J, Freeman, P (2001). Adaptive and maladaptive perfectionism in medical students: a longitudinal investigation. Med Educ 35(11): 1034–1042.

Epstein, RM, Krasner, MS (2013). Physician resilience. Acad Med 88(3): 301–303.

Fahrenkopf, AM, Sectish, TC, Barger, LK, Sharek, PJ, Lewin, D, Chiang, VW, Edwards, S, Wiedermann, BL, Landrigan, CP (2008). Rates of medication errors among depressed and burnt out residents: Prospective cohort study. BMJ 336(7642): 488–91.

Fiedler, P (2000). Integrative Psychotherapie bei Persönlichkeitsstörungen. Hogrefe: Göttingen.

Fnais, N, Soobiah, C, Chen, MH, Lillie, E, Perrier, L, Tashkhandi, M, Straus, SE, Mamdani, M, Al-Omran, M, Tricco, AC (2014). Harassment and discrimination in medical training: a systematic review and meta-analysis. Acad Med 89: 817–827.

Fond, G, Bourbon, A, Micoulaud-Franchi, JA, Auquier, P, Boyer, L, Lancon, C (2018). Psychiatry: A discipline at specific risk of mental health issues and addictive behavior? Results from th nation BOURBON study. J Affect Disord 238: 534–538.

Fox, S, Lydon, S, Byrne, D, Madden, C, Connolly, F, O'Connor, P (2018). A systematic review of interventions to foster physician resilience. Postgrad Med 94(1109): 162–170.

Fralick, M, Flegel K (2014). Physician burnout: who will portect us from ourselves? CMAJ 186: 731.

Frank, E, Elon, L, Naimi, T, Brewer, R (2008). Alcohol consumption and alcohol counselling behaviour among US medical students: cohort study. BMJ 337: a2155.

Friedberg, MW, Chen, PG, Van Busum, KR, Aunon, F, Pham, C, Caloyeras, J, Mattke, S, Pitchforth, E, Quigley, DD, Brook, RH, Crosson, FJ, Tutty, M (2014). Factors affecting physician professional satisfaction and their implications for patient care, health systems, and health policy. Rand Health Q 3(4): 1.

Gates, M, Wingert, A, Featherstone, R, Samuels, C, Simon, C, Dyson, MP (2018). Impact of fatigue and insufficient sleep on physician and patient outcomes: A systematic review. BMJ Open 8(9): e021967.

Gerada, C (2017). Doctors and mental health. Occup Med 67: 660–661.

Germer, CK, Neff, KD (2013). Self-compassion in clinical practice. J Clin Psychol 69: 865–867.

Gerste, R (2009). Portrait – Marica Angell, Ärztin und Kritikerin des US-amerikanischen Medizinbetriebs: Das Problem ist das Streben nach Profit. Dtsch Ärztebl 106(40): A-1961

Gießelmann, K (2019). Gender-Aspekte: Ärztinnen berichten häufiger über Depressivität und Burn-out als Ärzte. Dtsch Ärztebl 116 (Arztgesundheit): [14]

Glasheen, JJ, Misky, GJ, Reid, MB, Harrison, RA, Sharpe, B, Auerbach, A (2011). Career satisfaction and burnout in academic hospital medicine. Arch Intern Med 171(8): 782–785.

Gleichgerrcht, E, Decety, J (2013). Empathy in clinical practice: how individual dispositions, gender, and experience moderate empathic concern, burnout, and emotional distress in physicians. PLoS One 8:e61526.

Goetz, K, Jossen, M, Szecsenyi, J, Rosemann, T, Hahn, K, Hess, S (2016). Job satisfaction of primary care physicians in Switzerland – an observational study. Fam Pract 33: 498–503.

Gogo, A, Osta, A, McClafferty, H, Rana, DT (2019). Cultivating a way of being and doing: Individual strategies for physician well-being and resilience. Curr Probl Pediatr Adolesc Health Care 49(12): 100663.

Gold, KJ, Schwenk, TL (2013). Details on suicide among US physicians: data from the National Violent Death Reporting System. Gen Hosp Psychiatry 35(1): 45–49.

Gold, KJ, Andrew, LB, Goldman, EB, Schwenk, TL (2016). »I would never want to have a mental health diagnosis on my record«: a survey of female physicians on mental health diagnosis, teratment, and reporting. General Hosp Psychiatry 43: 51–57.

Gold, JA (2019). Burnout. In: Weiss Roberts, L & Trockel, M The Art and Science of Physician Wellbeing. A Handbook für Physicians and Trainees. Cham: Springer Nature Switzerland, 69–86.

Grepmair, L, Mitterlehner, F, Loew, T, Bachler, E, Rother, W, Nickel, M (2007). Promoting mindfulness in psychotherapists in training influences the treatment results of their patients: a randomized, double-blind, controlled study. Psychother Psychosom 76(6): 332–338.

Grossart-Maticek, R (2000). Autonomietraining. Berlin: deGruyter

Grossman, Z, Chodick, G, Kushnir, T, Cohen, HA, Chapnick, G, Ashkenazi, S (2019). Burnout and intentions to quitt he practice among community pediatricians: Associations with specific professional activities. Isr J Health Policy Res 8: 2.

Grover, A, Appelbaum, N, Santen, SA, Lee, N, Hemphill, RR, Goldberg, S (2020). Physician mistreatment in the clinical learning environment. Am J Surg pii: S0002–9610 (19) 31576–4.

Guille, C, Speller, H, Laff, R, Epperson, CN, Sen, S (2010). Utilization and barriers to mental health services among depressed medical interns: a prospective multisite study. J Grad Med Educ 2(2): 210–214.

Gunter, TD (2017). Physician Impairment and Safety to Practice Medicine. In: Brower, KJ & Riba, MB Physician Mental Health and Well-Being. Research and Practice. Cham: Springer International Publishing, 107–127.

Halbesleben, JR, Rathert, C (2008). Linking physician burnout and patient outcomes: exploring the dyadic relationship between physicians and patients. Health Care Manage Rev 33: 29–39.

Hall, BH (2020). Wirtschaftswachstum. Wir müssen unsere Ziele neu denken. Zeit online, 19. Juli 2002. https://www.zeit.de/wirtschaft/2020-07/wirtschaftswachstum-bip-oekonomie-innovation-fortschritt-klimaschutz

Hamidi, MS, Bohman, B, Sandborg, C, Smith-Coggins, R, de Vries, P, Albert, MS, Murphy, ML, Welle, D, Trockel, MT (2018). Estimating institutional physician turnover attributable to self-reported burnout and associated financial burden: a case study. BMC Health Serv Res 18(1):851.

Hamidi, MS (2019). Nutrition. In: Weiss Roberts, L & Trockel, M The Art and Science of Physician Wellbeing. A Handbook für Physicians and Trainees. Cham: Springer Nature Switzerland, 235–254.

Hamilton-West, K, Pellatt-Higgins, T, Pillai, N (2020). Does a modified mindfulness-based cognitive therapy (MBCT) course have the potential to reduce stress and burnout in NHS GPs? Feasibility study. Prim Health Care Res Dev 19: 591–597.

Hannan, J, Sanchez, G, Musser, ED, Ward-Peterson, M, Azutillo, E, Goldin, D, Lara, EG, Luna, AM, Galynker, I, Foster, A (2019). Role of empathy in the perception of medical errors in patient encounters: a preliminary study. BMC Res Notes 12(1): 327.

Hardy, P, Costemale-Lacoste, JF, Trichard, C, Butlen-Ducuing, F, Devouge, I, Cerboneschi, V, Jacob, E, Buferne, R, Benyamina, A, Cantero, A, Gravier, V, Ghanem, T, Guérin, A, Medinger, A, Baleyte, JM, Pelissolo, A, Corruble, E (2020). Comparison of burnout, anxiety and depressive syndromes in hospital psychiatrists and other physicians: Results from the ESTEM study. Psychiatry Res 284: 112662.

Hassan, TM, Asmer, MS, Mazhar, N, Munshi, T, Tran, T, Groll, DL (2016): Canadian physicians' attitudes towards assessing mental health resources. Psychiatry J 2016:9850473.

Hayes, B, Prihodova, L, Walsh, G, Doyle, F, Doherty, S (2019). Doctor's don't Do-Little: A national cross-sectional study of workplace well-being of hospital doctors in Ireland. BMJ Open 9(3):e025433.

Hem, E, Gronvold, N, Aasland, O, Ekeberg, O (2000). The prevalence of suicidal ideation and suicidal attempts among Norwegian physicians. Results from a cross-sectional survey of a nationwide sample. Eur Psychiatry 15: 183–189.

Hlubocky, FJ, Rose, M, Epstein, RM (2017). Mastering resilience in oncology: Learn to thrive in the face of burnout. Am Soc Clin Oncol Educ Book 37:771–781.

Hoge, EA, Bui, E, Marques, L, Metcalf, CA, Morris, LK, Robinaugh, DJ, Worthington, JJ, Pollack, MH, Simon, NM (2013). Randomized controlled trial of mindfulness meditation for generalized anxiety disorder: effects on anxiety and stress reactivity. J Clin Psychiatry 74(8): 786–792.

Holt-Lunstad, J, Uchino, BN (2015). Social support and health. In: Health behavior: theory, research, and practice. New York: John Wiley & Sons, 183.

Homan KJ (2016). Self-compassion and psychological well-being in older adults. J Adult Dev 23: 111–119.

Horowitz, R (2019). Compassion Cultivation. In: Weiss Roberts, L & Trockel, M The Art and Science of Physician Wellbeing. A Handbook für Physicians and Trainees. Cham: Springer Nature Switzerland, 33–53.

Howard, L, Wibberley, C, Crowe, L, Body, R (2018). How events in emergency medicine impact doctors' psychological well-being. Emerg Med J. 35(10):595–599.

Howard, R, Kirkley, C, Baylis, N (2019). Personal resilience in psychiatrists: Systematic review. BJPsych Bull 209–215.

Hu, T, Zhang, D, Wang, J (2015). A meta-analysis of the trait resilience and mental health. Personal Individ Differ 76: 18–27.

Ireland, MJ, Clough, B, Gill, K, Langan, F, O'Connor, A, Spencer, L (2017). A randomized controlled trial of mindfulness to reduce stress and burnout among internal medical practitioners. Med Tech 39(4): 409–414.

Irving, JA, Dobkin, PL, Park, J (2009). Cultivating mindfulness in health care professionals: a review of empirical studies of mindfulness-based stress reduction (MBSR). Complement TherClin Pract 15(2): 61–66.

Jackson, ER, Shanafelt, TD, Hasan, O, Satele, DV, Dyrbye, LN (2016). Burnout an alcohol abuse/dependence among U.S. medical students. Acad Med 91(9): 1251–1256.

Jansen, G (2020). Achtsam durch den Tag – Ein Fächer mit mehr als 30 alltagstauglichen Übungen. Göttingen: Hogrefe.

Jensen, PM, Trollope-Kumar, K (2008). Building physician resilience. Can Fam Physician 54(5): 722–729.

Jeronimus, BF, Kotov, R, Riese, H, Ormel, J (2016). Neuroticism's prospective association with mental disorders halves after adjustment for baseline symptoms and psychiatric history, but the adjusted association hardly decays with time: a meta-analysis on 59 longitudinal/prospective studies with 443313 participants. Psychol Med 46: 2883–2906.

Johnson, EA, O'Brien, KA (2013). Self-compassion soothes the savage ego-threat system: effects on negative affect, shame, rumination, and depressive symptoms. J Soc Clin Psychol 32: 939–963.

Junne, F, Michaelis, M, Rothermund, E, Stuber, F, Gündel, H, Zipfel, S, Rieger MA (2018). The role of work-related factors in the development of psychological distress and associated mental disorders: Differential views on human resource managers, occupational physicians, primary care physicians and psychotherapists in Germany. Int J Environ Res Public Health 15(3).

Jurkat, HB, Reimer, C (2001). Arbeitsbelastung und Lebenszufriedenheit bei berufstätigen Medizinern in Abhängigkeit von der Fachrichtung. Ärztez 82: 1745–1750.

Kabat-Zinn, J (2013). Full catastrophe living: using the wisdom of your body and mind to face stress, pain, and illness. New York: Bantam Dell.

Kann, CT (2019). Relationships. In: Weiss Roberts, L & Trockel, M The Art and Science of Physician Wellbeing. A Handbook für Physicians and Trainees. Cham: Springer Nature Switzerland, 181–194.

Kao, AC, Jager, AJ, Koenig, BA, Moller, AC, Tutty, MA, Williams, GC, Wright, SM (2018). Physician perception of pay fairness and its association with work satisfaction, intent to leave practice, and personal health. J Gen Intern Med 33(6):812–817.

Kay, M, Mitchell, G, Clavarino, A, Doust, J (2008). Doctors as patients: a systematic review of doctors' health access and the barriers they experience. Br J Gen Pract 58: 501–508.

Kemper, KJ, Mo X, Khayat R (2015). Are mindfulness and self-compassion associated with sleep and resilience in health professionals? J Altern Complement Med 21(8): 496–503.

Kesebom, S (2008). Guter Arzt – kranker Arzt. Untersuchung zum Zusammenhang von Arbeitsbelastungen, beruflichem Selbstverständnis und Suchterkrankungen bei Medizinern. Coburg: IPSG.

Kessler, RC, Berglund, P, Demler, O, Jin, R, Merikangas, KR, Walters, EE (2005). Lifetime prevalence and age-of-onset distributions of DSM-IV disorders in the National Comorbidity Survey Replication. Arch Gen Psychiatry 62(6):593–602.

Kessler, DP (2011). Evaluating the medical malpractice system and options for reform. J Econ Persp 25: 93–110.

Khan, A, Teoh, KRH, Islam, S, Hassard, J (2018). Psychosocial work characteristics, burnout, psychological morbidity symtoms and early retirement intentions: A cross-sectional study of NHS consultants in the UK. BMJ Open 8: a018720.

Khan, CT (2019). Relationships. In: Weiss Roberts, L & Trockel, M. The Art and Science of Physician Wellbeing. A Handbook für Physicians and Trainees. Cham: Springer Nature Switzerland, 181–194.

Khoury, B, Sharma, M, Rush, SE, Fournier, C (2015). Mindfulness-based stress reduction for healthy individuals: a meta-analysis. J Psychosom Res 78(6): 519–528.

Kleiner, S, Wallace, JE (2017). Oncologist burnout and compassion fatigue: Investigating time pressure at work as a predictor and the mediating role of work-family conflict. BMC Health Serv Res 17(1):639.

Kötter, T (2019). Ansatzpunkte für Resilienzförderung im Medizinstudium – Was hält angehende Ärztinnen und Ärzte gesund? Aktuel Urol 50(02): 190–194.

Kopel, J, Haberma, GR (2019). Neural Buddhism and Christian mindfulness in medicine. Proc (Bayl Univ Med Cent) 32(2):308–310.

Kowalenko, T, Gates, D, Gillespie, GT, Succop, P, Mentzel, TK (2013): Prospective study of violence against ED workers. Am J Emerg Med 31(1): 197–205.

Krasner, MS, Epstein, RM, Beckman, H, Suchman, AL, Chapman, B, Mooney, CJ, Quill, TE (2009). Association of an educational program in mindful communication with burnout, empathy, and attitudes among primary care physicians. JAMA 302: 1284–1293.

Krause, AJ, Simon EB, Mander, BA, Greer, SM, Saletin, JM, Goldstein-Piekarski, AN, Walker, MP (2017). The sleep-deprived human brain. Nat REv Neurosci 18: 404.

Kushner, RF, Kessler, S, McGaghie, WC (2011). Using behavior change planst o improve medical student self-care. Acad Med 87(7): 901–906.

Lage Pasqualucci, P, Mendes Damaso, LL, Hirschfeld Danila, A, Fatori, D, Lotufo Neto, F, Kalika Koch, VH (2019). Prevalence and correlates of depression, anxiety, and stress in medical residents of a Brazilian academic health system. BMC Med Educ 19(1):193. doi: 10.1186/s12909-019-1621-z.

Lall, MD, Gaeta, TJ, Chung, AS, Dehon, E, Malcolm, W, Ross, A, Way, DP, Weichenthal, L, Himelfarb, NT (2019). Assessment of physician well-being, par tone: Burnout and other negative states. West J Emerg Med 20(2): 278–289.

Lamothe, M, Rondeau, E, Malboeuf-Hurtubise, C, Duval, M, Sultan, S (2016). Outcomes of MBSR or MBSR-based interventions in health care providers: A systematic review with a focus on empathy and emotional competencies. Complement Ther Med. 2016 24:19–28.

Lapa, TA, Madeira, FM, Viana, JS, Pinto-Gouveia, J (2016). Burnout syndrome and wellbeing in anesthesiologists: The importance of emotion regulation strategies. Minerva Anestes 83(2): 191–199.

Lases, SS, Slootweg, IA, Pierik, EGJM, Heineman, E, Lombarts, MJMH (2018). Efforts, rewards and professional autonomy determine residents' experienced well-being. Adv Health Sci Educ Theory Pract 23(5):977–993.

Leape, L, Berwick, D, Clancy, C, Conway, J, Gluck, P, Guest, J, Lawrence, D, Morath, J, O'Leary, D, O'Neill, P, Pinakiewicz, D, Isaac, T, Leape, L (2009). Transforming healthcare: a safety imperative. BMJ Quality Safety 18: 424–428.

Lebares, CC, Guvva, EV, Ascher, NL, O'Sullivan, PS, Harris, HW, Epel, ES (2018). Burnout and stress among US surgery residents: Psychological distress and resilience. J Am Coll Surg 226(1): 80–90.

Lebares, CC, Guvva, EV, Olaru, M, Sugrue, LP, Staffaroni, AM, Delucchi, KL, Kramer, JH, Ascher, NL, Harris, HW (2019). Efficacy of mindfulness-based cognitive training in surgery. Additional Analysis of the Mindful Surgeon Pilot Randomized Clinical Trial. JAMA Netw Open 2(5):e194108.

Lebensohn, P, Dodds, S, Benn, R, Brooks, AJ, Birch, M, Cook, P, Schneider, C, Sroka, S, Waxman, D, Maizes, V (2013). Resident wellness behaviors: relationship to stress, depression, and burnout. Fam Med 45(8): 541–549.

Lehmann, LS, Sulmasy, LS, Desai, S (2018). Hidden curricula, ethics, and professionalism: optimizing clinical learning environments in becoming and being a physician: a position paper of the American College of Physicians. Ann Intern Med.

Lemaire, JB, Wallace, JE (2010). Not all coping strategies are created equal: a mixed methods study exploring physicians' self reported coping strategies. BMC Health Serv Res 10: 208.

Lemaire, JB, Wallace, JE, Dinsmore, K, Lewin, AM, Ghali, WA, Roberts, D (2010). Physician nutrition and cognition during work hours: effect of a nutrition based intervention. BMC Health Serv Res 10: 241.

Lemaire, JB, Wallace, JE, Dinsmore, K, Roberts, D (2011). Food for thought: an exploratory study of how physicians experience poor workplace nutrition. Nutr J 10(1): 18.

Leopoldina (2020). Coronavirus-Pandemie: Medizinische Versorgung und patientennahe Forschung in einem adaptiven Gesundheitssystem. 4. Ad-hoc-Stellungnahme, 27. Mai 2020.

Levy, S (2018). Residents lifestyle and happiness report 2017. https://www.medscape.com/slide show/residents-life-style-report-2017-6008998.

Linzer, M, Manwell, LB, Williams, ES, Bobula, JA, Brown, RL, Varkey, AB, Man, B, Je, MM, Maguire, A, Horner-Ibler, B, Swartz, MD (2009). Working conditions in primary care: physician reactions and care quality. Ann Intern Med 151: 28–36.

Lo, MT, Hinds, Da, Tung, JY, Franz, C, Fan, CC, Wang, Smeland OB, Schork A, Holland D, Kauppi K, Sanyal N, Escott-Price, V, Smith, DJ, O'Donovan, M, Stefansson, H, Bjornsdottir, G, Thorgeirsson TE, Stefansson, k, McEvoy, LK, Dale, AM, Andreassen, OA, Chen, CH (2017). Genome-wide analysis for personality traits identify six genomic loci and show correlations with psychiatric disorders. Nat Genet 49: 152–156.

Luchterhand, C, Rakel, D, Haq, C, Grant, L, Byars-Winston, A, Tyska, S, Engles, K (2015). Creating a culture of mindfulness in medicine. WMJ 114(3): 105–109.

Lyssenko, L, Müller, G, Kleindienst, N, Schmahl, C, Berger, M, Eifert, G, Kölle, A, Nesch, S, Ommer-Hohl, J, Wenner, M, Bohus, M (2015). BMC Public Health 15: 740. doi: 10.1186/s12889-015-2100-z.

Mache, S, Bernburg, M, Baresi, L, Groneberg, D (2018). Mental health promotion for junior physicians working in emergency medicine: Evaluation of a pilot study. Eur J Emerg Med 25(3): 191–198.

Mäulen B (2002). Förderung der Ärztegesundheit: Es besteht Nachholbedarf. Dtsch Ärztebl 99(50): A-3392

Mahmood, JI, Grotmol, KS, Tesli, M, Moum, T, Andreassen, O, Tyssen, R (2019). Life satisfaction in Norwegian medical doctors: A 15-year longitudinal study of work-related predictors. BMC Health Serv Res 19: 729.

Makary, MA, Daniel, M (2016). Medical error – the third leading cause of death in the US. BMJ 353: i2139.

Mari, S, Meyen, R, Kim, B (2019). Resident-led organizational initiatives to reduce burnout and improve wellness. BMC Med Educ 19(1):437.

Maslach, C, Leiter, MP (1997). The truth about Burnout. San Francisco: Jossey-Bass.

Maslach, C, Leiter, MP (2016). Understanding the burnout experience: recent research and its implications for psychiatry. Word Psychiatry 15(2): 103–111.

Mason, S, O'Keeffe, C, Carter, A, Stride, C (2016). A longitudinal study of well-being, confidence and competence in junior doctors and the impact of emergency medicine placements. Emerg Med J 33: 91–98.

Mata, DA, Ramos, MA, Bansal, N, Khan, R, Guille, C, Angelantonio,E, Sens, S (2015). Prevalence of depression and depressive symptoms among resident physicians: a systematic review and meta-analysis. JAMA 314(22): 2372–2383.

Mata, DA, Ramos, MA, Kim, MM, Guille, C, Sen, S (2016). In their own words. Acad Med 91: 1244–1250.

Matheson, KM, Barren, T, Landine, J, McLuckie, A, Soh, NL, Walter, G (2016). Experiences of psychological distress and sources of stress and support during medical school training: a survey of medical students. Acad Psychiatry 40: 63–68.

Mavis, B, Sousa, A, Lipscomb, W, Rappley, MD (2014). Learning about medical student mistreatment from responses to the medical student graduation questionnaire. Acad Med 89(5): 705–711.

McConville, J, McAleer, R, Hahne, A (2017). Mindfulness training for health profession students. The effect of mindfulness training on psychological well-being, learning and clinical performance of health professional students: a systematic review of randomized and non-randomized controlled trials. Explor J Sci Health 13: 26–45.

McFarland, DC, Roth, A (2016). Resilience of internal medicine house staff and ist association with distress and empathy in an onconlogy stetting. Psychooncology.

McFarland, DC, Hlubocky, F, Susaimanickham, B, O'Hanion, R, Riba, M (2019). Adressing depression, burnout, and suicide in oncology physicians. Am Soc Clin Oncol Educ Book 39: 590–598.

McGovern, MP, Angres, DH, Uziel-Miller, ND, Leon, S (1998). Female physicians and substance abuse. Comparisons with male physicians presenting for assessment. J Subst Abus Treat 15(6): 525–533.

McKay, M, Fanning, P (2004). Selbstachtung. Das Herz einer gesunden Persönlichkeit. Paderborn: Junfermann.

McKinley, N, McCain, RS, Convie, L, Clarke, M, Dempster, M, Campbell, WJ, Kirk, S (2020). Resilience, burnout and coping mechanisms in UK doctors: A cross-sectional study. BMJ Open 10: e031765.

McLellan, AT, Skipper, GS, Campbell, M, DuPont, RL (2008). Five year outcomes in a cohort study of physicians treated for substance use disorders in the United States. BMJ 337:a2038.

Mendelsohn, D, Despot, I, Gooderham, PA, Singhal, A, Redekop, GJ, Toyota, BD (2019). Impact of work hours and sleep on well-being and burnout for physicians-in-training: The resident activity tracker evaluation study. Med Educ 53(3): 306–315.

Menon, NK, Trockel, M (2019). Creating a Culture of Wellness. In: Weiss Roberts, L & Trockel, M. The Art and Science of Physician Wellbeing. A Handbook für Physicians and Trainees. Cham: Springer Nature Switzerland, 19–32.

Mihailescu, M, Neiterman, E (2019). A scoping review of the literature on the current mental health status of physicians and physicians-in-training in North America. BMC Public Health 19: 1363.

Milam, LA, Cohen, GL, Mueller, C, Salles, A (2019). The relationship between self-efficacy and well-being among surgical residents. J Surg Educ. 76(2):321–328.

Mills, J, Wand, T, Fraser, JA (2018). Exploring the meaning and practice of self-care among palliative care nurses and doctors: A qualitative study. BMC Palliat Care 17(1):63.

Milner, A, Witt, K, Spittal, MJ, Bismark, M, Graham, M, LaMontagne, AD (2017). The relationship between working conditions and self-rated health among medical doctors: Evidence from seven waves of the medicine in Australia balancing employment and life (Mabel) survey. BMC Health Serv Res 29; 17(1):609.

Minichiello, V, Hayer, S, Gillespie, B, Goss, M, Barrett, B (2020). Developing a mindfulness skills-based training program for resident physicians. Fam Med 52(1): 48–52.

Miron, RW, Malatskey, L, Rosen, LJ (2019). Health-related behaviours and perceptions among physicians: Results from a cross-sectional study in Israel. BMJ Open 9(9):e031353.

Mistretta, EG, Davis, MC, Temkit, M, Lorenz, C, Darby, B, Stonnington, CM (2018). Resilience training für work-related stress among health care workers: Results of a randomized clinical trial comparing in-person and smartphone-delivered interventions. J Occup Environ Med 60(6): 559–568.

Möltner, H, Leve, J, Esch, T (2018). Burnout-Prävention und mobile Achtsamkeit: Evaluation eines appbasierten Gesundheitstrainings bei Berufstätigen. Gesundheitswesen 80: 295–300.

Morey LC, Skodol AF, Oldham JM (2014). Clinician judgments of clinical utility: a comparison of DSM-IV-TR personality disorders and the alternative model for DSM.5 personality disorders. J Abnorm Psychol 123: 398–405.

Morganstein, JC, West, JC, Ursano, RJ (2017). Work-Associated Trauma. In: Brower, KJ & Riba, MB Physician Mental Health and Well-Being. Research and Practice. Cham: Springer International Publishing, 33–60.

Moutier, CY, Bazzo, DE, Norcross WA (2013). Approaching the issue of the aging physician population. JMR 99: 10–18.

Mullola, S, Hakulinen, C, Gimeno Ruiz de Porras, D, Presseau, J, Jokela, M, Vänskä, J, Paunio, T, Elovainio, M (2019). Medical specialty choice and well-being at work: Physician's personality as a moderator. Arch Environ Occup Health 74(3): 115–129.

Murray, MA, Cardwell, C, Donnelly, M (2017). GP's mental wellbeing and psychological resources: A cross-sectional survey. Br J Gen Pract 67(661):e547–e554.

Myers, MF (2017). Suicidal Behaviors in Physicians. In: Brower, KJ & Riba, MB Physician Mental Health and Well-Being. Research and Practice. Cham: Springer International Publishing, 87–106.

Nakagawa, K, Yellowlees, PM (2019). The physician's physician: The role of the psychiatrist in helping other physicians and promoting wellness. Psychiatr Clin North Am 42(3): 473–482.

National Academy of Medicine (2018). Factors affecting clinician well-being and resilience. www.nam.edu/initiatives/clinician-resilience-and-well-being/.

Neff, KD (2003a). Self-compassion: an alternative conceptualization of a healthy attitude toward oneself. Self Ident 2: 85–101.

Neff, KD (2003b). The development and validation of a scale to measure self-compassion. Self Indentity 2: 223–250.

Neufeld, A, Malin, G (2019). Exploring the relationship between medical student basic psychological need satisfaction, resilience, and well-being: A quantitative study. BMC Med Educ 19(1):405.

Neumann E, Obliers, R, Albus, C (2012). Einstellungen von Medizinstudierenden zu psychischen Erkrankungen – Eine Frage des Studiums oder der Persönlichkeit? Psychother Psychosom Med Psychol 62(2), 66–72.

Noroxe, KB, Fischer Pedersen A, Bro, F, Vedsted, P (2018). Mental well-being and job satisfaction among general practitioners: A nationwide cross-sectional survey in Denmark. BMC Fam Pract 19(1):130.

Noroxe, KB, Vedsted, P, Bro, F, Helles Carlsen, A, Fischer Pedersen, A (2019). Mental well-being and job satisfaction in general practitioners in Denmark and their patients' change of general practitioner: A cohort study combining survey data and register data. BMJ Open 9(11):e030142.

Nowrouzi-Kia, B, Chai, E, Usuba, K, Nowrouzi-Kia, B, Casole, J (2019). Prevalence of type II and type III workplace violence against physicians: A systematic review and meta-analysis. Int J Occup Environ Med 10(3):99–110.

O'Dowd, E, O'Connor, P, Lydon, S, Mongan, O, Connolly, F, Diskin, C, McLoughlin, A, Rabbitt, L, McVicker, L, Reid-McDermott, B, Byrne, D (2018). Stress, coping, and psychological resilience among physicians. BMC Health Serv Res 18(1):730.

Ohida, N, Otsuka, Y, Kaneita, Y, Nakagome, S, Jike, M, Itani, O, Ohida, T (2018). Factors related to alcohol consumption among Japanese physicians. Asia Pac Public Health 30(3): 296–306.

Ojala, B, Nygard, CH, Huhtala, H, Bohle, P, Nikkari, ST (2018). A cognitive behavioural intervention programme to improve psychological well-being. Int J Environ Res Publ Health 16: 80.

Oreskovich, MR, Shanafelt, T, Dyrbye, LN, Tan, L, Sotile, W, Satele, D, West, CP, Sloan, J, Boone, S (2015). The prevalence of substance use disorders in American physicians. Am J Addict 24(1): 30–38.

Orkin, FK, McGinnis, SL, Forte, GJ, Peterson, MD, Schubert, A, Katz, JD, Berry, AJ, Cohen, NA, Holzman, RS, Jackson, SH, Martin, DE, Garfield, JM (2012). United States anesthesiologists over 50: retirement decision making and workforce implications. Anesthesiology 117(5): 953–963.

Osterloh, F (2019). Patientenversorgung unter Druck: Gegen die Kommerzialisierung. Dtsch Ärztebl 116 (Arztgesundheit): [7]).

Ozbay, F, Johnson, DC, Dimoulas, E, Morgan, CA, Charney, D, Southwick, S (2007). Social support and resilience to stress: from neurobiology to clinical practice. Psychiatry 4: 35–40.

Panagioti M, Panagopoulou E, Bower P, Lewith G, Kontopantelis E, Chew-Graham C, Dawson S, van Marwijk H, Geraghty K, Esmail A (2017). Controlled interventions to reduce burnout in physicians: A systematic review and meta-analysis. JAMA Intern Med 177(2):195–205.

Panagioti M, Geraghty K, Johnson J, Zhou A, Panagopoulou E, Chew-Graham C, Peters D, Hodkinson A, Riley R, Esmail A. (2018). Association between physician burnout and patient safety, professionalism, and patient satisfaction: A systematic review and meta-analysis. JAMA Intern Med 178: 1317–1330.

Papadimos, TJ (2004). Stoicism, the physician, and care of medical outliers. BMC Med Ethics 5: 8.

Patel, RS, Bachu, R, Adikey, A, Malik, M, Shah, M (2018). Factors related to physician burnout and ist consequences: A review. Behav Sci (Basel) 8(11): 98.

Patel, RS, Sekhiri, S, Bhimanadham, NN, Imran, S, Hossain, S (2019). A review on strategies to manage physician burnout. Cureus 11(6):e4805.

Peckham, C (2013). Internist lifestyles – linking to burnout: A medscape survey. www.medscape.com/features/slideshow/lifestyle/2013/public.

Pedersen, AF, Ingeman, ML, Vedsted, P (2018). Empathy, burn-out and the use of gut feeling: A cross-sectional survey of Danish general practitioners. BMJ Open 8(2):e020007.

Pereira-Lima, K, Mata, DA, Loureiro, SR, Crippa, JA, Bolsoni, LM, Sen, S (2019). Association between physician depressive symptoms and medical errors. A systematic review and meta-analysis. JAMA Netw Open 2(11):e1916097.

Perry, W, Crean, RD (2005). A retrospective review of the neuropsychological test performance of physicians referred for medical infractions. Arch Clin Neuropsychol 20: 161–170.

Persad, CC, Bieliauskas LA (2017). Cognitive Changes and Physician Performance: Causes, Clinical Implications, and Treatment. In: Brower, KJ & Riba, MB Physician Mental Health and Well-Being. Research and Practice. Cham: Springer International Publishing, 195–209.

Petrie, K, Crawford, J, Baker, STE, Dean, K, Robinson, J, Veness, BG, Randall, J, McGorry, P, Christensen, H, Harvey, SB (2019). Interventions to reduce symptoms of common mental disorders and suicidal ideation in physicians: A systematic review and meta-analysis. Lancet Psychiatry 6(3): 225–234.

Pintado, S (2019). Changes in body awerness and self-compassion in clinical psychology trainees through a mindfulness program. Complement Ther Clin Pract 34: 229–234.

Quek, TT, Tam, WW, Tran, BX, Zhang, M, Zhang, Z, Ho, CS, Ho, RC (2019). The global prevalence of anxiety among medical students: A meta-analysis. Int J Environ Res Public Health 6(15).

Raab, K (2014). Self-compassion, and empathy among health care professionals: A review of the literature. J Health Care Chaplain 20: 95–108.

Raes, F, Pommier, E, Neff, KD, Van Gucht, D (2011). Construction and factorial validation of a short form of the self-compassion scale. Clin Psychol Psychother 18: 250–255.

Raether, E, Schieritz, M, Ulrich, B (2020). Konsum: Brauch' ich das? https://www.zeit.de/wirtschaft/2020-05/konsum-kapitalismus-coronavirus-wirtschaftskrise-globalisierung

Rainey-Clay, J, Smith-Coggins, R (2019). Mistreatment. In: Weiss Roberts, L & Trockel, M. The Art and Science of Physician Wellbeing. A Handbook für Physicians and Trainees. Cham: Springer Nature Switzerland, 57–67.

Raj, KS (2019). Mental Illness. In: Weiss Roberts, L & Trockel, M. The Art and Science of Physician Wellbeing. A Handbook für Physicians and Trainees. Cham: Springer Nature Switzerland, 139–152.

Read, J, Haslam, N, Sayce, L, Davies, E (2006). Prejudice and schizophrenia: a review of the »mental illness is an illness like any other« approach. Acta Psychiatr Scand 114(5): 303–318.

Regehr, C, Glancy, D, Pitts, A, LeBlanc, VR (2014). Interventions to reduce the consequences of stress in physicians: a review and meta-analysis. J Nerv Ment Des 202: 353–359

Richter-Kuhlmann, E (2019a). Arztgesundheit: Künftig nicht nur eine Floskel. Dtsch Ärztebl 116(23.24): A-1156

Richter-Kuhlmann, E (2019b). Arztgesundheit: Selbstfürsorge kommt zu kurz. Dtsch Ärztebl 116 (Arztgesundheit): [4]).

Riley, R, Spiers, J, Chew-Graham, CA, Taylor, AK, Thornton, GA, Buszewicz, M (2018). ›Treading water but drowning slowly‹: What are the GPs' experiences of living and working with mental illness and distress in England? A qualitative study. BMJ Open 8(5):e018620.

Rose, U, Müller, G, Freude, G, Kersten, N (2019). Arbeitsbedingungen und psychische Gesundheit bei sozialversicherungspflichtig beschäftigten Ärzten: Ein bundesweiter Vergleich mit einer repräsentativen Beschäftigtenstichprobe. Gesundheitswes 81(5): 382–390.

Rosenbluth, G, Landrigan, CP (2012). Sleep science, schedules, and safety in hospitals; challenges and solutions for pediatric providers. Pediatr Clin N Am 59: 1317–1328.

Rosta, J (2008). Hazardous alcohol use among hospital doctors in Germany. Alcohol Alcohol 43(2): 198–203.

Rosta, J, Aasland OG (2013). Changes in the lifetime prevalence of suicidal feelings and thoughts among Norwegian doctors from 2000 to 2010: a longitudinal study based on national samples. BMC Psychiatry.

Rotenstein, LS, Ramos, Ma, Torre, M, Segal, JB, Peluso, MJ, Guille, C, Sen, S, Mata,DA (2016). Prevalence of depression, depressive symptoms, and suicidal ideation among medical students: a sytematic review and meta-analysis. JAMA 316(21): 2214–2236.

Rotenstein, LS, Torre, M, Ramos, MA, Rosales RC, Guille C, Sen S, Mata DA (2018). Prevalence of burnout among physicians: A systematic review. JAMA 320(11):1131–1150.

Rotstein, S, Hudaib, AR, Facey, A, Kulkarni, J (2019). Psychiatrist burnout: a meta-analysis of Maslach Burnout Inventory means. Australas Psychiatr 27(3): 249–254.

Ruskin, R, Sakinofsky, I, Bagby, RM, Dickens, S, Sousa, G (2004). Impact of patient suicide on psychiatrists and psychiatric trainees. Acad Psychiatry 28(2): 104–110.

Sacks, O (20 15) On the move: Mein Leben. Reinbek: Rowohlt.

Saint Martin, MC, De Christopher, PJ, Sweeney, RP (2019). A strategy for wellness in a pathology residency program: Enhancing changes of success during an epidemic of burnout. Acad Pathol 6.

Salzberg, L (2018). Physician well-being: Improving office efficiency. FP Essent 471: 16–19.

Santamaria-Garcia, H, Baez, S, Garcia, AM, Flichtentrei, D, Prats, M, Mastandueno, R, Sigman, M, Matallana, D, Cetkovich, M, Ibánez, A (2017). Empathy for others' suffering and its mediators in mental health professionals. Sci Rep 7(1):6391.

Schernhammer, ES, Colditz, GA (2004). Suicide rates among physicians: a quantitative and gender assessment (meta-analysis). Am J Psychiatry 161: 2295–2302.

Schmidbauer, W (2005). Hilflose Helfer. Über die seelische Problematik der helfenden Berufe. Reinbek bei Hamburg: Rowohlt.

Schneider, A, Meigl, M (2018). Associations between psychological work factors and provider mental well-being in emergency departments: A systematic review. PLoS One 13(6): e0197375.

Schwartz, R, Shanafelt, TD, Gimmler, C, Osterberg, L (2020). Developing institutional infrastructure for physician wellness: qualitative insights from VA physicians. BMC Health Serv Res.

Schweickhardt, A, Fritzsche, K (2007). Kursbuch ärztliche Kommunikation. Köln: Deutscher Ärzte-Verlag.

Seeliger, H, Harendza, S (2017). Is perfect good? – Dimensions of perfectionism in newly admitted medical students. BMC Med Educ 17(1):206. doi: 10.1186/s12909-017-1034-9.

Seligman, M (2018). PERMA and the building blocks of well-being. J Posit Psychol 13(4): 333–335.

Sen, S, Kranzler, HR, Krystal, JH, Speller, H, Chan, G, Gelernter, J, Guille, C (2010). A prospective cohort study investigating factors associated with depression during medical internship. Arch Gen Psychiatry 67: 557–565.

Shahid, R, Stirling, J, Adams, W (2018). Promoting wellness and stress management in residents through emotional intelligence training. Adv Med Educ Pract 20(9): 681–686.

Shanafelt, TD, Sloan, JA, Habermann, TM (2003). The well-being of physicians. Am J Med 114(6): 513–519.

Shanafelt, TD, West, CP, Sloan, JA, Novotny, PJ, Poland, GA, Menaker R, Rummans, TA, Dyrbye, LN (2009). Career fit an burnout among academic faculty. Arch Intern Med 169(10): 990–995.

Shanafelt, TD, Balch, DM, Bechamps, G, Russell, T, Dyrbye, L, Satele, D, Collicott, P, Novotny, PJ, Sloan, J, Freischlag, J (2010). Burnout and medical errors among American surgeons. Ann Surg 250: 463–471.

Shanafelt, TD, Balch, CM, Dyrbye, L, Bechamps, G, Russell, T, Satele, D, Rummans, T, Swartz, K, Novotny, PJ, Sloan, J, Oreskovich, MR (2011). Suicidal ideation among American surgeons. Arch Surg 146(1): 54–62.

Shanafelt, TD, Boone, S, Tan, L, Dyrbye, LN, Sotile, W, Satele, D, West, CP, Sloan, J, Oreskovich, MR (2012). Burnout and satisfaction with work-life balance among US physicians relative to the genenerl US population. Arch Intern Med 172: 1377–1385.

Shanafelt, TD, Hasan, O, Dyrbye, LN, Sinsky, C, Satele, D, Sloan, J, West, C (2015). Changes in burnout and satisfaction with work-life balance in physicians and the general. US working population between 2011 and 2014. Mayo Clin Proc 90(12): 1600–1613.

Shanafelt, TD, Dyrbye, LN, West, CP (2017a). Addressing physician burnout: the way forward. JAMA 317: 901–902.

Shanafelt, TD, Noseworthy, JH (2017b). Executive leadership and physician well-being: Nine organizational strategies to promote engagement and reduce burnout. Mayo Clin Proc 92(1): 129–146.

Sharp, C, Stevens, L (2019). The Electronic Health Record. In: Weiss Roberts, L & Trockel, M. The Art and Science of Physician Wellbeing. A Handbook für Physicians and Trainees. Cham: Springer Nature Switzerland, 87–102.

Sheikh MH, Naveed, S, Shoaib, M, Yousuf, S, Butt, SR, Tahir, MH (2018). Association of cognitive impairment with sleeping difficulties, anxiety and depression among Pakistani physicians. J Pak Med Assoc 68(6): 932–935.

Shoua-Desmarais, N, Von Harscher, H, Rivera, M, Felix, T, Havas, N, Rodriguez, P, Castro, G, Zwingli, E (2020). First year burnout and coping in ohne US medical school. Acad Psychiatry.

Siebenhüner, K, Battegay, E, Hämmig, O (2020). Temporal work stressors and satisfaction with work, life and health among health professionals in Switzerland. Swiss Med Wkly 150:w20175.

Siegel, RD (2011). Achtsamkeit als Weg. Wie wir den Unwägbarkeiten des Lebens achtsam begegnen können. Freiburg: Arbor Verlag.

Simionato GK, Simpson, S (2018). Personal risk factors associated with burnout among psychotherapists: A systematic review of literature. J Clin Psychol 74(9): 1431–1456.

Simpson, S, Simionato, G, Smout, M, Van Vreeswijk, MF, Hayes, C, Sougleris, C, Reis, C (2019). Burnout amongst clinical and counselling psychologist: The role of early maladaptive schemas and coping modes as vulnerability factors. Clin Psychol Psychother 26(1): 35–46.

Sinsky, C, Colligan, L, Li, L, Prgomet, M, Reynolds, S, Goeders, L, Westbrook, J, Tutty, M, Blike, G (2016): Allocation of physician time in ambulatory practice: a time and motion study in 4 specialties. Annals Intern Med.

Slatten, LA, Carson, KC, Carson, PP (2011). Compassion fatigue and burnout: what manages shoult know. Health Care Manag 30(4): 325–333.

Slavin, S (2019). Preventing physician burnout: Satisfaction or something more? Isr J Health Policy Res 8(1):34.

Smedley, BD, Stith, AY, Nelson, AR (2003). Committee on understanding and eliminating racial and ethnic disparities in health care. National Academy of Sciene, 191.

Smith, F, Goldacre, MJ, Lambert, TW (2017). Adverse effects on health and wellbeing of working as a doctor: Views of the UK medical graduates of 1974 and 1977 surveyed in 2014. J R Soc Med 110(5):198–207.

Smith, MJ (2018). Please don't make us write an essay! Reflective writing as a tool for teaching health advocacy to medical students. Paed Child Health 23(7): 429–430.

Smith, S (2018). A physician's guide to recommending yoga. Am J Lifestyle Med 12(4): 298–301.

Smith, M (2019). Mindfulness meditations for anxiety. Emeryville, California: Althea Press.

Solms, L, Van Vianen, A, Theeboom, T, Koen, J, De Pagter, AP, De Hoog, M (2019). Keep the fire burning: A survey study on the role of personal resources for work engagement and burnout in medical residents and specialists in the Netherlands. BMJ Open 9:e031053.

Song, Y, Shi, M (2017). Associations between empathy and big five personality traits among Chinese undergraduate medical students. PLoS ONE 12(2): e171665.

Sood, A, Prasad, K, Schroeder, D, Varkey P (2011). Stress management and resilience training among department of medicine faculty: a pilot randomized clinical trial. J Gen Intern Med 26(8): 858–861.

Squiers, JJ, Lobdell, KW, Fann, JI, DiMaio, JM (2017). Physician burnout: Are we treating the symptoms instead of the disease? Ann Thorac Surg 104(4): 1117–1122.

Srinivasa, S, Gurney, J, Koea, J (2019). Potential consequences of patient complications for surgeon well-being: a systematic review. JAMA Surg 154(5): 451–457.

Stehman, CR, Testo, Z, Gershaw, RS, Kellogg, AR (2019). Burnout, drop out, suicide: Physician Loss in emergency medicine, Part I. West J Emerg Med 20(3): 485–494.

Stevens, K, Davey, C, Lassig, AA (2020). Association of weekly protected nonclinical time with resident physician burnout and well-being. JAMA Otolaryngol Head Neck Surg.

Ströhle, A, Gensichen, J, Domschke, K (2018). Diagnostik und Therapie von Angsterkrankungen. Deutsch Arztebl Int 115: 611–20.

Sturm, H, Rieger, MA, Martus, P, Ueding, E, Wagner, A, Holderried, M, Maschmann, J, Work SafeMed Consortium (2019). Do percieved working conditions and patient safety culture correlate with objective workload and patient outcomes: A cross-sectional explorative study from German university hospital. PLoS One 14(1):e0209487.

Svedahl, ER, Pape, K, Toch-Marquardt, M, Skarshaug, LJ, Kaspersen, SL, Björngaard, JH, Austad, B (2019). Increasing workload in Norwegian general practice – a qualitative study. BMC Fam Pract 20(1): 68.

Tackett, JL, Balsis, S, Oltmanns, TF, Krueger, RF (2009). A unifying perspective on personality pathology across the life span: development considerations fort he fifth edition of the diagnostic and statistical manual of mental disorders. Dev Psychopathol 21: 687–713.

Tanksley, AL, Wolfson, RK, Arora, VM (2016). Changing the »working while sick« culture: promoting fitness for duty in healthcare. JAMA 315(6): 603–604.

Tanner, G, Bamberg, E, Kozak, M, Nienhaus, A (2015). Hospital physician's work stressors in different medical specialities: A statistical group comparison. J Occup Med Toxicol Feb 25;10:7.

Taouk, L, Farrow, VA, Schulkin, J (2018). Amount and quality of sleep: Exploring the role of stress and work experience in a sample of obstetrician-gynecologists. J Psychosom Obstet Gynaecol 39(3): 190–195.

Taspinar, B, Aslan, UB, Agbuga, B, Taspinar, F (2014). A comparison of the effects of hatha yoga and resistance exercise on mental health and well-being in sedentary adults: A pilot study. Complement Ther Med 22: 433–440.

Tay, S, Alcock, K, Scior, K (2018). Mental health problems among clinical psychologists: Stigma and its impact on disclosure and help-seeking. J Clin Psychol 74(9): 1545–1555.

Tekin, A, Karadaq, H, Yayla, S (2017). The relationship between burnout symtoms and Type D personality among health care professionals in Turkey. Arch Environ Occup Health 72(3): 173–177.

Thompson, CV, Naumann, DN, Fellows, JL, Bowley, DM, Suggett, N (2017). Post-traumatic stress disorder amongst surgical trainees: An unrecognised risk? Surgeon 15(3): 123–130.

Trockel, M, Hamidi, M, Murphy, ML, De Vries, PP, Bohman B (2017). Physician wellness survey full report. https://wellmd.stanford.edu/content/dam/sm/wellmd/documents/Full-2016-Physician-Wellness-Survey-Report-16-Aug-2017-Final-rd.pdf

Trockel, M (2019). Calling, Compassionate Self, and Cultural Norms in Medicine. In: Weiss Roberts, L & Trockel, M The Art and Science of Physician Wellbeing. A Handbook für Physicians and Trainees. Cham: Springer Nature Switzerland, 3–17.

Tyssen, R (2017). Personality Traits. In: Brower, KJ & Riba, MB Physician Mental Health and Well-Being. Research and Practice. Cham: Springer International Publishing, 211–234.

Urbanek, M (2019). Generation »Active Retirement«. Immer mehr Ärzte praktizieren im Ruhestand weiter. Ärztezeitung 8. Oktober 2019. https://www.aerztezeitung.de/Wirtschaft/Immer-mehr-Aerzte-praktizieren-im-Ruhestand-weiter-402220.html.

U.S. Bureau of Labor and Statistics (2015). Occupational outlook handbook. Washington, DC: Office of Occupational Statistics and Employment Projections.

Vaillant, GE (2012). Triumphs of ecperience: the men of the Harvard grant study. Cambridge: Belknap Press of Harvard University Press.

Van Wietmarschen, H, Tjaden, B, Van Vliet, M, Battjes-Fries, M, Jong, M (2018). Effects of mindfulness training on preceived stress, self-compassion, and self-reflection of primary care physicians: A mixed-methods study. BJGP Open.

Venegas, CL, Nkangu, MN, Duffy, MC, Fergusson, DA, Spilg, EG (2019). Interventions to improve resilience in physicians who have completed training: A systematic review. PLoS One 14(1): e0210512.

Verweij, H, Van Ravensteijn, H, Van Hooff, MLM, Largo-Janssen, ALM, Speckens, AEM (2017). Mindfullness-based stress reduction for residents: A randomized controlled trial. J Gen Intern Med. 2018 33(4):429–436.

Vignoli, M, Muschalla, B, Mariani, MG (2017). Workplace phobic anxiety as a mental health phenomenon in the job demands-resources model. Biomed Res Int. 017: 3285092.

Voigt, K, Twork, S, Mittag, D, Gobel, A, Voigt, R, Klewer, J, Kugler, J, Bornstein, SR, Bergmann, A (2009). Consumption of alcohol, cigarettes, and illegal substances among physicians and medical students in Brandenburg and Saxony (Germany). BMC Health Serv Res 9(1): 1.

Voltmer, E, Spahn, C, Frank, E (2015). Factors for and against establishing and working in private practice correlated with work-related behavior and experience patterns of German physicians in Schleswig-Holstein: A 2-year longitudinal study. Int J Occup Med Environ Health 30(3):485–498.

Wagner, L, Pather, MK (2019). Explorin resilience in family physicians working in primary health care in the Cape Metropole. Afr J Prm Health Care Fam Med 11(1): a1982.

Waltjee, J, Greenfield, LJ, Dimick, JB, Birkmeyer, JD (2006). Surgeon age and operative mortality in the United States. Ann Surg 244: 353–362.

Wang, Y, Wang, P (2019). Perceived stress and psychological distress among chinese physicians. The mediating role of coping style. Medicine (Baltimore) 98(23):e15950.

Watson, AG, Saggar, V, MacDowell, C, McCoy, JV (2019). Self-reported modifying effects of resilience factors on perceptions of workload, patient outcomes, and burnout in physician-attendees of an international emergency medicine conference. Psychol Health Med 24(10): 1220–1234.

Warren, R, Smeets, E, Neff, K (2016). Self-criticism and self-compassion: risk and resilience. Curr Psychiatr Ther 15(12): 18–21, 25–28, 32.

Weaver, MD, Landrigan, CP, Sullivan, JP, O'Brien, CS, Qadri, S, Vivaran, N, Wang, W, Vetter, C, Czeisler, CA, Barger, LK (2020). The association between resident physician work hour regulations and physician safety and health. Am J Med 9343(20): 30116–30119.

Wehkamp, KH, Naegler, H (2017). The commercialization of patient-related decision-making in hospitals – a qualitatitve study of the perceptions of doctors and chief executive officers. Dtsch Ärztbl Int 114: 797–804.

Weilenmann, S, Schnyder, U, Parkinson, B, Corda, C, Von Känel, R, Pfaltz MC (2018). Emotion transfer, emotion regulation, and empathy-related processes in physician-patient interactions and their association with physician well-being: A theoretical model. Front Psychiatry 9:389.

Welle, D (2019). Legal Issues. In: Weiss Roberts, L & Trockel, M. The Art and Science of Physician Wellbeing. A Handbook für Physicians and Trainees. Cham: Springer Nature Switzerland, 117–137.

Wen, L, Trockel M (2019). Mindfulness. In: Weiss Roberts, L & Trockel, M. The Art and Science of Physician Wellbeing. A Handbook für Physicians and Trainees. Cham: Springer Nature Switzerland, 195–208.

West CP, Dyrbye, LN, Rabatin, JT, Call, TG, Davidson, JH, Multari, A, Romanski, SA, Henriksen Hellyer, JM, Sloan, JA, Shanafelt, TD (2014). Intervention to promote physician well-being, job satisfaction, and professionalism: a randomized clinical trial. JAMA Intern Med 174(4): 527–533.

West, CP, Dyrbye, LN, Erwin, PJ, Shanafelt, TD (2016). Interventions to prevent and reduce physician burnout: a systematic review and meta-analysis. Lancet 388(10057): 2272–2281.

Whitaker, M (2018). The surgical personality: Does it exist? Am R Coll Surg Engl 100: 72–77.

Whiteford, HA, Degenhardt, L, Rehm, J, Baxter, AJ, Ferrari, AJ, Erskine, HE, Charlson, FJ, Norman, RE, Flaxman, AD, Johns, N (2013). Global burden on disease attribute to mental and substance use disorders: Findings from the global burden of disease study 2010. Lancet 382: 1575–1586.

Widiger, TA (2015). Assessment of DSM-5 personality disorder. J Pers Assess 97: 456–466.

Willems, R, Monten, C, Portzky, G (2018). Exploring the relative importance of work-organizational burnout risk factors in Belgian residents. Med Educ Online 23(1):1521246.

Williams, BW, Flanders, P (2016). Physician Health and wellbeing provide challenges to patient safety and outcome quality across the careerspan. Australas Psychiatry 24(2): 144–147.

Williams, ES, Konrad, TS, Scheckler, WE, Pathman, DE, Linzer, M, McMurray, JE, Gerrity, M, Schwartz, M (2010). Understanding physicians' intentions to withdraw from practice: the role of job satisfaction, job stress, mental and physical health. Health Care Manag Rev 35(2): 105–115.

Winkel, AF, Honart, AW, Robinson, A, Jones, AA, Squires, A (2018). Thriving in scrubs: A qualitative study of resident resilience. Reprod Health 15(1):53.

Wright, B, Mynett, JR (2019). Training medical students to manage difficult circumstances – a curriculum for resilience and resourcefulness? BMC Med Educ 19: 280.

World Health Organization. Disease burden estimates for 2000–2012. WHO, Genf 2014.

Worley, LLM, Stonnington, CM (2017). Self-Care, Resilience, and Work-Life Balance. In: Brower, KJ & Riba, MB Physician Mental Health and Well-Being. Research and Practice. Cham: Springer International Publishing, 237–263.

Xiaojian, D, Xin, N, Lei, S, Lejing, Z, Yuan, Y, Huitong, M, Zhe, L, Xin, L, Lihua, F, Yongchen, W (2019). The impact of workplace violence on job satisfaction, job burnout, and turnover intention: The mediating role of social support. Health Qual Life Outcom 17: article number 93.

Yang, E, Schamber, E, Meyer, RML, Gold, JI (2018). Happier healers: Randomized controlled trial of mobile mindfulness for stress management. J Altern Complement Med 24(5): 505–513.

Yates, SW (2019). Physician stress and burnout. Am J Med 133: 160–164.

Yellowless, PM, Campbell, MD, Rose, JS, Burke Parish, M, Ferrer, D, Scher, LM, Skipper, GE, DuPont, RL (2014). Psychiatrists with substance use disorders: positive treatment outcomes from physician health programs. Psychiatr Serv 65(12): 1492–1495.

Yuguero, O, Forné, C, Esquerda, M, Pifarré, J, Abadías, MJ, Vinas, J, Phan, P (2017). Empathy and burnout of emergency professionals of a health region. Medicine 96(37): p e8030.

Zautra, AJ, Arewasikporn, A, Davis, MC (2010). Resilience: promoting well-being through recovery, sustainability, and growth. Res Hum Dev 7(3): 221–238.

Zeidan, F, Johnson, SK, Diamond, BJ, David, Z, Goolkasian, P (2010). Mindfulness meditation improves cognition: evidence of brief mental training. Conscious Cogn 19(2): 597–605.

Zhou, J, Yang, Y, Qiu, X, Yang, X, Pan, H, Ban, B, Qiao, Z, Wang, L, Wang, W (2016). Relationship between anxiety and burnout among Chinese physicians: A moderated mediation model. PLoS One. 11(8):e0157013. doi: 10.1371/journal.pone.0157013. eCollection 2016.

Zwack, J, Schweitzer, J (2013). If every fifth physician is affected by burnout, what about the other four? Resilience strategies of experienced physicians. Acad Med 88(3): 382–389.